Por una verdadera libertad sexual

Jacqueline Comte

Por una verdadera libertad sexual

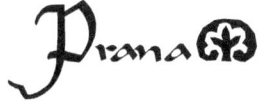

Por una verdadera libertad sexual
© Jacqueline Comte, 2015

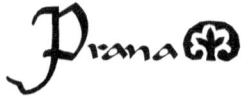

D. R. © Editorial Lectorum, S. A. de C. V., 2015
Batalla de Casa Blanca Manzana 147 A, Lote 1621
Col. Leyes de Reforma, 3a. Sección
C. P. 09310, México, D. F.
Tel. 5581 3202
www.lectorum.com.mx
ventas@lectorum.com.mx

Primera edición: enero de 2015
ISBN: 978-1508-583028

D. R. © Fotografía: Shutterstock®
D. R. © Portada: Rox Aduboy

Introducción

Este libro representa el fin de un largo camino cuyos inicios se inscriben en la revolución sexual. Como muchas adolescentes de los años sesenta y setenta, yo me dejé convencer, en ese entonces, que tenía que permanecer virgen para un futuro príncipe encantador. Es más, yo había integrado tan bien esta directriz que no podía comprender cómo mis amigas, todas ellas totalmente normales, podían permitirse andar besando a los chicos en los rincones oscuros. Lo cual no impedía que me sintiera invadida por deseos incómodos de contacto íntimo con los jóvenes, deseos que evidentemente yo reprimía lo mejor que podía.

Después, la famosa revolución sexual irrumpió en mi vida, a través de un profesor de judo. Bastaron apenas unas cuantas horas de discusión platónica con él para que comprendiera que la sexualidad era una necesidad tan importante como las necesidades de comer, dormir y moverse y que yo era la única responsable de satisfacer mis necesidades. Que de hecho, mi sexualidad me pertenecía y que no tenía por qué ceder los derechos a un eventual marido. Después de todo, el año 1975 era el de la liberación de la mujer, y si los hombres tenían derecho a las aventuras sexuales previas al matrimonio, las mujeres deberían también poder explorarlas. La multiplicación de experiencias a mi favor no podran más que mejorar toda experiencia de pareja que yo pudiera llegar a vivir. De inmediato tomé la decisión de procurarme unos anticonceptivos y vivir mi primera experiencia sexual, que ocurrió unos tres meses más tarde.

Desafortunadamente, no basta con decidir comprender las cosas de manera diferente para deshacerse de 17 años de moral sexual castrante y llegar a protegerse de los ataques insidiosos de un medio ambiente todavía muy puritano. De modo que, aunque tuve algunas experiencias muy enriquecedoras, sentía una cierta culpa. "Una buena chica no acumula hombres", se divertía en repetirme una voz interior. Y aunque sabía mostrarme disponible a las atenciones sexuales masculinas, no sabía cómo en realidad abandonarme a ellas (lo cual no impedía que lo lograra a veces, pero entonces yo atribuía mi placer a la suerte). Además, no sabía cómo ser activa, como tomar la iniciativa, apropiarme de mi placer y ofrecerlo a mi compañero... Por un lado, no tenía experiencia, el aprendizaje necesario para lograrlo —sólo una permisividad sexual en la infancia y en la adolescencia me habrían permitido adquirirlo— pero sobretodo, toda mi educación puritana me recordaba sin cesar que permitirme semejante cosa habría hecho de mí una verdadera ¡puta!

Después de quince años de participar en grupos de desarrollo personal con el fin de comprenderme mejor y actualizarme, tomé una terapia de exploración de mis fantasías sexuales, lo que me permitió captar mejor y entender mi dinámica personal y los efectos de los mensajes sociales represivos en cuanto a la experiencia sexual. Segura de esta toma de conciencia a la vez personal y muy social, elegí estudiar sexología, cuestionándome sobre el origen y las razones de esta represión sexual tan omnipresente en la sociedad occidental. Hacía ya mucho tiempo que había comprendido, como muchas otras personas de mi generación, que la moral sexual no era una exigencia divina, sino más bien una creación religiosa cuyo fin era ejercer control sobre hombres y mujeres. Sin embargo, no fue sino hasta la lectura de una de las obras de Wilhelm Reich (1935), *L'Irruption de la Morale Sexuelle, (La Irrupción de la Moral Sexual)*, que encontré los primeros verdaderos elementos de respuesta a mis cuestionamientos. A partir del estudio de los escritos del antropólogo Bronislaw Kasper Malinowski sobre los nativos de las Islas Trobriand (Papúa, Nueva Guinea), Reich desarrolló la hipótesis de que la represión sexual se originó durante la transición de una forma de organización social de tipo matrilineal a una estructura social de tipo patriarcal, ya que no es necesario establecer la filiación paternal cuando los niños pertenecen a la familia de la madre, pero se vuelve necesario para ciertos hombres, cuando ellos toman el control de los recursos del grupo y, al mismo tiempo, desean garantizar su descendencia. El estudio de otras varias épocas históricas confirma sin lugar a dudas, esta hipótesis tan simple pero admirablemente explicativa en cuanto a los niveles relativos de libertad o de represión sexual observados en diferentes sociedades.

De modo que, la moral sexual no sólo no se basa en valores humanos, supuestamente incuestionables por ser considerados moralmente superiores, sino que resulta ser totalmente definida por el contexto social en el cual se inscribe. Esto significa que nuestra comprensión actual de la sexualidad —y sobre todo de la sexualidad masculina y femenina— está altamente condicionada por nuestra historia occidental. La cual primero estuvo marcada por una estructura social patriarcal y una fuerte influencia monoteísta, después por un cierto discurso feminista que se construyó sobre la moral sexual puritana del siglo XIX, reforzándola más que cuestionándola. Por otra parte, otras sociedades comprendieron la sexualidad de manera diferente, asociándola positivamente a la vida y a lo femenino, pero también a una búsqueda religiosa y espiritual. Lo cual creó sociedades sexualmente más libres, en las cuales las mujeres tenían la posibilidad de elegir a sus parejas sexuales y vivir activamente su sexualidad sin temor a la reprobación social, o incluso al castigo corporal y a la muerte.

Por lo tanto, nuestra percepción moderna occidental de la sexualidad no se basa para nada en una "verdad absoluta"; se construyó en el transcurso de nuestra historia y podría ser diferente. Reconocerlo nos ofrece la maravillosa oportunidad de cuestionar lo que se nos ha enseñado en materia de sexualidad y probar algo diferente. Así, comprender que la negación de nuestros deseos sexuales nos aleja de nosotros mismos y crea tales conflictos internos que atrofian nuestra experiencia sexual —incluso en el marco de la relación amorosa— nos abre a la posibilidad de recuperar nuestra sexualidad en su totalidad. Porque esta toma de conciencia nos permite confiar tanto en nuestras sensaciones corporales y sexuales, como en las afectivas y de ahí tomar nuestras propias decisiones —en un marco ético— en lugar de conformarnos a reglas morales provenientes de una concepción errónea de la sexualidad.

Podemos entonces desarrollar una comprensión de la sexualidad potencialmente más sana y más propicia a la actualización de uno mismo, pues es más cercana a lo que somos en tanto hombre o mujer y más en congruencia con el conjunto de nuestra propia experiencia. Por consiguiente, es cuestionando la moral sexual tradicional y redefiniendo nuestros conceptos actuales en relación con la sexualidad, que trazamos un camino hacia una mayor libertad sexual. Libertad sexual que evidentemente no implica hacer lo que sea con quien sea y en cualquier momento. Más bien es una libertad que apela a la disolución de los tabús, fuentes de inhibiciones, malestar y culpabilidad, para permitir la libre expresión de nuestra sexualidad, en función de lo que vivimos y sentimos. En este sentido, toda verdadera libertad sexual sólo puede realizarse sobre la base de un conocimiento profundo de uno mismo y del manejo autónomo de nuestros deseos y necesidades. Además debe tomar en cuenta la integridad física, psicológica e incluso moral, de las personas presentes en nuestro entorno o con aquellas con las que deseamos interactuar sexualmente; lo cual exige que respetemos su propia experiencia sensorial así como su libertad de consentimiento.

Primero y antes que nada, es el deseo de ayudar a hombres y mujeres a vivir su sexualidad de una manera más plena, sana, auténtica y serena lo que me motivó a escribir este libro. Pero debo admitir que otros autores igualmente motivados afirman "verdades" sexuales totalmente diferentes a las que deseo hacer valer. Por lo general, estos autores retoman las convicciones morales y los "valores" sexuales que han aprendido, sin darse cuenta que éstos últimos, fueron elaborados, en su origen, con el fin de favorecer el poder de ciertos individuos sobre otros. Es por ello que quiero ofrecer una perspectiva histórica con el fin de destacar lo que estaba en juego durante el desarrollo de nuestros conceptos actuales con respecto a la sexualidad.

Partiendo de los inicios de la humanidad conocida, es decir de la época de las cavernas, haremos un rápido viaje a través de diferentes épocas y culturas, en una perspectiva que nos permitirá primero convencernos de lo acertado de la hipótesis de Reich. Tendremos así la ocasión de constatar que las sociedades matrilineales presentan una mucho mayor libertad sexual, pero que ésta última tiende a restringirse cada vez más en la medida del endurecimiento del control jerárquico y patriarcal sobre la vida de las personas; este control se realizó además con los monoteístas, a partir de una elaboración mitológica religiosa centrada en un dios macho patriarca y sirviendo a los intereses particulares de los hombres en el poder. En seguida veremos como las primeras feministas recuperaron el discurso de la moral sexual judeocristiana, utilizando en su provecho las nuevas definiciones de lo masculino y lo femenino construidas después de la Revolución Francesa y, sobre todo, cómo los conceptos sexuales actuales de lo masculino y lo femenino se derivan más específicamente de esta época y de las actividades sociales de las feministas puritanas del siglo XIX.

A la luz de estas observaciones emprendemos, en el segundo capítulo, una crítica al discurso feminista actualmente dominante, el cual tiende a "satanizar" lo genital y a sobrevalorar el amor ternura, asociando al hombre con el sexo y a la mujer con el amor. Discurso que ha conducido a numerosas mujeres a desconfiar de los hombres y a numerosos hombres a dudar de sí mismos, y llevando a unos y otras a negar el aspecto genital de su sexualidad y, en consecuencia, a vivir una sexualidad limitada y vacía.

Después de cuestionar las nociones actuales del sexo, tenemos ahora que reconstruir sobre bases nuevas. Ahora bien, la sexualidad es un hecho de la vida —su función, incluso antes de ser una expresión amorosa, es una función de reproducción de la especie— y se manifiesta, en su aspecto genital, desde la vida fetal. Además, en el ser humano, la sexualidad depende también del desarrollo psicosexual del niño hacia una eventual madurez sexual (desafortunadamente, difícil de lograr en una sociedad represiva como la nuestra…). La experiencia de la sexualidad inicia entonces desde la más pequeña infancia: en el cuerpo mediante una manifestación fisiológica de momentos de excitación genital refleja, que el niño podrá o no explorar, dependiendo de las actitudes de los adultos que lo cuidan; pero también en el espacio psíquico, en el marco del desarrollo más o menos fácil de su identidad sexual masculina o femenina.

El tercer capítulo presenta el desarrollo psicosexual del niño, tomando en cuenta sus experiencias con el aspecto genital y sus diferentes necesidades, ansiedades y conflictos internos que marcarán su sexualidad de adulto. A continuación nos detendremos en los diferentes retos asociados al reforzamiento de la identidad sexual en la adolescencia, así como en la experiencia naciente de una sexualidad relacional, al mismo tiempo que abrimos una reflexión crítica sobre la reciente noción de hipersexualización. Los niños y los adolescentes tienen una sexualidad propia y si realmente deseamos favorecer un desarrollo armonioso y completo de su sexualidad, debemos, como adultos, saber alentarlos a percibir positivamente sus deseos y a asumirlos en lugar de negarlos.

Por otra parte, durante el desarrollo psicosexual del niño se desarrollarán las fantasías sexuales, es decir, escenarios eróticamente excitantes, que condensarán en forma simbólica la dinámica sexual que adoptará la persona cuando sea adulta. Es muy probable, que en una sociedad menos represiva, estas fantasías se desarrollen de manera diferente. Sin embargo, todavía no estamos ahí, y juzgar negativamente nuestras fantasías rechazándolas con disgusto no puede más que hacernos daño, porque esta actitud nos corta una parte de nosotros mismos. En cambio, comprender la naturaleza simbólica de nuestras propias fantasías y recuperar su significado para nuestra dinámica personal, puede permitir que nos aceptemos mejor dentro de nuestra idiosincrasia, que asumamos nuestras necesidades psicosexuales y administremos de manera más adecuada la ansiedad asociada con dichas necesidades. El cuarto capítulo explica por tanto el origen de las fantasías, proporcionando información sobre su desarrollo en la vida de los individuos y, mediante numerosos casos clínicos, desmitifica el simbolismo involucrado en la construcción de los diferentes escenarios fantasmáticos. Al hacer esto, destacamos los aspectos psicosexuales ante los cuales se enfrenta cada quien, haciendo posible desdramatizar nuestro mundo fantasmático y eliminar la culpa con respecto a lo que, hasta ahora, hemos percibido quizá como aberrante.

El último capítulo está dedicado a mostrar las similitudes existentes entre algunas experiencias sexuales y otras espirituales, similitudes que se encuentran en una experiencia común de un sentimiento de Unidad. Veremos la importancia del cuerpo en un proceso espiritual que se dice verdadero. Nos enfocaremos también en algunas necesidades psicosexuales identificadas por la teoría sexoanalítica —fusión, individuación y autoestima— y en algunas nociones desarrolladas en la filosofía espiritual oriental. Lo cual nos permitirá constatar cómo visiones tan diferentes —una científica y la otra espiritual— llegan a observaciones similares con respecto a ciertas aspiraciones humanas, aunque una trata de la experiencia sexual y la otra de la experiencia espiritual. Por último, cuestionaremos la noción del amor conyugal como la única vía posible de realización espiritual mediante la sexualidad, con el fin de abrirnos a nuevas posibilidades, pero también de llegar a vivir más libremente nuestro cuerpo y nuestra sexualidad, tanto en contextos amorosos como en otros contextos.

Capítulo 1

Un poco de Historia

[...]los universos simbólicos son productos sociales que poseen una historia. Si hemos de comprender su significado, hay que entender la historia de su producción. Esto es de vital importancia en la medida en que estos productos de la conciencia humana, por su propia naturaleza se presentan como totalidades desarrolladas e inevitables. (Berger y Luckmann, 1986, La construcción social de la realidad, p. 134)

¿Por qué?

Como seres humanos que participan de una sociedad determinada, con frecuencia tendemos a generalizar las interpretaciones de la vida, la sexualidad y la moral que creemos encontrar ahí. Éstas se vuelven para nosotros entonces verdades absolutas e inmutables, aplicables a todas las situaciones humanas pasadas, presentes y futuras. Este etnocentrismo —del ser humano que sea— nos lleva a creer que las diferentes culturas presentes y pasadas se basan todas en una comprensión de la vida, la sexualidad y la moral idéntica a la nuestra. Esta creencia se considera evidentemente tranquilizadora en cuanto a la validez de nuestras formas de ver las cosas. Sin embargo, éstas son en gran parte el resultado de nuestra propia socialización. Tan pronto como ampliamos nuestros horizontes, nos vemos obligados a constatar a qué grado estos valores están coloreados por los discursos morales recibidos, los cuales emanan de los intereses de un pequeño núcleo (poder, riquezas materiales, prestigio) más que de un deseo de mejorar la condición humana y de favorecer el verdadero desarrollo personal y espiritual común.

Cuando, en nuestras sociedades occidentales, pensamos en *sexualidad*, tenemos la tendencia a considerar la ternura, la dulzura, la sensualidad y la "pureza" (es decir, la ausencia de deseo sexual fuera del contexto amoroso), como del dominio exclusivo de las mujeres, mientras que lo genital, la pulsión animal pura, la afirmación y la potencia sexual serían propios de lo masculino. También tendemos a considerar que la sexualidad sólo puede ser enriquecedora cuando hay penetración y si se expresa en el marco de una relación amorosa adulta y comprometida, de preferencia heterosexual. Toda otra forma de expresión sexual, será, por consiguiente considerada más o menos desviada, sobre todo si se basa en el placer de los sentidos o sobre un imaginario que no sea sentimental, amoroso y fusional (o sea que lleve a la fusión con el otro). Sin embargo, un estudio a fondo de la historia de la sexualidad nos enseña que esta percepción de la sexualidad y de las relaciones hombres-mujeres es propia de nuestra sociedad y está lejos de describir una realidad absoluta. De ahí esta buena noticia: no tenemos que asfixiarnos en conceptos restrictivos de la sexualidad, de lo femenino, lo masculino y de las relaciones hombres-mujeres, ¡porque es posible cuestionarlas y abordarlas de otra manera!

El presente capítulo permite echar un vistazo a nuestra historia con el fin de percibir la manera en la que hemos podido conceptualizar y vivir la sexualidad a través de diferentes culturas y épocas. De esta manera podremos identificar de donde vienen nuestras propias conceptualizaciones actuales. Este enfoque nos permitirá también comprender el medio por el cual encerramos actualmente a hombres y mujeres en una sexualidad truncada y empobrecida, en comparación con lo que ésta podría ser si se viviera libremente; es decir a partir de una exploración personal de lo que es, más que a partir de eso que nos dijeron que debería ser[1].

La Era glacial y la vida en las cavernas

Comencemos pues nuestro vistazo histórico con la última glaciación, la cual terminó hace unos 10,000 años. Durante casi 70,000 años, la fría temperatura obliga a la mayor parte de la especie humana —todos los que no viven cerca del ecuador— a refugiarse en las cavernas y a alimentarse principalmente de los productos de la caza. Armados con palos y piedras, los hombres deben diariamente desafiar el frío y arriesgar su vida, mientras que las mujeres mantienen el fuego en la caverna, actividad tan igualmente esencial para la supervivencia del grupo como la caza porque, en esa época, se sabía como mantener el fuego pero no cómo crearlo; la función de las mujeres en las cavernas tiene por consiguiente tanta importancia como la de los hombres al exterior. Además, las mujeres preparan las pieles que sirven de vestimenta, se

---

[1] Una historia detallada —mencionando cada evento que se produjo en cada sociedad estudiada y presentando el conjunto de las interpretaciones, en ocasiones contradictorias, hechas sobre estos diferentes elementos de la historia— habría requerido cientos de miles de páginas. Es por lo tanto, necesario hacer algunas generalizaciones que, aunque ciertas, no hacen justicia a la multiplicidad de las variaciones de la experiencia sexual humana que se manifestaron a lo largo de la historia y en el seno de las culturas.

ocupan de los niños y curan a los cazadores heridos[2]. Por otro lado, ellas poseen un "poder" que los hombres no tienen: el de dar la vida, otra actividad esencial para la sobrevivencia del grupo.

Es imposible saber exactamente como interactuaban los hombres y las mujeres. Sin embargo, las pinturas rupestres del paleolítico que dejaron en los muros de las cavernas nos proporcionan pistas interesantes. Por un lado, la mayoría de las que se encuentran en las grutas de Francia y España (las más antiguas datan de 30,000 años) representan animales y éstos parecen sistemáticamente asociados, ya sea a lo masculino o a lo femenino y es, en partes iguales, lo que sugiere que no había predominio de un sexo sobre el otro (Cauvin, 1985). Por otra parte, en las pinturas rupestres, los seres humanos son rara vez representados; cuando lo son, se trata sobre todo de mujeres embarazadas y en presencia del sol o de la luna, nunca de un compañero masculino, indicio de una creencia en la fecundación de la mujer por los astros más que por los hombres (Desjardins, 2003). De modo que la sexualidad no es todavía asociada con la fecundidad y se vive sobre una base de intercambios totalmente libres y espontáneos entre los cazadores y las guardianas del fuego, cuando estos regresan a calentarse a la caverna llevando sus presas.

El recalentamiento del clima se instala gradualmente en un periodo de 2,000 años y entonces, por fin los seres humanos pueden salir de las cavernas. De lo que se deriva una economía de caza y recolección, en la que los hombres mantienen su función de cazadores mientras que las mujeres recolectan pequeños frutos y otros vegetales comestibles. Los recursos apenas son suficientes para la tribu y, sobre todo, no

---

2 Se han encontrado osamentas de cazadores heridos provenientes del paleolítico, con vendas hechas de piel y grasa animal. Sabemos ahora que la grasa animal tiene propiedades antibióticas. Ya desde esa época, los seres humanos habían desarrollado un cierto conocimiento "médico", sin duda, empírico.

se pueden acumular. En cuanto a la organización social, es matrilineal[3] y comunitaria. Los niños pertenecen al clan, es decir a la familia extendida de la madre, y los hombres y las mujeres colectivamente se ocupan de ellos. Estando así disociados la sexualidad y la filiación, la mujer es libre de hacer el amor con el hombre o los hombres de su elección, ya que no hay un contrato de parentesco que una a los compañeros con respecto a los niños nacidos de sus relaciones (Echène, 2004). Ningún individuo pertenece a otro (ya sea por vínculo filial o amoroso), sino que pertenece al grupo. Además, las tareas son diferentes para hombres y mujeres, ya que en una forma de vida y de supervivencia tan íntimamente ligada a la naturaleza, las capacidades y necesidades biológicas difieren necesariamente según el sexo. Sin embargo, no existe otra jerarquía que la asociada con la edad y con la acumulación de la experiencia, y las mujeres y los hombres permanecen en condiciones de igualdad con respecto a las decisiones que conciernen al clan.

En esta época, las mujeres son fuente de admiración y veneración, ya que únicamente ellas tienen la capacidad de dar vida[4]. Las mujeres

---

3 Una organización matrilineal es una organización social que reconoce la filiación de los hijos a la madre y no al padre. Lo cual es diferente de una organización matriarcal, en la cual el poder social es dado a las mujeres. De hecho, contrariamente a la sociedad patriarcal que conocemos (a la vez patrilineal y donde el poder pertenece a los hombres), en las sociedades matrilineales, es raro que el poder social pertenezca exclusivamente a las mujeres. Normalmente, se trata de un poder de tipo comunitario donde hombres y mujeres se reúnen con el fin de tomar juntos, las decisiones que conciernen a la tribu, al grupo o a la aldea.

4 En *Les blessures symboliques* (Las heridas simbólicas), Bettelheim (1971©1954) menciona la existencia de tribus australianas que, antes de la llegada de los blancos, no reconocían la aportación de lo masculino en la concepción. Así, por su capacidad de dar la vida, la mujer era percibida como poseedora de cualidades mágicas que le conferían un estatus especial. Deseando adquirir esas cualidades mágicas, los hombres desarrollaron un ritual en el que ellos imitaban la menstruación: la subincisión. En este ritual, realizado por primera vez en la pubertad pero en ocasiones reproduci-

parecen poseer un poder mágico que las hace especialmente importantes, ya que la sobrevivencia del clan está vinculada de modo esencial a la renovación de sus miembros. Por ellas, hay continuidad de la vida: de la madre primera, emanan todas las generaciones siguientes. Este poder de transmitir la vida hace de la mujer un ser sagrado, reconocido por estar en contacto con lo espiritual. Ya, en el paleolítico, las estatuas de formas humanas representaban casi exclusivamente a mujeres de silueta deformada, por una hipertrofia de los senos, el vientre y las caderas. Encontramos aquí una "representación preferencial de los órganos femeninos y negligencia por otras partes del cuerpo que las mujeres tienen en común con los hombres" (Cauvin, 1985, p. 9). De modo que ya, en la época paleolítica, se valoran la fecundidad y a la mujer en lo que ella tiene de específicamente femenino[5]; hay una inversión simbólica en el proceso de la maternidad con el fin de favorecer la concepción. Durante el neolítico que sigue, esta inversión de lo femenino y de la maternidad se transforma en un corpus religioso de creencias y rituales centrados alrededor de la noción de la Diosa Madre y de la fertilidad en su sentido más amplio: fertilidad de la mujer, pero también fertilidad de la naturaleza que nutre.

---

do también después, se trata de practicar una incisión sobre el pene, en su base, para hacerlo sangrar abundantemente; esta incisión obliga posteriormente la adopción de una posición más femenina para orinar… Estas observaciones y varias otras demuestran a qué grado la envidia del pene descrita por Freud es un dato eminentemente cultural, producido por un estatus diferencial entre hombres y mujeres y favoreciendo a los hombres. En las culturas en las que las mujeres tienen un estatus privilegiado, es más probable que se desarrolle la envidia de los órganos genitales femeninos.

5 Lo cual no implica una falta de valoración de los hombres y la caza. De hecho, esta actividad está bien representada en las pinturas rupestres.

La llegada de la agricultura

La agricultura[6] se desarrolla gradualmente por la acción de las mujeres, tanto en los campos como en la crianza de pequeños animales. Comprometidas en las diversas tareas requeridas por el cultivo en los campos y los cuidados del ganado recientemente domesticado, ellas se preocupan de obtener campos fértiles y un ganado en crecimiento, con el fin de favorecer una abundancia que beneficie a todos. Siendo ya las responsables "naturalmente" designadas de los ritos mágicos y espirituales dirigidos a promover la fertilidad humana, ellas se vuelven las inspiradoras y las guardianas de los rituales que invocan a la Gran Diosa Madre y a la multitud de divinidades femeninas amas de la naturaleza y de la fertilidad.

Con el tiempo, tanto hombres como mujeres toman conciencia de la relación entre sexualidad y concepción, lo que conduce al desarrollo de ritos de fertilidad más específicamente sexuales, una vez más por medio de las mujeres. Al mismo tiempo, reconociendo la necesidad del macho para que ocurra el embarazo, los pueblos de esta época añadieron deidades masculinas de fertilidad a su panteón, aunque éstas seguían estando al servicio de la Diosa Madre. Con frecuencia, lo masculino es personificado por un animal macho dominante. En Persia y al norte de la India, se usa el Toro, animal que representa la fuerza y la fertilidad (Cauvin, 1985; Van Lysebeth, 1988). El hombre como tal muy rara vez será representado, salvo en asociación con el Toro, y lo será como "hombre barbado que monta un Toro" (Cauvin, 1985, p. 13).

---

6 Los restos más antiguos de una agricultura organizada fueron encontrados entre el Tigris y el Éufrates (actual Irak), hace aproximadamente 9,000 años.

La espiritualidad[7] de esta época se experimenta como la comunión con la naturaleza tal como se percibe por los sentidos, siendo la naturaleza concebida como la manifestación directa de los espíritus. Distinguiendo, por este hecho, un espíritu asociado a cada ser u objeto de la naturaleza, lo mismo que a cada grupo de seres o de objetos; al animal cazado y también a la manada de renos, al árbol y también al bosque, a la roca, al lago, a la llanura, a la montaña y al viento, por nombrar algunos. Además, el ser humano es considerado como parte del conjunto de la vida, del todo, y se le reconoce la misma importancia que a cualquier otra manifestación de la naturaleza. Por consiguiente no está disociado de las manifestaciones espirituales (Van Renterghem, 1996).

Los rituales espirituales se basan entonces en un principio de intercambio de favores con las divinidades y espíritus que habitan otros planos, asociados a los nuestros, aunque invisibles: "Nosotros te invocamos, te complacemos a través de ofrendas destinadas a darte una experiencia de los sentidos y tú nos agradeces el favor facilitándonos la vida, promoviendo la abundancia, la fertilidad de los campos, del ganado y de los humanos". Entre los favores y rituales que complacen a los espíritus, la sexualidad —una de las fuentes más grandes de placer humano, y por lo tanto, que puede compartirse con los espíritus— tiene naturalmente un lugar predominante. Además, siendo considerada por su maternidad conectada, al mismo tiempo, a lo divino así como enraizada profundamente en la experiencia corporal y sensual (es decir de los sentidos), la mujer es "naturalmente" designada como iniciadora y responsable de estos ritos.

Por otra parte, como los niños resultado de la unión sexual están afiliados al grupo parental de la madre y son, además, bienvenidos ya que son esenciales para la sobrevivencia del grupo, el hecho de que la sexualidad se viva fuera de un contexto de pareja —y que, en ocasiones, se exprese incluso en la promiscuidad más total, como durante los

---

7 Espiritualidad: *spiritus,* siempre en plural; contacto con varios seres de otros planos.

rituales sexuales orgiásticos asociados con la fertilidad— parece totalmente normal y legítimo. De hecho, los intercambios sexuales están poco enmarcados fuera del tabú del incesto[8]. Además, la sexualidad, siendo el proceso por el cual una mujer actualiza su potencial de fertilidad, la sexualidad ritualizada —experimentada en la abundancia de los placeres y las sensaciones— se vuelve el medio por el cual estimular la fertilidad de la naturaleza y suscitar la abundancia, se hace por mimetismo.

Por otro lado, como ya lo hemos mencionado, la espiritualidad de esta época se vive muy intensamente como un sentimiento de unidad y de comunión con el resto del entorno. Ahora bien, la sexualidad puede también vivirse como una experiencia de unidad a nivel del cuerpo y por intermediario de los sentidos. Otra asociación entre sexualidad y espiritualidad se hace entonces y es así que se desarrollan los ritos sexuales-espirituales centrados alrededor de mantener la unidad, siempre causa de las mujeres, de quienes se consideraba vivían más íntimamente su cuerpo y, por lo tanto, en mayor contacto con su sensación interior corporal, emocional y espiritual. Estos primeros rituales que unen la experiencia sexual a la experiencia espiritual estarán en los orígenes de los tantras actuales que florecieron en varios países, entre ellos la India y todo el sudeste de Asia. El cuerpo como medio de aprehensión del mundo, es entonces en extremo valorado. Por otra parte, el cuerpo también es asociado con lo femenino y, durante esta época, la mujer es percibida como la feliz ama de las experiencias corporales y sexuales relacionadas al mismo tiempo, con la vida y con la espiritualidad, no siendo estas dos nociones opuestas sino complementarias e integradas una en la otra.

Los restos arqueológicos de diferentes ciudades que existieron entre 4,000 a 8,000 años AC, en Turquía, Irak, Irán, Pakistán (a lo largo del valle del Indo) y en la India actual, tienden a demostrar la

---

8 Impuesto como la prohibición de relaciones sexuales entre dos miembros de un mismo grupo familiar maternal (Echène, 2004).

preeminencia de un culto a la Diosa Madre, la cual es con frecuencia acompañada del Toro (y también, a veces, de otros animales), que ella controla. Además, la falta de grandes edificios religiosos o de palacios nos deja entrever una ausencia de jerarquización de los poderes en la sociedad. Sin embargo, ciertas ciudades de la época son tecnológica y socialmente muy desarrolladas, implicando así una especialización del trabajo e incluso de las zonas, debido a los oficios contaminantes —como la cocción de ladrillos— relegados al exterior de la ciudad y orientados de tal manera que los vientos no regresaran el humo contaminante hacia las zonas habitadas (Van Lysebeth, 1988).

Más o menos así se organiza en todas partes, en los países del Lejano Oriente (como China, Camboya, Birmania, Tailandia e Indonesia), en los del subcontinente indio (como India, Nepal y Pakistán), en los del Medio Oriente (como Irán, Irak y Turquía) y en los de Europa a lo largo del Mediterráneo y el Océano Atlántico (como Grecia, Italia, España, Francia y Gran Bretaña) un estilo de vida social comunitaria y poco jerarquizada, matrilineal y centrada alrededor de los cultos a la fertilidad dedicados a la Diosa Madre, fomentando la libertad sexual así como la experimentación del vínculo sexualidad-espiritualidad.

Una economía de caza y de guerra

Ya expusimos antes como la vida en la caverna, basada en una economía de caza, se transmutó en vida de clanes, en la cual la recolección se sumó a la caza, luego en vida de aldea basada en la agricultura y la crianza de ganado, para enseguida desarrollar una vida de ciudad de economía diversificada; todo esto, conservando una organización social matrilineal y no jerarquizada entre hombres y mujeres. Esta evolución se observa en todas las regiones mencionadas antes. Sin embargo, las tribus de cazadores que habitaban las estepas de Rusia y de Manchuria presentan un desarrollo diferente. Al final de la glaciación, estas últimas eligen más bien seguir al rebaño (renos y caballos salvajes) hacia el norte, lo que modifica el equilibrio social poniendo el acento en la caza como elemento principal de supervivencia del grupo y valorando al macho cazador. Inevitablemente, como la caza exige un trabajo de equipo que requiere de un jefe que lo dirija, éste último adquiere un estatus privilegiado. En cuanto a las mujeres, debido a su cuerpo muscularmente menos desarrollado y a su maternidad, ellas no se pueden incluir en los grupos de cazadores y mucho menos entrar en competencia con los hombres, lo que contribuye a situarlas en un estatus inferior en el sistema social que poco a poco[9] se va instalando.

Por otra parte, al escasear el rebaño, los miembros de estas tribus aprenden a domesticar animales salvajes, entre ellos el caballo, y se vuelven pastores —criadores pero siguen siendo cazadores y nómadas. Durante sus migraciones posteriores hacia el sur y el este, estas tribus se encuentran con otras. Cazadores de presas, sus miembros se transforman en guerreros, con el fin de apropiarse de los rebaños de los clanes extranjeros y de enriquecer los suyos. Al hacer esto, matan a los hombres y se apropian de las mujeres y los niños, condenándolos a la esclavitud. Es fácil ver como en una organización tribal semejante, no hay cabida para la igualdad ni entre los hombres mismos, ni entre las mujeres y los hombres. Se crea entonces un sistema patriarcal, en el cual los hombres tienen el poder sobre todo, incluyendo a las mujeres. Pero también, y es importante mencionarlo, en el cual algunos hombres detentan el poder sobre el resto de los demás hombres y en el cual los jefes guerreros se atribuyen la mayor parte de las riquezas adquiridas.

En el curso de los siglos, estas tribus guerreras llegan a derrocar el sistema matrilineal y comunitario en beneficio de un sistema

---

9 Pero de nuevo, parece que las mujeres — o por lo menos algunas mujeres — celtas participaron en la caza y las guerras al igual que los hombres de su tribu, a veces incluso asumiendo el liderazgo (Markale, 1972; Dufour, 2003). ¡Como que en el ser humano no existe el determinismo biológico absoluto!

patriarcal y jerarquizado en la mayor parte de Asia, Oriente y Europa. Lo cual logran invadiendo gradualmente el conjunto de las sociedades denominadas matriarcales e imponiéndoles su propio sistema social e ideológico, con frecuencia de manera brutalmente opresiva, a veces de manera más gradual, pero igualmente eficaz (Van Lysebeth, 1988).

Mesopotamia y la Gran Diosa

Es de esta manera que Mesopotamia, situada entre los ríos Tigris y Éufrates (en Irak actual), de una sociedad matrilineal y comunitaria, se transformó gradualmente en una sociedad patriarcal. De hecho, en el momento del desarrollo de la escritura, hace aproximadamente 6,000 años, el sistema social tenía ya una orientación claramente patriarcal: los hombres controlan la tierra y los recursos. Sin embargo, los cultos espirituales y la sexualidad son todavía asunto de las mujeres y, aunque el panteón se desarrolla progresivamente alrededor de deidades masculinas detentando el poder (a imagen de la sociedad), la Gran Diosa, gobernando entonces el amor, el deseo y la sexualidad[10], se mantiene muy presente. En los templos, las sacerdotisas —mujeres autónomas, respetadas y veneradas, poseedoras del conocimiento y la maestría de los ritos sagrados —representan y sirven a la Gran Diosa a través de diferentes rituales, entre ellos uno de prostitución sagrada durante el cual, la sacerdotisa se visualiza como Inanna/Ishtar e invita a su compañero del momento a percibirla así. Esto permite ofrecer, de manera bastante directa, una experiencia sexual a la Gran Diosa, la cual feliz por la experiencia, continuará ofreciendo su atención bienhechora a los vivos; los compañeros encuentran además en la ocasión, la oportunidad de vivir una experiencia sexual fusionándose en lo divino y en lo espiritual. Según los preceptos de este culto, cada hombre debía entrar en comu-

---

10 Primero bajo el nombre de Inanna y más tarde, bajo el nombre de Ishtar.

nión sexual con una de las sacerdotisas del Templo, por lo menos una vez al año, con el fin de honrar a la Diosa (Leleu, 2004).

En esta época, en Mesopotamia, el cuerpo es valorado como fuente de experiencia y de conocimiento. Los dualismos cuerpo/ espíritu y material/espiritual no existen todavía, ni tampoco una asociación negativa del cuerpo y de lo material con la mujer. Para los Sumerios, "el corazón era considerado como la sede de la voluntad, del pensamiento y de la emoción" (Asher-Greve, 1997, p. 434, mi traducción). De hecho, para ellos, los procesos de experiencia, de conocimiento y de decisión pasan por el sentir corporal. El cuerpo no es opuesto a lo espiritual; es más bien aprehendido como la manifestación de la fusión de lo espiritual, lo emocional y lo físico. Y aunque los hombres tenían un estatus más elevado que las mujeres, las cualidades espirituales y emocionales se estiman equivalentes en cantidad y calidad tanto en los hombres como en las mujeres siendo ambos poseedores del mismo estatus de criaturas divinas. A pesar de la ideología patriarcal que subyace en el sistema social, el pensamiento espiritual permanece, en esta época, bastante igualitario y basado en los conceptos tomados de las religiones matriarcales ancestrales. Observamos entonces una organización social de lo sexual fundada sobre esas mismas bases.

Sin embargo, la extensión de la propiedad en los hombres poseedores de estatus, recursos y poder, los conduce a controlar la paternidad con el fin de asegurar que los hijos a quienes ellos heredaran sus pertenencias fueran en efecto genéticamente suyos. Lo cual produce un sistema legal en el cual la sexualidad sigue siendo libre para todos excepto para la mujer casada, cuya función principal será asegurar hijos legítimos[11] a estos hombres. De modo que, los hombres casados

---

11 Es interesante notar que la palabra *legítimo* es de la misma familia que las palabras *legal* y *ley*. Originalmente, esta palabra no tenía la connotación moral que le conocemos ahora. De hecho, en esta época, los únicos niños que debían nacer en un contexto legítimo, es decir respetando los criterios de filiación delimitados por una ley, eran los

o no, las mujeres solteras (lo que constituía la mayoría de ellas), los sacerdotes y las sacerdotisas son libres en el ejercicio de su sexualidad. La mujer casada, en cambio, es propiedad exclusiva de su esposo, y toda actividad sexual con otro hombre podía ocasionarle la muerte (Leleu, 2004).

India y los tantras

Hace 4,000 años, las tribus de cazadores guerreros se encuentran con los pueblos sedentarios del valle del Indo y del norte de la India, hasta entonces matrilineales, comunitarios y sexualmente libres. A través de una guerra violenta, estos cazadores guerreros llegan a esclavizarlos totalmente. Considerándose una raza superior y deseando conservar y transmitir este privilegio a sus descendientes, establecen un sistema de castas. Sistema en el cual ellos se reservan las mejores posiciones (brahmanes y guerreros/reyes), dando al pueblo sometido un estatus de casta mediana o baja (artesanos, agricultores, comerciantes, y mano de obra barata para servir a los individuos de las castas superiores) y marginando a los pueblos que rehusaron someterse al invasor (generalmente las tribus que vivían en los bosques). Así surge un sistema religioso y social, que permite a estos conquistadores no solamente mantener *para siempre* un estatus social dominante y un poder político ineludible sino además, imponer su propio sistema patriarcal y patrilineal. La sexualidad de las mujeres pertenecientes a las clases superiores se vuelve, como consecuencia, objeto de un control muy estricto. Porque además de controlar la paternidad, se vuelve igualmente necesario, para la conservación del sistema, asegurar que

---

heredores del padre. Encontraremos este concepto de legitimidad en muchas sociedades y a lo largo de distintas épocas.

las mujeres de las castas superiores no tengan hijos de hombres de casta inferior, lo cual contaminaría a toda la casta (Van Lysebeth, 1988).

Sin embargo, aun cuando este sistema de castas logró imponerse en una gran parte del territorio del subcontinente indio, no logró erradicar del todo las creencias, las concepciones del mundo y los rituales tántricos que se desarrollaron antes de su llegada. Éstos siguieron siendo parte de la vida de las personas de casta baja o sin casta, en ocasiones ganando algunos adeptos de las castas superiores. Éstos últimos tenían que mantener en secreto sus prácticas religiosas, o aceptar quedarse sin casta (como, cuando en tantra sexual, la persona de casta superior elige unirse a un individuo de casta inferior como parte de una búsqueda espiritual tántrica). Con el tiempo, los tantras se desarrollaron a pesar del sistema de castas y de la ideología patriarcal dominante (principalmente entre los siglos VIII y XII, según los documentos de la época), al unir las antiguas creencias y rituales tántricos ya sea al hinduismo o al budismo, se crearon dos grupos de prácticas tántricas. Las cuales, por cierto, son rechazadas por los fundamentalistas hinduistas y budistas como ajenas a sus prácticas.

A partir de investigaciones documentales en el terreno, Shaw (1994) demostró que, en los tantras budistas originales, la sexualidad era tanto, sino más, un asunto de mujeres que de hombres, y que éstos últimos contribuyeron enormemente a desarrollar los tantras sexuales y no sexuales. En el sistema tántrico originalmente concebido, los hombres y las mujeres son iguales y trabajan de común acuerdo en su evolución espiritual, ya sea a través de la formación de una pareja o mediante rituales tántricos de naturaleza orgiástica. [12, 13]

Además, la prostitución sagrada originaria de la época matriarcal tomó su lugar en el sistema de castas impuesto por los invasores arios y sobrevivió hasta el momento de la colonización británica. Es fascinante saber que las prostitutas sagradas eran, entre las mujeres que poseían un cierto estatus social, las únicas en ser autónomas y no depender ni de un padre ni de un marido. El conjunto de mujeres afiliadas a un templo constituía una comunidad socialmente reconocida y regida por las mujeres del grupo. Su principal tarea era encarnar a la diosa[14] en su esencia femenina y su expresión sexual más refinada, permitiendo a los hombres que requerían de sus servicios, vivir un momento de unidad con la diosa de su elección. Por otro lado, estas "siervas de los dioses" (como se les llamaba) asumían plenamente su

---

12 Según Shaw, el tantra tal como fue concebido entre los siglos VIII y XII, se inclina ligeramente en favor de las mujeres. En efecto, según los textos, el hombre debe mostrar sumisión y devoción a la mujer con la cual desea formar una pareja tántrica, mientras que a la mujer se le estimula, por un lado, a desarrollar su capacidad de afirmación de sí y de autodeterminación y, por otro lado, a exigir sumisión y devoción por parte del hombre. En este contexto, es por cierto la mujer quien elige a su compañero y no al contrario. El hombre no puede más que dar a conocer, mediante una actitud de entrega hacia la mujer a la cual él aspira y mediante la utilización de signos rituales, que él desea formar una pareja con ella. Es probable que estas instrucciones sirvieran para equilibrar la actitud social imperante en la cual las mujeres eran consideradas inferiores a los hombres.

13 Sin embargo, el desarrollo posterior de los tantras modificó seriamente las cosas. Se formó una práctica tántrica tradicional, entre los monjes tibetanos, entre otros, en la cual los tántricas hacían votos de castidad, contentándose con visualizar a la pareja en unión, en lugar de vivir la experiencia corporal de la sexualidad en un marco espiritual.

14 Es decir, la Shakti en el hinduismo o la Dakini en el budismo.

papel de madres y se ocupaban de sus hijos, integrándolos en la comunidad: las hijas aprendían la profesión de su madre y los chicos asumían las tareas necesarias para la comunidad, se volvían cantantes y músicos o tomaban ellos mismos un cargo en la prostitución sagrada. Hay que añadir que, al contrario del sistema brahmánico, donde la herencia va al hijo mayor, al morir una de estas mujeres, la herencia era distribuida de manera equitativa entre los hijos y las hijas (Varenne, 1997). Así, a pesar del sistema patriarcal imperante, el modelo matrilineal se conservó en un contexto muy particular el que une sexualidad y espiritualidad.

China y el taoísmo

En el momento de la invasión aria en el valle del Indo, China ya presenta un sistema social y de pensamiento a medio camino entre el matriarcado y el patriarcado, como lo indica la sucesión matrilineal de los soberanos. Los chinos consideraban entonces que una fuerza cósmica, el Chi, habita la materia inerte y los seres vivos, y que la mujer es en especial privilegiada en este aspecto porque ella crea la vida. La sexualidad se conceptualiza como un medio de conocimiento espiritual y de armonización con el cosmos, porque pone en juego la unión de fuerzas opuestas, pero complementarias, el Yin y el Yang, lo cual le permite a uno experimentar el sentimiento de unidad con el resto del Universo.

Sin embargo, los valores patriarcales se instalan gradualmente, privilegiando a lo masculino y a las características del Yang al considerarlas como positivas, mientras que a lo femenino y a las características del Yin se les atribuye un valor negativo (cuando, de hecho, cada característica puede al mismo tiempo ser positiva y negativa …). Esta nueva conceptualización del mundo permite, evidentemente, a los hombres asegurarse un estatus superior en la jerarquía social. En cambio a las mujeres se les despoja de su estatus como sujeto en cuanto al trabajo espiritual y son transformadas en simples objetos rituales de donde los hombres extraen el Yin que necesitan. Lo que les permite lograr una armonización con el cosmos (poseyendo ellos el Yang) y, por lo tanto, alcanzar un conocimiento espiritual, pero también mantener una mejor salud y alcanzar una gran longevidad. Y la manera de lograr esto, según creen ellos, es llevando a la mujer a secretar la mayor cantidad de esencia Yin posible, haciéndola gozar mucho y siendo esta esencia absorbida entonces por el hombre.

Que las mujeres hayan podido encontrar placer y salud en esto, era una consecuencia interesante y, por lo tanto, un argumento favorable a la práctica taoísta, pero este no era el objetivo; este se centraba ante todo en las ventajas que el hombre podía obtener: permanecer joven, en buena salud y acceder a la iluminación transformando la energía sexual en energía espiritual mediante el control de la eyaculación (Leleu, 2004). Así, de manera diferente a la mayoría de las demás sociedades, los chinos no eliminaron la brillante comprensión espiritual desarrollada en el periodo matriarcal, en el paso al patriarcado, simplemente la recuperaron y adaptaron para ventaja de los hombres.

Palestina y el monoteísmo

Por la misma época, tribus semitas invaden la región palestina, poblada en ese entonces por pueblos que profesan un culto a la Diosa Madre. Estas tribus presentan claramente una estructura patriarcal jerárquica hasta en su sistema religioso. En efecto, en el plan de la organización social, un hombre está en la punta de la pirámide jerárquica y este hombre es a la vez Jefe Guerrero y Gran Padre. Por consiguiente, el control que tiene este individuo, el patriarca, es total y a la imagen de un Dios único de la religión monoteísta que es la de ellos. Estas tribus guerreras llegan a imponer su religión destruyendo sistemáticamente toda representación de las religiones matriarcales y politeístas desarrolladas antes de su llegada[15]. El proceso de patriarcalización se repite entonces, y de éste surge la urgencia de disolver el inquietante poder sexual femenino tan valorado en las culturas matriarcales, incluyendo el manifestado a través de la prostitución sagrada.

En este sentido, es interesante saber que el mito de Adán y Eva tuvo un predecesor; el mito de Adán y Lilith. Ambos también modelados a partir de arcilla, Lilith osa pretender la igualdad en las relaciones sexuales con Adán, lo cual Adán considera no es asunto suyo. Así que la expulsa, condenándola a errar indefinidamente, y Dios le hace una compañera sumisa de una de sus costillas, nuestra bien conocida Eva (Leleu, 2004). Un primer mensaje es claro: la mujer debe adoptar una posición inferior a la del hombre, y sobre todo no debe, de ninguna manera, afirmarse sexualmente, bajo pena de ser rechazada y expulsada del grupo. A continuación según el mito, Eva intenta probar el fruto del árbol del conocimiento del bien y del mal, motivada por la serpiente, despertando así la ira de Dios y causando la decadencia humana. Ahora bien, el árbol en cuestión simboliza el conocimiento de lo sagrado a través de lo sexual mientras que la serpiente, presente en los ritos matriarcales, representa la fertilidad, la sexualidad y el conocimiento. Hay aquí otro mensaje claro monoteísta y patriarcal: la sexualidad femenina y la búsqueda de una comunión con lo sagrado, pasando por la experiencia de los sentidos y del cuerpo —esencialmente del dominio de lo femenino— son una amenaza para el hombre; por consiguiente, la mujer y su sexualidad deben ser sometidas y controladas.

En cambio, el objetivo de multiplicar al máximo la población judía —al mismo tiempo con el fin de asegurarle cada vez mayores victorias guerreras gracias al número, pero también con el fin de que

---

15 La célebre ira de Moisés, cuando baja de la montaña con las tablas de la ley de Dios y se encuentra a la gente volcada en sus creencias paganas y adorando al Becerro de Oro, constituye un ejemplo que ilustra esta imposición de la religión monoteísta a los pueblos autóctonos.

"el pueblo elegido pueda extenderse en la gloria de Dios"— lleva a Moisés a dictar reglas para controlar también la sexualidad masculina. A partir de ese momento, la experiencia libre y erótica de la sexualidad se ve reprimida tanto para los hombres como para las mujeres, y los actos sexuales no destinados a la reproducción se vuelven inaceptables y prohibidos para los dos sexos. En la Torá judía, así como en el Antiguo Testamento cristiano, será condenado todo acto sexual que no lleve a un posible embarazo (entre ellos el acto homosexual, la masturbación, el sexo oral y retirarse antes de la eyaculación).

Esta obligación se desarrolla a tal punto que, en la tradición judía, se le exige a la mujer rehusar todo acercamiento sexual durante la menstruación y los siete días que le siguen. Si después ella desea un contacto sexual, debe purificarse (la menstruación se percibía como impura y contaminante) y, una vez hecho esto, su pareja no puede negarse a tener relaciones sexuales con ella (Valensin, 1983). Haciendo el cálculo, es claro que esta relación cae precisamente en el momento más fértil del ciclo menstrual, lo cual favorece la reproducción.

La Grecia antigua y el culto a Dionisio

Avancemos ahora un poco en el tiempo para encontrarnos en la Grecia antigua, unos 300 a 600 años AC. El estudio de documentos elaborados en esta época nos muestra una sociedad patriarcal de estructura jerárquica, consecuencia de dos milenios de presencia de tribus nómadas guerreras. En Atenas, por ejemplo, la clase aristocrática se compone únicamente de ciudadanos, es decir de hombres nacidos de una madre y un padre, ambos atenienses y unidos en matrimonio legal. Cualquier otro hombre, esclavo, libre o nacido de un padre no ateniense no puede pretender el título de ciudadano. Así, la función de la mujer ateniense es proporcionar hijos legítimos al ciudadano, los cuales pueden entonces también serlo. Como señala Vial (1985, p. 52):

Ya que la sociedad ateniense, a excepción de las sacerdotisas, ve a la mujer asté16 esencialmente como la madre de hijos legítimos y que el marido, el futuro padre, es elegido no por la mujer, sino por los hombres que son responsables de ella, es claro que globalmente la mujer es considerada como un ser a quien hay que asistir y proteger, y no como una persona capaz de autonomía.

De hecho, y según los epigramas funerarios, los atenienses exigen a sus esposas castidad y fidelidad, las quieren trabajadoras y reservadas —deben permanecer en silencio en público y ante los invitados de la casa— y exigen que le den al esposo hijos que se le parezcan (Vérilhac, 1985). De nuevo, la obligación de asegurarse que los hijos que pertenecen al grupo dominante les sean hereditariamente propios, implica la necesidad de controlar la sexualidad de las mujeres pertenecientes a la clase aristocrática. Además, así como en el caso de Mesopotamia y de los indios, en los estratos sociales que no pueden realmente acceder a los recursos y al poder aristocrático, se les permite a las mujeres expresar libremente su sexualidad, ya que los niños nacidos de estas madres no podrán pretender el título de ciudadano. Además, la sexualidad de los hombres ciudadanos no ha de ser controlada como la de sus esposas, ya que los niños nacidos fuera del matrimonio legítimo simplemente no serán ciudadanos pero encontrarán su lugar en un estrato social menos prestigioso de la ciudad.

Sin embargo, en lo que se refiere al sistema religioso, la situación es un poco diferente. Es verdad que se desarrolló todo un panteón de dioses y diosas basado generalmente en el mismo sistema de pensamiento patriarcal prevaleciente en la sociedad (Zeus, el patriarca rodeado de dioses y diosas del Olimpo). Encontramos, sin embargo, a las antiguas diosas de la fertilidad, entre ellas a Démeter y a Perséfone,

---

16 Sinónimo de ateniense.

así como a Dionisio[17], inventor del vino y dios masculino de la fertilidad, del placer y de la locura mística[18]. El culto de Dionisio está esencialmente bajo el dominio de las mujeres: sacerdotisas y mujeres del pueblo. De nuevo aquí, los rituales de fertilidad son asociados a la orgía sexual, con la esperanza de que Dionisio y su séquito estén complacidos y favorezcan la fertilidad de los campos, los rebaños y las mujeres. Además, una parte del culto era reservado exclusivamente a las mujeres y todo hombre sorprendido intentando ver u oír lo que allí sucedía era inevitablemente condenado a ser despedazado vivo por mujeres en estado de trance. También se celebraba este culto a Dionisio en el resto de los países vecinos de Grecia. De hecho, no se sabe bien donde se originó el culto, pues los escritos provenientes de diferentes regiones o se lo atribuyen o lo atribuyen a otra región y nada concuerda entre los diferentes escritos. Es muy probable entonces que tenga orígenes muy antiguos y que haya sido elaborado a partir de los cultos antiguos a las diosas de la fertilidad (Daraki, 1994; Jeanmaire, 1991).

Así, en la Grecia antigua, aunque el sistema social era patriarcal y una parte del sistema cultural se deriva de ahí (mitología griega, con Zeus como el patriarca), encontramos de todas formas un culto orgiástico proveniente de cultos anteriores al patriarcado, culto que asocia, a las mujeres, la fertilidad, la sexualidad, las experiencias cor-

---

17 Mientras que anteriormente los ritos de la fertilidad estaban dedicados a la Diosa Madre, parece ser que el reconocimiento del papel del macho en la concepción, combinado con un cambio de paradigma en el cual el hombre es percibido como socialmente más poderoso, condujo a la elaboración de una asociación de los antiguos ritos asociados a la naturaleza, a los sentidos y a la fertilidad, con una figura masculina. La cual se volvió con el tiempo, más importante que las figuras femeninas.

18 La locura, desde esta óptica, era una experiencia valorada y percibida como fuente de experiencia trascendente. Se trataba, en el marco de rituales, de permitirse ser irrazonable, de ir en contra de las reglas sociales y, de ser posible, experimentar el trance místico.

porales y las prácticas trascendentes. Además, las sacerdotisas, como lo señala Vial en un extracto anterior, son las únicas mujeres atenienses capaces de ser autónomas y reconocidas como tales.

Por otra parte, los textos antiguos de etnógrafos griegos describen a los pueblos alejados como presentando sistemas en los que se compartían las mujeres y los niños y en los que había poca diferenciación en cuanto a las tareas y a los roles sociales masculinos y femeninos (lo cual el estudio de los documentos de la época de esas regiones no siempre confirma). Ellos asocian esta organización social a un régimen alimenticio definido como más cercano a lo animal que a lo humano (alimentos no preparados, carnes crudas), lo que les permite demostrar, a fin de cuentas, que una organización social de este tipo es salvaje y no civilizada, contrariamente al sistema social griego que, gracias al sistema de matrimonio, de diferenciación sexual (la mujer consagrada a los trabajos y cuidados del hogar y el hombre dedicado a los trabajos externos) y de la filiación legítima, permite el orden social y el desarrollo de un arte político y, por consiguiente, el desarrollo del respeto y de la justicia (Saïd, 1985).

El discurso griego clásico

De hecho, en esta época, se construye todo un discurso filosófico alrededor de las nociones de lo masculino y lo femenino, con una visión que estará en el origen de todo el pensamiento occidental por más de dos milenios. Este discurso servirá para justificar y reforzar la estructura social jerárquica patriarcal y patrilineal ya establecida y, por consiguiente, la represión sexual.

A través de esta visión del mundo, las nociones de masculinidad y virilidad se ven íntimamente asociadas a la de ciudadano; ahora bien el ciudadano es ante todo un guerrero valiente que da su vida a la ciudad aceptando libremente la muerte en el combate. Como, por otro lado, la experiencia de las sensaciones corporales y la presencia de las emociones amenazan el desempeño en el combate, es necesario negarlas como experiencias admisibles para los hombres. Las emociones sin embargo, siguen estando presentes en los hombres (que no son robots, aunque tengan que fingirlo), así que las desplazan al dominio de lo femenino, el cual será impropio para los hombres viriles. Los ciudadanos llegan así a negar este aspecto de ellos mismos con el fin de mantener su identidad masculina así como su desempeño en el combate. Se sucede toda una serie de características que los griegos asocian a la ciudadanía y a la masculinidad: la actividad, el intelecto, el coraje, la valentía, la fuerza, la audacia, el esfuerzo, el autocontrol, la lealtad en el combate, las pruebas libremente asumidas, el furor guerrero, la capacidad de afrontar los peligros y de enfrentar el sufrimiento y el terror. A estas características masculinas, altamente valoradas, se opusieron en seguida las características femeninas despreciables: la pasividad, el miedo, la cobardía, la debilidad, la timidez, la huida, la ociosidad, la ira y la locura delirante[19]. Las mujeres son entonces consideradas como "moralmente defectuosas" y el hombre es elevado a un rango muy superior, volviéndose así el modelo de referencia (Laqueur, 1990; Loraux, 1989; Tannahill, 1982).

Los griegos de la Antigüedad explicaban, por ejemplo, que el hombre era más perfecto que la mujer, porque él generaba más calor[20],

---

19 Sabiendo que el culto a Dionisio proviene de los cultos matriarcales anteriores, que él fue primero un asunto de mujeres y que contiene rituales de furia delirante, necesariamente celebrados por las mujeres, podemos ver allí la explicación de esta asociación entre lo femenino y las experiencias de furia delirante y de locura. Sin embargo, también es importante entender que la furia delirante implica un dejar ir en el plano de lo racional, un soltar las normas sociales, una experiencia de interioridad y un contacto con el propio cuerpo, sus sensaciones y su intuición. Lo cual iba en contra de las cualidades que un guerrero debía desarrollar para poder ser capaz de enfrentar al enemigo a pesar del miedo y el sufrimiento.

20 El calor y la sequedad se asociaban a lo masculino mientras que el frío y la humedad se relacionaban con lo femenino.

lo cual le daba la fuerza de expulsar sus órganos genitales al exterior, así como la capacidad "de llevar la transformación de los alimentos a su más alto nivel, el esperma" (Laqueur[21], p. 41). En cuanto a la mujer, se le decía invertida y por lo tanto menos perfecta, ya que ella conservaba los órganos genitales en su interior por falta de calor. Además, se afirmaba que el esperma del hombre contenía pequeños humanos ya preformados y que la mujer, así como la tierra, no hacían más que alimentar la semilla recibida. El hombre se convierte entonces, conceptualmente, en el único verdadero padre de la concepción, invirtiendo la idea anterior de un poder divino femenino que se manifestaba mediante la capacidad de dar la vida y justificando la idea de que el hombre puede superar a la mujer y, por lo tanto, controlar los recursos materiales y a las mujeres mismas.

La masculinidad se eleva así a lo que hay de eminentemente superior y la feminidad se percibe como evitable pues padece múltiples debilidades, como consecuencia frecuentar a la mujer era en menoscabo del ciudadano viril. Esta concepción de lo masculino y de lo femenino favoreció el aumento de la resistencia hacia las mujeres, al matrimonio y el advenimiento de la institución de la pederastia. Con el fin de preservar sus cualidades masculinas, se volvía, en efecto, necesario limitar el contacto con las mujeres a la sola finalidad reproductiva y permanecer lo más posible entre hombres. La amistad entre los hombres era, por lo tanto, la vía a adoptar en todos los dominios: espiritual, intelectual, emocional y sexual. Por su parte, la pederastia apuntaba a un objetivo más específico —mediante una relación amorosa entre un hombre maduro en sus veinte o treinta años y un *joven preadolescente* —promover el desarrollo moral e intelectual del chico, es decir su educación masculina protegiéndolo de la nefasta influencia femenina (Tannahill, 1982; Bullough *et* Bullough, 1994-1990).

---

21 El libro de Thomas Walter Laqueur, *Construcción del sexo: ensayo sobre el cuerpo y el género en Occidente*, es de extremo interés para quien quiere comprender la importancia de la influencia de las necesidades paradigmáticas culturales sobre la concepción de las nociones de masculino y de femenino.

En cambio, aunque el placer sexual sea una característica femenina ya que es esencialmente una experiencia corporal, se concibe "el placer sexual como un derecho de los machos" (Loraux, 1989, p. 16) y el supermacho se reconoce en su desmedido poder sexual. Entonces, por un lado, las mujeres se perciben como demasiado sexuales —lo cual vuelve necesario vigilarlas para evitar que tengan hijos que no se parezcan al marido— pero por otro lado, son los hombres ciudadanos los que tienen derecho al placer sexual.

Esta aparente contradicción se desvanece cuando uno comprende que esta noción de hipersexualidad femenina, se refiere a la capacidad de las mujeres a dejarse ir en las sensaciones sensuales y en las emociones de placer experimentadas en el acto sexual. Los hombres en cambio, no pudiendo permitirse semejante abandono so pena de ablandarse y convertirse en infra hombres, no tienen más que la posibilidad de expresar su sexualidad a través del desempeño, modo en el cual, la virilidad se evalúa en función de su capacidad siempre renovada de lograr una erección y de eyacular.

Roma y el cristianismo

Estos conceptos griegos de lo masculino y lo femenino se transmitieron a Roma, a tal grado que desempeñaron un papel importante en el desarrollo filosófico de la religión católica, la filosofía del estoicismo[22] constituyendo un aporte significativo a este desarrollo. En efecto, aunque el nacimiento del mito cristiano tuvo lugar en Palestina a partir de la religión judía, rápidamente se importó a Roma, un poco como a todas partes del mundo conocido de la época, a través de los judíos convertidos al cristianismo que llegaban a evangelizar a los

---

22 La moral estoica promueve una actitud de indiferencia ante los sufrimientos engendrados por las dificultades de la existencia y fomenta el cumplimiento del deber.

pueblos denominados paganos. Pablo es uno de los más influyentes de estos misioneros, judío fariseo de nacimiento y convertido al cristianismo un año después de la muerte de Jesús, tenía una gran influencia de la filosofía grecorromana que había estudiado. La presencia de esta influencia se deja sentir en cada una de las 13 epístolas que escribió y, que constituyeron una de las bases más importantes del desarrollo del pensamiento cristiano (Baudouin, 2000; Chélini *et* Chélini, 1993). Para él, el cuerpo es corruptible, despreciable, débil, animal y es necesario pasar por un ascetismo riguroso, con el fin de que pueda llegar a ser incorruptible, glorioso, fortalecido y espiritual y resucitar en el momento del Juicio final.[23, 24]

Por esto, incluso si los escritos[25] informan que Jesús intenta favorecer una cierta igualdad social y espiritual entre hombre y mujeres (así como entre personas de etnias o condiciones sociales diferentes), y entabla amistad con María Magdalena, una prostituta famosa, Pablo le imprime a la naciente religión cristiana un tono aún más misógino y más condenatorio de la sexualidad que el de la Torá judía. Señalando la inferioridad de la mujer y la necesidad de su sumisión al hombre, él declara que el hombre no debe cubrirse la cabeza cuando reza o profetiza, puesto que él es la imagen y la gloria de Dios. En cambio, la mujer, debe cubrirse la cabeza cuando reza o se encuentra en un lugar de culto, para que los ángeles sepan que el hombre tiene autoridad sobre ella y que ella misma es la gloria del hombre. Además, añade, que

---

23 Epístolas de Pablo, Primera Epístola a los Corintios, capítulo 15, versículos 42-45.

24 Michel Onfray (2005) nos presenta un análisis interesante de la personalidad histérica y masoquista de Pablo.

25 Los evangelios, escritos varias generaciones después de la muerte de Jesús, se basan en testimonios de oídas. Podemos, razonablemente, suponer que los hechos reales tuvieron el tiempo de ser bastante deformados antes de ser recolectados por escrito (si es que Jesús realmente existió...).

en las iglesias, las mujeres deben permanecer calladas y ser sumisas; y que si desean instruirse sobre cualquier cosa, deben preguntarle a su marido en casa[26].

En lo que respecta a la sexualidad, Pablo afirma que es preferible alejarse completamente de ésta, pero que si la carne se revela demasiado débil, la sexualidad en el marco de una pareja casada constituiría un último recurso. Por otro lado, aunque promueve con insistencia el ascetismo sexual de hombres y mujeres, Pablo insiste más en la continencia femenina. Así, él precisa que es preferible que una viuda no se vuelva a casar y que un padre conserve a su hija virgen en lugar de casarla[27]. Inevitablemente, semejante visión de la vida y de lo espiritual requiere que la madre de Jesús sea reconocida por no haber conocido los "pecados" de la carne y sea declarada "virgen", con el fin de servir de ejemplo a toda mujer que aspire a cualquier elevación espiritual[28]. ¡Sin embargo, el Evangelio según Mateo menciona claramente a los hermanos y hermanas de Jesús en los capítulos 12 y 13!

Es así como la religión cristiana —a diferencia de las religiones judía y musulmana, también monoteístas —pondrá la aspiración espiritual en total oposición a la experiencia sexual, la continencia en el hombre y la virginidad en la mujer siendo las condiciones necesarias para llegar a ser ángeles en el momento de la resurrección[29]. Semejante

---

26 Epístolas de Pablo, Primer Epístola a los Corintios, capítulo 11, versículos 1-16 y 14, versículos 33-36.

27 Mismas epístolas, capítulo 7.

28 Es así que lo esencial de la práctica religiosa para las mujeres, era virginidad y reclusión en su casa o en un monasterio, según los escritos de la época (Gatier, 1985).

29 Los Evangelios de Mateo, capítulo 22, versículo 30, afirman que Jesús dijo: "Porque, en la resurrección los hombres no tomarán ninguna mujer, ni las mujeres esposos, sino que serán como los ángeles de Dios en el cielo".

necesidad de continencia sexual explica también que la Iglesia católica haya esperado hasta el siglo XII antes de legislar sobre el matrimonio como una unión indisoluble. Puesto que ésta no era una opción para la persona con verdaderas aspiraciones espirituales, los legisladores religiosos simplemente no habían estudiado la cuestión. Sin embargo, la ausencia de regla doctrinaria en materia de matrimonio alentaba a los hombres laicos a abandonar a sus mujeres e hijos, cuando esta ya no les satisfacía, lo cual iba en contra de la noción de matrimonio indisoluble sostenida en los Evangelios[30]. Como consecuencia, los dirigentes católicos se vieron en la obligación de imponer su solución.

Además, fiel a su visión patriarcal, la religión cristiana concede todos los papeles divinos a una trinidad decididamente masculina: Dios Padre, Dios Hijo y Dios Espíritu Santo. Y le atribuye por añadidura, a éste último la función de dar la vida siguiendo en línea recta el pensamiento griego clásico que le atribuye al hombre la verdadera concepción del hijo, siendo el único papel de la mujer albergarlo como la tierra a la semilla. Paralelamente, la única función de María fue también haber llevado en el vientre a Jesús. Ella no tiene ningún poder personal, es sumisa a Dios y sólo tiene como posibilidad interceder ante él en favor de las personas. Dios es poderoso y temido porque castiga; María no tiene poder pero es "virgen y pura", ella es amor y compasión... ¡Eso no da muy buenos modelos de referencia en cuanto a la posibilidad de asumir, al mismo tiempo, su poder, su cuerpo sensual y sexual y su capacidad de compasión!

La religión católica se desarrolla entonces, primero en Roma mientras que otros grupos cristianos se forman en el Medio Oriente, presentando en esencia las mismas actitudes hacia el cuerpo, la sexualidad y la mujer. Sin embargo, desde sus inicios, la Iglesia de Roma no soporta ningún pensamiento divergente al suyo, acusando de herejía a aquellos que analizan y comprenden de manera diferente las ense-

---

30 Evangelios según Mateo capítulo 5, versículos 31-32 y capítulo 19, versículos 3-12.

ñanzas[31]. Por cierto, la palabra católica muestra muy bien esta pretensión, ya que proviene de una palabra griega que significa universal. De hecho, dos corrientes cristianas principales se desarrollan después de los diferentes cismas: la Iglesia católica romana en Occidente y la Iglesia griega ortodoxa (actuales patriarcas melquitas) en Medio Oriente. La Iglesia católica se propaga gradualmente en el resto de Europa y comienza a ganar poder cuando un emperador romano, Constantino I, El grande, se convierte al catolicismo y se vuelve aliado de los obispos de Roma, en el año 313. Posteriormente, una larga serie de alianzas entre los papas de la Iglesia católica romana y los reyes que gobernaban los territorios europeos, permiten gradualmente al catolicismo ganar un poder político considerable. Y es así como logra extender su hegemonía sobre el resto de la población europea, alcanzando su apogeo en la Edad Media, antes de imponerse a la fuerza en América a principios del Renacimiento (Baudouin, 2000; Chélini y Chélini, 1993)[32].

Los Celtas

Mucho antes de la llegada de los Romanos, en lo que constituye la prehistoria de la región, los pueblos del Oeste europeo (Francia, Inglaterra, Escocia e Irlanda, entre otros) conocieron también un medio ambiente hostil que no permite la acumulación de los recursos y la supervivencia alimenticia descansa entonces en la recolección y la caza. La organización social se basa en un sistema comunitario en el cual las mujeres tienen total igualdad en lo que concierne a las decisiones

---

31 Es así por ejemplo que en el año 144, Marción, un cristiano con una comprensión diferente de ciertos dogmas, fue excomulgado de la Iglesia de Roma.

32 Estos autores leales al catolicismo calificaron la situación más bien de afortunado desarrollo para la gloria de Dios.

relativas al grupo y libre albedrío en cuanto a su propia sexualidad. De nuevo aquí, la espiritualidad está orientada hacia la comunión con la naturaleza y se realizan rituales de fertilidad dedicados a la Diosa Madre así como, probablemente, a Cernunnos, un dios masculino de la fertilidad, mitad hombre, mitad animal. Entonces lo sexual forma parte del conjunto de la experiencia espiritual. Una vez más, aquí las mujeres son consideradas, en virtud de su capacidad de dar la vida, como seres a la vez sexuales y espirituales, y son responsables de los rituales religiosos del grupo, en equipo con un gran sacerdote que personifica el principio masculino.

Los celtas que, hasta entonces, eran tribus nómadas y guerreras, llegan con el tiempo a la región. El mar les impide continuar su viaje, así que se establecen y se integran gradualmente a la población local. Al hacer esto, se suman a los cultos locales sin por esto destruir el espíritu comunitario y la igualdad entre hombres y mujeres, muy probablemente gracias a la conservación de las reglas de filiación matrilineal, propiedad colectiva de las tierras y la transmisión no hereditaria del liderazgo. De modo que para los Celtas sedentarios, la función de rey —que también era la de jefe guerrero— no se transmitía hereditariamente, sino más bien se le asignaba al hombre que parecía más apto para cumplir esta función, que en esencia, consistía en proteger a la tribu. De esta forma, el rey guarda sus funciones mientras tiene la fuerza necesaria para asumirlas, después, otro hombre, no necesariamente de su linaje, lo sucede. Sin embargo, es posible, para las mujeres, tomar el papel de reina y jefa guerrera y, según cuenta lo que nos queda de la historia de los pueblos celtas, algunas lo hicieron admirablemente bien.

Además, incluso si el matrimonio era monógamo, no se esperaba que los hombres y las mujeres llegaran sin experiencia sexual al momento de su boda. La noción de virginidad no se refería por cierto a la sexualidad, sino más bien al hecho de ser todavía soltero. Por otra parte, las mujeres conservaban la administración y utilización de los bienes que ellas habían aportado al matrimonio y si este se rompía, ellas se las llevaban de regreso a su familia de origen. Además, cualquiera de los dos esposos que hubiera llevado más recursos al seno del matrimonio era quien se volvía como una especie de jefe de familia, que bien podía ser tanto la mujer como el hombre (Markale, 1972; Dufour, 2003). Así, las mujeres tienen voz y voto en el seno de la pareja y en los asuntos tribales; incluso podían asumir el liderazgo [33].

Siendo tan desarrollado su panteón de divinidades (encontramos más de 400 nombres, cada tribu con sus particularidades), difícilmente podemos hacernos una imagen precisa y detallada de las creencias religiosas de este pueblo. Sin embargo, parece que éstas se centraron en la conservación de un vínculo armonioso entre los humanos y la naturaleza[34], y que los rituales religiosos se dirigieron alrededor de los dioses y diosas de la guerra, de la caza y de la fertilidad, entre los cuales encontramos a Cernunnos, el dios mitad humano y mitad animal.

Además de los druidas —con frecuencia los únicos reconocidos, en nuestro mundo patriarcal, como referencia religiosa— existen también las druidesas, las cuales tenían entre otros, un papel de maestra e iniciadora de los jóvenes más prometedores, lo cual las hacía merecedoras de una parte de los honores cuando éstos se convertían en héroes. Según Jean-Paul Persigout, citado por Manon Dufour (2003, p. 126), "ellas proporcionaban una educación de tipo iniciático en los planos guerrero, mágico (se les calificaba como brujas y profetisas), sexual, filosófico, tradicional". Ellas eran entonces las iniciadoras sexuales y, de alguna manera, prostitutas sagradas. De hecho, los celtas asociaban la sexualidad al placer —y no al pecado como los cristianos— las mujeres gozaban de una gran libertad sexual.

---

33 De hecho, los celtas definían los conceptos de lo masculino y lo femenino como complementarios y no como opuestos, al contrario de los griegos clásicos y de los cristianos, lo cual les permitía fluidez en la división de poderes.

34 Incluyendo el Otro Mundo, es decir, el más allá, el mundo de los muertos.

44

Así, las mujeres podían como sacerdotisas, celebrar los ritos espirituales asociados a la fertilidad, a la naturaleza, a la vida y al Más Allá; poseedoras además de un conocimiento profundo de las hierbas medicinales, estas sacerdotisas ejercían las funciones de parteras y de médicos. Además, sacerdotisas o no, las mujeres seguían siendo dueñas de su vida en las esferas sexual y matrimonial. Así, sumando todas las funciones asociadas a lo femenino o directamente accesibles a las mujeres, no podemos más que reconocerles un poder social considerable. Todo esto en el seno de una sociedad sexualmente poco represiva.

Hacia el siglo VII, ya muy entrada en el poder, la Iglesia católica comienza a reemplazar las fiestas llamadas *paganas* por las fiestas católicas, y a utilizar los lugares del antiguo culto para sus propios fines, queriendo así borrar gradualmente las creencias y rituales religiosos anteriores (Chélini *et* Chélini, 1993). Pero a los aldeanos no les interesan las convicciones cristianas y conservan sus propias creencias y rituales integrando a veces, ciertos dogmas y ritos católicos que les convienen. Ambos cultos coexisten por varios siglos, durante los cuales las mujeres conservan el poder de parteras curanderas y el papel de sacerdotisas conferidos por los cultos paganos. Las fiestas de mayo[35], por ejemplo, permanecerán durante mucho tiempo presentes en la vida de los pueblos, antes de que el mes de mayo fuera reservado a María.

De nuevo, durante la baja Edad Media, encontramos una situación en la que los señores feudales y terratenientes querían garantizar una descendencia heredera genéticamente relacionada a ellos. Por

---

35 Las fiestas de mayo, también denominadas fiestas de Beltane, servían para celebrar la fertilidad y la naturaleza, o la pasión carnal y la semilla. Rituales orgiásticos animaban las festividades nocturnas, incluyendo probablemente un ritual de relación sexual entre un druida personificando a Cernunnos y una druidesa, encarnando a la Gran Diosa. Lo que les valió el oprobio de los cristianos, que las consideraban como festividades demoniacas que debían ser prohibidas (Dufour, 2003; Wallace, 2006 @2004).

lo que exigen que la esposa —de un nivel social similar— sea *virgen* de todo contacto con otro hombre, incluso antes del matrimonio. En cambio, los campesinos no teniendo nada que ofrecer a sus eventuales herederos no tienen que hacerse tales consideraciones. Así, la sexualidad de los hombres y mujeres del pueblo no está enmarcada como la de las mujeres pertenecientes a la nobleza y a los terratenientes ricos.

En semejante contexto, sucedía con frecuencia que el señor feudal tenía una esposa legítima que le debía una exclusividad sexual absoluta, y cuya función principal consistía en darle hijos legítimos, mientras que él cortejaba a las mujeres jóvenes del pueblo —felices de ser elegidas por un hombre de poder— cada "bastardo" concebido así, era luego exhibido como prueba de virilidad (Duby, 1990 @1988).

La Inquisición

Con el tiempo, la Iglesia católica romana, a través de sus obispos y papas, logran obtener suficiente poder político para imponer por la fuerza, su concepción del mundo y del más allá; y decide entonces hacer la limpieza en todas sus prácticas paganas. Es así como llega la inquisición y el recurso de la tortura para lograr que la gente sospechosa de herejía confesara sus crímenes, y el uso de la hoguera para aquellos que los admitían[36]. Miles de hombres, mujeres y niños de nacionalidad judía, musulmana o cristiana no católica sucumben así, igual que las mujeres guardianas de los cultos antiguos. Además son perseguidas las mujeres cuyo comportamiento no corresponde a las exigencias de

---

36 De hecho, una vez bajo sospecha de herejía, la víctima no tenía más que dos posibilidades: morir torturada por rehusarse a admitirla o morir en la hoguera por haberla admitido.

castidad, de piedad y de sumisión al hombre. De modo que 85% de las víctimas de la Inquisición serán mujeres[37].

De hecho, en esa época, la religión católica percibe a la mujer como una criatura primero y antes que nada sexual, como una tentadora habitada por intenciones maléficas de hacer caer al hombre en la degradación sexual y, por lo tanto, alejarlo de Dios. Ella es, a primera vista, un ser diabólico e inferior del cual ni siquiera se sabe si realmente tiene alma. Entonces, dada la continuidad de los rituales anteriores al cristianismo, los miembros del clero, tuvieron que hacer frente a una sexualidad y a un poder femenino (a la vez social y "mágico") totalmente inaceptable para ellos. Es preciso, por lo tanto, obligar a las mujeres a retomar el "lugar que les corresponde", es decir una condición inferior y de dependencia ante el hombre, único medio de volver la realidad social conforme a las concepciones que ellos se hacen del hombre y de la mujer, de lo sexual y de lo espiritual. Además era necesario apagar los ritos espirituales paganos con el fin de imponer la fe católica romana; lo cual exige también privar a las mujeres de todo poder. Los miembros del clero transforman a Cernunnos en el Satán diabólico que conocemos hoy: un hombre con cuernos y patas de cabras. Y proclaman, al mismo tiempo, que las curanderas son en realidad brujas malvadas, que en la noche fornican con Satán (la relación sexual simbólica con Cernunnos que, en efecto, formaba parte de algunos rituales locales). El uso masivo de la hoguera permite con el tiempo la casi total extinción de las costumbres locales (Van Renterghem, 1996).

---

37 Fascículo "Instrumentos Europeos de Tortura y Pena Capital. Desde la edad media hasta el siglo XIX" distribuido por el museo Palacio de Minería, México, en 2005.

La invasión europea de las Américas

El descubrimiento de América, en el siglo XV, se convierte en un nuevo reto para los europeos católicos, los cuales se dan a la tarea de ir a evangelizar a los *paganos* de América, imponiendo a la fuerza sus propias creencias y destruyendo la herencia cultural única, así como la gran mayoría de los documentos testimonios de las culturas de los indígenas de México, de América Central y América del Sur.

Comencemos por las tribus indígenas de la América septentrional que vivían esencialmente de la caza, la pesca, la recolección y la agricultura, cuyo desarrollo en el siglo XV se compara al de la época europea neolítica. Un estudio de las costumbres de la antigua tribu de iroqueses (Viau, 2000) muestra una organización social de naturaleza matrilineal y comunitaria, dirigida por los ancianos, hombres y mujeres. A pesar de una división de funciones rígidamente codificada en tareas exclusivas de los hombres o de las mujeres, las tareas femeninas son tan valoradas como las de los hombres y, un hecho interesante, las niñas que nacen son igual de bienvenidas que los niños.

En cuanto a la expresión sexual, tanto los jóvenes como las jovencitas ya habían tenido varios amantes antes de comprometerse en matrimonio. Como los niños pertenecen a la familia de la madre, ésta no tiene que rendir cuentas a un cónyuge, lo cual le permite ser sexualmente libre. Muy a menudo, la mujer ya es madre cuando ella se casa; en cuyo caso, sus hijos se vuelven también los del cónyuge, aun cuando él no sea el progenitor. Para los iroqueses, la monogamia implica la elección de un compañero por predilección y no una exclusividad sexual, pues "cada quien es dueño de su cuerpo" (Bruce Trigger *cité par Viau*, 2000, p. 204). El matrimonio incluso deja la puerta abierta al concubinato tanto para los hombres como para las mujeres, cuando ambos cónyuges se encuentran alejados uno del otro por un cierto tiempo. Además, el divorcio es fácil, el marido deja simplemente la casa de su cónyuge para regresar a vivir a casa de su madre o mudarse a casa de una nueva pareja. Sin embargo, la ruptura constituye el último recurso, y generalmente se toma después de la mediación y cuando ambas partes llegan a la conclusión de que eso que los divide supera a eso que los une.

Un hecho particularmente interesante y que denota un respeto de la experiencia sexual libremente vivida y compartida por dos: ningún hombre iroqués antiguo se permitiría tomar sexualmente a la fuerza a una mujer, ya fuera una compañera, un miembro de su tribu o una mujer cautiva.

Las prisioneras estaban a salvo de avances sexuales no deseados, ya que los captores no hacían nunca uso de la violencia física para tener relaciones sexuales. Las mujeres esclavas no tenían miedo de ser víctimas de violaciones individuales o colectivas cuando caían en manos de los guerreros iroqueses. En contraste con la brutalidad implacable y los traumatismos graves que constituyen por mucho una de las formas más universales y más arcaicas de violencia ejercida contra las mujeres en tiempo de guerra [...] (Viau, 2000, p. 209).

En cuanto a los aztecas, los mayas y los incas de México, América Central y América del Sur, son pueblos guerreros cuya organización social es muy jerarquizada y patriarcal, cuando llegan los españoles. A pesar de las diferencias particulares de cada grupo (en cuanto al lugar de residencia de la pareja, una vez casados[38], o de la homosexualidad, por ejemplo), sus creencias son relativamente semejantes en cuanto a su concepción del mundo y de las relaciones hombre mujer.

La historia cuenta que cuando los españoles llegan a América Central, entran primero en contacto con los mayas y encuentran entre ellos lo que consideran la peor de las abominaciones: la amistad ho-

---

38 Entre los aztecas la mujer vivirá en la familia del esposo, una vez que ésta pagara una dote al padre de la chica, mientras que entre los mayas, por lo menos entre la gente del pueblo, la nueva pareja vivirá cerca de la casa de los padres de la esposa y el hombre proporcionará algunos años de trabajo al padre de su mujer, antes de tener el derecho de instalarse donde quiera.

mosexual entre los hombres jóvenes. Y es que los mayas, a diferencia de los aztecas y los Incas, fomentaban esta práctica hasta que el joven se casara con una mujer. Semejante práctica "repugnante", en un contexto en el que los indígenas se sentían cómodos con la desnudez, en el que los más ricos eran polígamos, en el que ciertos rituales religiosos de fertilidad exigían la prestación de actos sexuales entre prostitutas sagradas y personajes sociales importantes y finalmente en el que la sexualidad era valorada en ciertos entornos (homosexualidad adolescente, matrimonio), lleva a los españoles a declarar a los indígenas pervertidos sexuales, entregados constantemente a excesos intolerables (Tannahill, 1982).

Sin embargo, aunque en el momento de la invasión española, los indígenas presentaban indiscutiblemente una mayor libertad sexual que los españoles, tampoco es que no tuvieran ninguna restricción en las posibilidades de expresión sexual. Semejante restricción se hacía en circunstancias específicas (rituales sagrados, homosexualidad adolescente, matrimonio) y siempre con el fin de mantener las reglas de la filiación patrilineal.

Asimismo, un estudio de Quezada (1996) sobre el tema de la mitología y las costumbres de los aztecas es particularmente interesante porque ilustra el paso relativamente reciente de una sociedad agraria —en la cual el poder social y religioso es asumido tanto por mujeres como por hombres y cuyos protectores divinos de la fertilidad y la agricultura son principalmente diosas— hacia una organización guerrera y conquistadora, dominada por un hombre rey y protegida por un solo dios masculino. Los mitos justifican esta transferencia del poder a lo masculino señalando que, cuando las diferentes tribus mexicanas tuvieron que abandonar sus territorios porque se habían vuelto inhóspitos, la marcha hacia una nueva comarca es inicialmente dirigida por los dioses y las diosas. Sin embargo, en el camino Huitzilopochtli, dios de la guerra, se organiza para aniquilar a sus hermanas y convertirse así en el único dios protector de la sociedad azteca, volviéndose él mismo el dios tutelar de la fertilidad y de la agricultura, legitimando de golpe la exclusividad masculina del poder religioso.

Es así que en el momento de la Conquista, los aztecas todavía consideran lo masculino y lo femenino como igualmente importantes en el orden cósmico y social, ya que uno no puede existir sin el otro; sin embargo; el poder religioso, social y económico se define como prerrogativa masculina. Considerados como opuestos y complementarios, los roles sociales son asignados según el sexo e impuestos desde el nacimiento mediante un ritual: para las niñas el tejido y la vida doméstica; para los niños, el campo y la guerra. El papel social de las mujeres es sin embargo muy apreciado: ellas dan vida a nuevos individuos, poseen los conocimientos mágicos necesarios para proteger el hogar y la salud de la familia, y sus actividades de tejido constituyen a la vez un medio de reconocimiento y de prestigio social para ellas mismas y una fuente de riqueza para la familia. Por lo demás, los hombres en el poder, los guerreros ilustres y los ricos comerciantes tienen la opción de casarse con varias mujeres, lo cual les ofrece la posibilidad de enriquecerse mediante las actividades económicas de sus cónyuges.

Además, según los aztecas, las actividades humanas son directamente responsables del equilibrio o desequilibrio cósmico, y el acto sexual entre hombre y mujer en el marco de un matrimonio socialmente sancionado, es necesario para la conservación de este equilibrio cósmico. Es así que:

> "Los mexicas concebían la relación sexual en dos niveles: como la fusión corporal del hombre y la mujer, y como la fusión divina en la comunicación de lo femenino y lo masculino, ambos necesarios para la reproducción biológica y social. El coito era el momento de unión perfecto entre el Cosmos y el mundo cotidiano en la creación divina del ser humano[39]."

El erotismo es considerado como un regalo de los dioses y fomentado en el marco de la pareja. De hecho, cada uno de los dos compañeros tiene el deber y la responsabilidad de hacer su pareja funcional y feliz,

---

39 Quezada, 1996, p. 93.

lo cual se hace entre otras cosas, compartiendo el placer sexual e implica que cada uno de los dos cónyuges da y obtiene plena satisfacción en esta materia. En cambio, en caso de fracaso, el divorcio es fácil. Sin embargo, los roles sexuales están determinados: la mujer tiene la posibilidad de señalar su interés a través de la seducción y ciertas iniciativas, mientras que es prerrogativa del hombre mostrar abiertamente su deseo, tomar la iniciativa de la relación amorosa o de elegir a su cónyuge. Entonces, ella podía proponer, pero en última instancia era el hombre el que decidía. Esta regla es evidentemente congruente con una ideología patriarcal, sin embargo no niega el poder sexual de las mujeres. Además, otro efecto de esta misma ideología, la virginidad de la mujer era altamente valorada en el momento de contraer matrimonio. Una mujer no virgen podía casarse, pero sus padres no podían esperar recibir la dote total por parte de los padres del joven, durante la transacción.

No solamente la prostitución es aceptada por los aztecas, sino que además tiene a su diosa titular, Xochiquetzal[40]. De hecho, existen dos tipos de prostitución: la prostitución ritual entre jóvenes guerreros y sacerdotisas en las ceremonias de fertilidad, pero también la prostitución laica de las mujeres del pueblo no casadas y que así lo eligen. Sin embargo, las mujeres de la nobleza no pueden optar por la prostitución bajo pena de muerte, otro indicio del dominio patriarcal sobre las mujeres susceptibles de proporcionar herederos a los hombres poseedores de la riqueza y el poder. En cuanto a los delitos sexuales (adulterio, homosexualidad o lujuria[41], por ejemplo), considerados como tales por poner en peligro el matrimonio y el orden cósmico, el castigo

---

40 Diosa del amor y de las flores, protectora de los hilanderos, tejedores, prostitutas, músicos y artesanos. (Quezada, *ibíd.*, p. 34).

41 Lo que parece referirse en el caso de la civilización azteca, ya sea a la toma de intoxicantes (alcohol o drogas) durante la actividad sexual, o a la búsqueda de placer sexual "sin un verdadero fin de fusión entre el hombre y la mujer" (**ibíd.**, p. 127).

aplicable era el mismo —la muerte— tanto para los hombres como para las mujeres.

En transición de un mundo en general, más igualitario hacia otro totalmente patriarcal, la sociedad azteca del siglo XV permite vivir una sexualidad rica en placer y erotismo tanto a los hombres como a las mujeres. Sin embargo, esta libertad está circunscrita únicamente a los marcos institucionales considerados adecuados (matrimonio, rituales de fertilidad, prostitución laica) y proscrita para garantizar el poder de los hombres sobre las mujeres y de los hombres nobles sobre la gente del pueblo.

La llegada de los españoles a América modifica los conceptos de los mexicanos con respecto a lo sexual, los invasores imponen inexorablemente su propia religión, así como su extremadamente negativa visión de la mujer y de la sexualidad. Los pueblos indígenas no tuvieron otro remedio más que adaptarse a esta presión coercitiva —¡pues la Inquisición importada de España no perdona!— pero lo hacen integrando a los dioses[42] y rituales católicos a sus propias creencias, más que renegar de éstas últimas. Al hacerlo así, conservan una parte de sus costumbres originales y una actitud que favorece la expresión y el placer sexual.

La conquista cristiana de Asia y África

Este mismo deseo de conquista religiosa empuja a los misioneros a probar suerte en África, Asia y el Lejano Oriente, desde el siglo XV. Sin embargo, después de haber implantado con éxito células católicas en diversos países —Etiopía se convirtió al catolicismo en los años 1620— el Papa exige a sus misionarios, durante el siglo XVII, que prohíban los ritos locales. Esta actitud de intolerancia provoca el rechazo

---

42 En la concepción indígena, Jesús es dios y María es diosa, por ejemplo, y la religión católica es politeísta.

del catolicismo en los países que habían mostrado primero una apertura como Etiopía, China, India y Japón (Chélini *et* Chélini, 1993).

La invasión y el control militar europeo de los países de Asia y África, en el siglo XIX, permiten una nueva tentativa de evangelización y de represión sexual. Católicos, anglicanos, metodistas y presbiterianos logran parcialmente imponer su visión del mundo a los pueblos colonizados, por lo menos en lo que se refiere a los códigos morales relacionados con la sexualidad. Pensemos, por ejemplo, en India que, manteniendo una institución de prostitución sagrada totalmente equitativa hacia la mujer[43], se ven forzados a cerrar las puertas de los templos dedicados a esta actividad, porque los ingleses los consideraban lugares de perversión (Varenne, 1997).

Varios países del sureste de Asia habían adoptado la filosofía hinduista, budista y tántrica desde hacía varios milenios ya, cuando llegaron los europeos. Su concepción del mundo se basaba entre otras cosas en la unión eterna de Shiva y Shakti, fuente de creación del mundo, y en una concepción de la espiritualidad en la que ésta podía expresarse a través del acto sexual. Esta concepción favorecía una libertad sexual relativamente similar a la de los aztecas, por lo menos en la gente del pueblo. En cambio, la aristocracia era fuertemente jerarquizada, patriarcal en sus modos de funcionamiento y polígama, lo cual exigía un control estrecho de la sexualidad de las mujeres de la nobleza. La conquista europea tambaleó un poco la libertad de las personas del pueblo, al intentar imponer una visión limitada y negativa de la sexualidad pero, en los países del sureste asiático donde los dogmas cristianos realmente no se arraigaron, la percepción de lo sexual permaneció de todas maneras más positiva que en nuestros países occidentales.

---

43 Recordemos que la prostitución sagrada era la única institución en India que ofrecía a la mujer un estatus de respetabilidad en la sociedad y le permitía ser totalmente autónoma en cuanto a recursos.

La masturbación, un acto odioso

Pero regresemos a Europa a principios del siglo XVIII. La sexualidad es entonces percibida como mala, lo cual no impide a la mayoría de la gente expresar su sexualidad y, sobre todo, de permitirse el "placer solitario". Los discursos religiosos estaban hasta ese momento, poco preocupados por la masturbación, pues la consideraban como un problema relativamente marginal para los hombres adultos y, más específicamente, para los monjes.

Es entonces que un cirujano inglés poco conocido escribe un folleto que rápidamente tiene un "efecto bola de nieve", asegurándole así una fortuna:

> Onania; o el Pecado Odioso de la Auto-Contaminación, y todas sus Consecuencias Espantosas para ambos SEXOS consideradas, con Consejos Espirituales y Físicos para aquellos que ya han caído enfermos por esta práctica abominable. Y oportunas advertencias a los jóvenes de la nación de ambos SEXOS[44].

Después de haber explicado que "este pecado es extremadamente frecuente porque aquellos que lo cometen no saben que lo que hacen está mal, porque lo que hacen parece estar libre de las restricciones normales de la conciencia y de la comunidad y, porque parece no tener malas consecuencias" (Laqueur, 2003, p. 14, mi traducción), el autor cuenta que al principio sólo pensaba ofrecer remedios religiosos. Pero que un médico piadoso a quien él había presentado su trabajo le mostró dos medicamentos verdaderamente eficaces, que podían curar

---

44 *"Onania; or, The Heinous Sin of Self Pollution, and all its Frightful Consequences, in both SEXES Considered, with Spiritual and Physical Advice to those who have already injured themselves by this abominable practice. And seasonable Admonition to the Youth of the nation of Both SEXES."*

los daños causados por las prácticas masturbatorias y disminuir el deseo de masturbación, e incluso eliminarlo por completo. Ahora bien, esos medicamentos se venden muy caro...

Por desgracia, esta superchería de charlatán adquiere tal magnitud que el folleto Onania, publicado inicialmente alrededor del 1723 en Londres, es reeditado en múltiples ocasiones y se convierte, en menos de medio siglo, en portador de una "verdad científica". Misma que en seguida es retomada por un médico suizo más famoso, Samuel-Auguste Tissot, quien avala científicamente las afirmaciones del cirujano charlatán al escribir hacia 1759: *El onanismo. Disertación sobre las enfermedades producidas por la masturbación*[45]. El ensayo de este autor médico, ya reconocido, conduce al terror a la masturbación en toda Europa y sus anexos, entre ellos América. Las prohibiciones y tabús sobre la masturbación que conocemos hasta nuestros días, no son por tanto el producto directo de un discurso religioso imponiendo una prohibición considerada divina. Se trata más bien del resultado de un discurso médico charlatán que, porque tocaba las sensibilidades —recordemos que la sexualidad se había vuelto "mala" hacía ya mucho tiempo— se propagó como reguero de pólvora.

Mientras que antes, se consideraba que el mal sexual provenía esencialmente de los exitosos intentos diabólicos de seducción por parte de la mujer, siendo ésta antes que nada un ser centrado en la sexualidad y causa de la caída del hombre, esta nueva forma de ver la masturbación cambia un poco la comprensión del mal sexual. Ahora, lo esencial es impedir que los jovencitos y las jovencitas elijan el tipo equivocado de soledad, el tipo equivocado de placer, el tipo equivocado de imaginación y el tipo equivocado de compromiso ante su ser interior" (Laqueur, 2003, p. 22-23, mi traducción).

---

45 Este texto se publicó en 2009 por Kessinger Publishing.

La revolución francesa

Después viene la Revolución francesa, que se dedica a abolir la aristocracia y sus abusos. Numerosas discusiones filosóficas conducen al nacimiento de un nuevo paradigma que sostiene que todos los ciudadanos son iguales, sea cual sea su nacimiento. Ahora bien, la sociedad europea está profundamente convencida de la superioridad del hombre sobre la mujer. De tal manera que, para llegar a demostrar que todos los ciudadanos son iguales pero al mismo tiempo conservando la estructura social patriarcal, los pensadores europeos de la época llegan a oponer —científicamente creen ellos— las mujeres a los hombres, de tal forma que los hombres puedan conservar su estatus privilegiado en cuanto al control de los recursos materiales.

Así, a partir de una argumentación basada al mismo tiempo en la biología y en las funciones observadas, se concluye que en la vida social, el conjunto de las funciones propias a la mujer son de dominio privado: es ella quien da a luz, alimenta, cuida y educa a los niños, quien se dedica a los ancianos y enfermos, y quien ve por el bienestar de la gente a su alrededor en la vida cotidiana. En cuanto al hombre, sus funciones son del dominio público. Él se ocupa de las necesidades de la familia ofreciendo sus servicios fuera de casa, tiene más sentido para los negocios, sabe responder mejor a las exigencias de la competencia y lograr un mayor éxito en el dominio público. Además es más apto para gobernar, porque es más inteligente, valiente y responsable que la mujer. Una vez "probado" este argumento, se vuelve en consecuencia innegable que los hombres son por mucho superiores a las mujeres. Esta forma de conceptualizar los roles masculinos y femeninos no cambia en nada las actitudes de la época... pero les da una credibilidad científica. Además, en Francia, se vuelve ley bajo el nombre de código civil de los franceses (y después código Napoleón).

Extrañamente, el paradigma con respecto a la sexualidad cambia por completo. Mientras que antes, la mujer era percibida como un ser centrado en el sexo y que se creía incluso que debía tener un orgasmo para poder concebir, ella se convierte de pronto en un ser desprovisto de deseos, sensaciones y placeres sexuales. Pierde su "corporalidad" para llegar a ser conceptualmente un ser "angelical", etéreo. Por el contrario, ahora son los hombres, quienes, por este juego de definición que los opone a las mujeres, se convierten en seres centrados en el sexo, obsesionados por el deseo sexual, insaciables y siempre dispuestos (Laqueur, 1992).

Los principios del feminismo

En el siglo XIX, algunas mujeres intentaron obviamente cuestionar esta percepción de la superioridad de los hombres y de la inferioridad de las mujeres. Sin embargo, el auge del feminismo no fue únicamente propulsado por la intención de mantener una cierta igualdad de las mujeres y de los hombres[46]. Es generado en parte por las representaciones desarrolladas anteriormente, de la mujer como un ser angelical y del hombre como un obsesionado sexual, así como por la intención de promover una superioridad femenina (Tannahill, 1982).

Partiendo de la suposición de que la sexualidad es suciedad y debe evitarse, las feministas norteamericanas se apropiaron apresuradas de esta teoría según la cual, ellas eran en verdad seres angelicales por naturaleza, seres puros no controlados por las despreciables pulsiones sexuales animales. Su naturaleza maternal las llevaba a ser naturalmente más atentas a las necesidades de los demás y a cuidar mejor de ellos que los hombres. De este modo, las feministas fomentaron que la sociedad norteamericana opusiera la maternidad a la sexuali-

---

46 La igualdad solicitada tenía que ver con ciertos derechos legales: por ejemplo, derecho de administrar sus propiedades una vez casada y derecho al divorcio cuando el marido resultaba violento (Pivar, 1973; Kraditor, 1981©1965).

dad, afirmando e imponiendo la idea de que ser madre constituye la única forma aceptable de ser mujer, y que no es posible ser al mismo tiempo maternal y sexual. Como consecuencia, se considera que la mujer que se deja llevar por el placer sexual nunca podrá ser ni una buena madre ni una verdadera mujer. Esta nueva forma de ver la sexualidad y la feminidad obliga a las mujeres a inhibir y negar todo deseo o placer sexual; al mismo tiempo que ellas obligan a los hombres a respetar las cualidades maternales y no sexuales de la esposa... yendo con prostitutas.

Este mismo discurso afirma además que los hombres, esos seres de pulsiones animales y sexuales incontrolables, de hecho están sobre todo preocupados por sus propias necesidades personales y poco inclinados hacia el altruismo. Por un lado, su egoísmo los hace menos aptos para gobernar una sociedad de manera íntegra; por el otro, su incapacidad inherente para controlar su sexualidad los lleva a imponer a las mujeres una sexualidad que ellas no quieren (siempre según las normas de esta época...). Además, los niveles de consumo de alcohol en la sociedad norteamericana desde entonces son muy elevados, lo cual conlleva comportamientos violentos por parte de muchos hombres hacia sus esposas, limitadas a sufrir, ya que no poseen ninguna autonomía legal ni financiera. Además, una vez embriagado, el hombre se vuelve particularmente exigente en cuanto a las relaciones sexuales. No bastando toda la virtud emanando "naturalmente" de su cónyuge para detenerlo. Ahora bien, al obligarla a comportarse como una bestia, él mancilla el estado angelical de la mujer. Con el fin de proteger a las mujeres y a sus virtudes, se revela necesario prohibir el consumo de alcohol. Las feministas de la época demuestran que partiendo de la superioridad natural de las mujeres, ellas están, de hecho, mejor equipadas para tomar decisiones relevantes a nivel social y que, por lo tanto, deben tener acceso al derecho de voto. Así, junto a una reivindicación totalmente legítima de algunos derechos que podían permitirles protegerse contra los abusos de los esposos, otro objetivo de las primeras feministas norteamericanas fue obtener el derecho de sufragio con el fin de votar por una ley contra el alcohol y lograr mantener el orden moral de la sociedad norteamericana y, al mismo tiempo, proteger la virtud femenina[47].

En el mismo periodo (seguimos hablando de los años 1850), otro grupo de mujeres norteamericanas intenta hacer valer la noción de verdadera igualdad entre hombres y mujeres tanto en el dominio social como en el sexual, exigiendo entre otros, el derecho, para cada mujer de recurrir libremente a la contracepción.

Desafortunadamente, las nociones de femenino, masculino y sexualidad vigentes en esta época no permiten una apertura semejante hacia la verdadera igualdad sexual y social. Además, las mujeres tienen más bien una tendencia conservadora y las ideas emitidas por estas "precursoras" son demasiado nuevas e intimidantes para ser realmente consideradas. Además, es muy probable que el control tradicional de las propiedades (tierra y ganado) por el hombre fuera, en muchos estados norteamericanos del siglo XIX, esencial a la supervivencia de la estructura social establecida y que esta circunstancia influyera mucho en las actitudes contra un movimiento realmente igualitario entre hombres y mujeres. Lo cierto es que este movimiento igualitario es aplastado rápidamente por el ala puritana del movimiento feminista de la época.

---

47 Desafortunadamente perdí la referencia de la obra que explica claramente la relación entre el feminismo norteamericano del siglo XIX, el puritanismo y el movimiento en pro de la prohibición del alcohol. Se trataba de un texto, muy revelador, que leí al principio de mis estudios en sexología, en 1990. En cambio, la existencia de una asociación feminista norteamericana fundada en los Estados Unidos en 1873, la WCTU (Woman's Christian Temperance Union), Unión de Mujeres Cristianas por la Templanza, está bien documentada. La organización tenía por objetivo proteger la vida de familia y reivindicaba el derecho de voto para las mujeres, así como la prohibición del alcohol. Además, varios textos mencionan la relación entre uno u otro de estos puntos y, reagrupándolos, resulta fácil reconocer la pertinencia de este análisis social (ver, por ejemplo, Pivar, 1973; Kraditor, 1981©1965).

Y ahora…

Desafortunadamente, la representación de lo masculino como genital, animal, egoísta y malo, en oposición a lo femenino valorado como sentimental, desinteresado y más allá del cuerpo, se continuó hasta la actualidad. Semejante representación es parcialmente motivada por un discurso religioso que descalifica a la sexualidad. Pero sobre todo por un discurso feminista de tendencia radical, el cual afirma que, ya que el control ejercido por los hombres sobre las mujeres pasa por lo sexual —obligando a las mujeres a satisfacer las necesidades sexuales de los hombres— es necesario desaparecer la sexualidad masculina o por lo menos modificarla (Badinter, 2003).

Es verdad que las sociedades patriarcales tienden a controlar de manera estricta la sexualidad de las mujeres. Ahora bien, hasta el cambio de paradigma ocurrido hace más de dos siglos, las mujeres eran percibidas como criaturas sexuales cuyas pulsiones debían ser enmarcadas. De modo que la apropiación de la sexualidad de las mujeres se hace primero y antes que nada con el fin de asegurar la filiación paterna de los hijos, y no, como las feministas radicales actuales afirman, para imponer a las mujeres una sexualidad que no les pertenecía. La percepción que tienen las mujeres de ser víctimas del deseo sexual de los hombres constituye, por lo tanto, una consecuencia de la nueva definición de lo femenino establecida en nuestras sociedades. Separándose ellas mismas de sus deseos sexuales con el fin de ajustarse a la definición de feminidad de la época, se ven obligadas a responder a las necesidades sexuales de su cónyuge, sin tener la posibilidad de encontrar placer ahí para sí mismas. Pero como ya no sienten nada —o casi nada— durante las relaciones sexuales y, como por otro lado, ellas están convencidas de que, de todas maneras, la sexualidad, es más bien sucia, entonces llegan a sentirse utilizadas.

Es así que por los discursos feministas con la ayuda del discurso médico, llegamos gradualmente a concebir la sexualidad como la principal fuente de traumatismo y a los hombres como depredadores sexuales. La culpa recae obviamente en la educación patriarcal, la cual fomenta la dominación de los hombres sobre las mujeres (con la aseveración de que si los hombres no tuvieran el poder, las mujeres no serían víctimas). Pero también en la testosterona, ya que ésta empuja a los hombres a agredir a las mujeres (de tal manera que las mujeres deben incluso desconfiar de los hombres *de bien*).

En la mayoría de los países occidentales, las mujeres reciben un gran apoyo colectivo, ventajas sociales en virtud de una discriminación denominada positiva y numerosas subvenciones por todo lo que se puede llamar "programa de ayuda a las mujeres víctimas de…" Los hombres, por su parte, se ven puestos en el banquillo de los acusados. La masculinidad, la combatividad, la competitividad, la necesidad de competir uno con otro, de superar sus límites físicos, de tomar riegos, de *sentirse diferente de las mujeres,* todo esto está asociado a la violencia y a la discriminación hacia las mujeres. De tal manera, dicen las feministas portadoras de esta ideología, que se vuelve una necesidad imperiosa reprimir la masculinidad en los jóvenes y enseñarles la mejor manera de comportarse. Es decir, la que adoptan las chicas, las cuales son sensatas, calmadas, dulces, amables y respetuosas… En cambio, "nosotras las mujeres" podemos solidarizarnos, unirnos, *"sabernos" diferentes a los hombres* (Sommers, 2000)[48].

Lo mismo en cuanto a la sexualidad: la de las mujeres es la única *verdadera* y los hombres deben aprender a callar sus pulsiones

---

48 Es claro para estas feministas —y para la sociedad afiliada a esta ideología— que los hombres no tienen necesidad de ayuda, siendo los únicos responsables de sus dificultades y problemas, y que son totalmente capaces de arreglárselas solos. Las mujeres —víctimas por el hecho mismo de ser mujeres— tienen tantas necesidades por satisfacer que, de todas formas, no habría suficiente ayuda jamás para ofrecerla también a los jóvenes y a los hombres en dificultades. Entonces, es totalmente normal —según esta visión— estimular el éxito de las chicas en la escuela, pero no es en absoluto necesario ayudar a los chicos en problemas; se deben subvencionar a los grupos de mujeres, pero no a los grupos de hombres (Sommers, 1995).

sexuales burdas para poder conocer una experiencia sexual constituida en esencia de intimidad amorosa y de ternura. La sexualidad genital, física, animal, y por lo tanto —creemos— necesariamente sin emoción o respeto por el otro, debe ser eliminada de las fantasías sexuales y de la experiencia sexual.

¡Paradójicamente, este discurso feminista mantiene la satanización del cuerpo y de lo genital, que había sido originalmente impuesta, hace algunos milenios, con el fin de someter a la mujer y su sexualidad[49]! Desafortunadamente, esta satanización del cuerpo y de lo genital no nos conduce más que a una experiencia sexual insatisfactoria, porque la sexualidad no puede estar compuesta sólo de sentimientos. También debe pasar por el cuerpo y lo genital para actualizarse plenamente, para ser completa y satisfactoria.

Además de impedir a numerosas mujeres el abandonarse al deseo y al placer sexual, este discurso separa ahora a los hombres de los suyos. Inmersos desde hace décadas en esta ideología que los denigra y les exige ser "respetuosos" y buenos chicos, muchos hombres ya no se sienten seguros de ellos mismos en la expresión de su interés hacia una mujer, sea sexual o no. Temen que su acercamiento se perciba como un acoso sexual; o peor aún, temen convertirse en agresores sexuales. Por lo tanto, se vuelven poco asertivos en sus relaciones con las mujeres, a veces tan rotundamente suaves, "sin columna vertebral". En Quebec, por ejemplo, muchos hombres no osan siquiera ver a una mujer a los ojos, ya no digamos los senos o las caderas, porque semejante mirada sería percibida como inapropiada y buscando o intimidar a la mujer o posicionarla como objeto sexual.

Así, en las relaciones entre hombres y mujeres, se crea una situación de incomprensión, de soledad sexual y de frustraciones, por el hecho de que ninguno de los dos puede verdaderamente permitirse expresar su interés sexual. Debiendo permanecer centrada en el sen-

---

49 Pero también obligar a los hombres a convertirse en buenos guerreros, físicamente insensibles.

timiento amoroso y suponiendo que no siente el deseo sexual, la mujer ya no puede reconocer el deseo sexual que la habita ni afirmarlo activamente. Por su parte, el hombre respetuoso únicamente considera tomar la iniciativa cuando su compañera manifiesta el deseo de un acercamiento sexual. Pero, como los mensajes sexuales de su compañera son, muy a menudo contradictorios, si no es que completamente velados, las probabilidades de que el hombre los decodifique correctamente son más bien escasas. Entonces, queriendo ser un "buen chico" y no sabiendo si su compañera desea que él tome la iniciativa o no, no se atreve a intentarlo, por temor a ser considerado agresor. Ahora bien, ante semejante actitud, la mujer tenderá a sentirse no deseada o a concluir que los hombres carecen de determinación y por lo tanto de masculinidad... En otros casos, sin embargo, sucede que la mujer logra negarse a ella misma el deseo sexual que la habita, pero al mismo tiempo inconscientemente dejándolo transparentarse en su lenguaje no verbal. Cuando el hombre responde a ese lenguaje no verbal con una iniciativa sexual, ella tiende entonces a sentirse usada más que complacida en su deseo. Ella de inmediato desconfía de los hombres, llevando a estos a sentirse todavía más inadecuados. También llega a suceder claro, que el hombre adivina justo lo que la mujer quiere y ella logra abandonarse al placer de sus iniciativas, pero generalmente esto sólo ocurre al principio de la relación, ya que las inhibiciones femeninas —ahora tan bien integradas— reaparecen normalmente bastante rápido.

El patriarcado, un fenómeno "natural" pero alienante

El estudio de la historia humana nos permite constatar que la libertad sexual está condicionada al tipo de organización social (comunitaria *vs.* jerárquica), al tipo de filiación (matrilineal vs. patrilineal), y/o al tipo de conceptualización (complementariedad vs. oposición) de lo masculino y de lo femenino. Ahí donde la filiación es matrilineal, encontramos una organización social comunitaria, un poder social para la mujer que es equivalente y complementario al del hombre, y una sexualidad libremente vivida en el cuerpo y en el placer. Esto constituye, además, una experiencia plenamente legítima para el hombre y para la mujer. Sin embargo, es reconocida más espontáneamente como perteneciente directamente al mundo femenino, ya que la sexualidad se expresa y se vive a partir de los sentidos, del cuerpo y de lo genital, y ya que el sexo femenino es aún más "mágico" puesto que es capaz de dar la vida. Sin embargo, los seres humanos tienen el privilegio de experimentar diversas posibilidades en el plano de las estructuras sociales. Es así que en respuesta a diversos cambios climáticos y sociales, las estructuras matrilineales de ciertos pueblos fueron gradualmente modificadas en estructuras patriarcales, las cuales de inmediato se impusieron a otros grupos sociales al ritmo de las conquistas.

Podríamos, como muchas feministas, concluir que los hombres son seres malvados y egoístas, porque han abusado sistemáticamente de las mujeres durante cientos de generaciones. Se adjudicaron el control y el uso de los recursos e impusieron la "patrilinealidad" (filiación de los hijos por parte del padre). Además, controlaron la sexualidad de las mujeres hasta convertirlas o en venerables máquinas de reproducción sin conocimiento del placer, o en despreciables objetos de placer, tentadoras y responsables de los deseos sexuales del hombre[50].

En cambio, cuando observamos el mundo animal, es posible entender que nuestros ancestros masculinos, en un contexto de competencia valoren al macho más fuerte, respondiendo muy probablemente a una programación instintiva de transmisión del patrimonio

---

50 Este concepto, tan estrecho de lo sexual femenino, parece pertenecer sólo a las culturas judeocristianas.

genético. En efecto, encontramos en varias especies de mamíferos[51] y de primates, una expresión semejante del instinto de transmisión del patrimonio genético (Levy, 1991). Cada especie tiene sus propias características, pero esencialmente, lo que observamos es la primacía del dominio de un macho (o de varios) sobre los demás machos para tener acceso a las hembras. Además, en ciertos casos, cuando hay cambio de macho dominante, uno más joven y más fuerte suplantando al viejo, se observa que el nuevo macho dominante se apresura a matar a los cachorros todavía en lactancia del anterior. Semejante procedimiento hace que las hembras estén más rápidamente disponibles para una nueva cópula, favoreciéndose así la transmisión de la herencia genética[52] del nuevo macho dominante. Existe entonces en los animales, una pulsión biológica instintiva que favorece la transmisión de los propios genes incluso, a costa de destruir los retoños de otro individuo de la misma especie. Esta programación biológica[53] simplemente se

---

51 Por ejemplo, en lo que respecta a los no primates: varios roedores entre ellos los ratones, además en los caballos, cebras, ciervos, hipopótamos, osos y delfines; así como en diferentes especies de felinos (tigre, león, leopardo, lince, gato).

52 De hecho, según las observaciones, sería la duración de la lactancia comparativamente a la de la gestación la que determinaría la presencia del infanticidio en las diferentes especies. En los primates, se observa el infanticidio por parte del nuevo macho dominante cuando la relación de duración entre la lactancia y la gestación se sitúa alrededor de 1.9, mientras que es normalmente inexistente cuando esta relación se sitúa alrededor de 1. En los seres humanos la lactancia tiene una duración de 24 meses y la gestación de 9 meses, esta relación se sitúa en 2.7 (http://ethologie.unige. ch/etho2.03/par.date/2004_01_30.htm, visitado en octubre de 2009: "Histoire de vie, *et* risque d'infanticide").

53 Querámoslo o no, los humanos son biológicamente animales y, más particularmente, primates. Como tales, poseen, en sus genes un cierto número de programaciones biológicas asociadas a la reproducción. Estas últimas no son obligatorias pero

actualizó, aunque de manera diferente, cuando los hombres tomaron conciencia de su función en la concepción y se planteó la cuestión de la transmisión de los recursos materiales a su descendencia.

De tal suerte que los jefes machos, a partir de un contexto socio ambiental preciso de competencia por el control de los recursos y de una programación biológica parcialmente determinista, se dedicaron a controlar cada vez más la sexualidad de las mujeres pero también, indirectamente, la de los machos dominados. Era necesario controlar la sexualidad de las mujeres llamadas a dar herederos e impedir que otros machos las fecundaran. Pero también era necesario producir guerreros aptos para facilitar la conquista de territorios y de nuevos recursos en nombre del jefe. Es así como llegamos a valorar al guerrero, fuerte, competitivo, valiente y estoico, como un ser superior. En cambio la mujer quien, habiendo sido concebida para procrear hijos y portadora de valores centrados en la comunidad y el bienestar del grupo (valores opuestos a los de la competencia), no podía más que ser una criatura inferior a quien había que dominar y despreciar. Los valores centrados en la experiencia del cuerpo, del sentir y de las sensaciones, como entraban en contradicción con la necesidad de tener guerreros capaces de combatir a pesar del miedo y el dolor, se transformaron en enemigos a combatir. La sexualidad placentera, corporal, sensual, genital y capaz en ocasiones de constituir una experiencia espiritual, no pudo hacer otra cosa, finalmente, que seguir el mismo camino.

Afortunadamente, diversas sociedades de entrada matrilineales, portadoras de rituales que asociaban lo sexual y lo espiritual, posteriormente esclavizadas por un invasor patriarcal, lograron preservar los antiguos conocimientos. Lo cual nos permite beneficiarnos de algunos de estos, entre otros a través del tantra sexual, del chamanismo y de la tradición Wicca pero sobre todo reconocer que lo sexual puede vivirse sin oponerse a lo espiritual.

---

constituyen potenciales que serán desarrollados o no, dependiendo del contexto social y ambiental en el cual viva tal o cual grupo humano.

Algunas observaciones

Tomar el tiempo de estudiar la historia de la sexualidad humana nos lleva entonces a varias observaciones importantes. Antes que nada, nos damos cuenta que no es Dios quien ha creado al humano a su imagen y semejanza, sino más bien, ha sido el humano quien ha creado a Dios a la suya[54]. Como consecuencia, las reglas y los mensajes sexuales que hemos recibido de la religión —y por lo tanto de la sociedad— no provienen en absoluto de una voluntad divina sino, más bien, fueron creados a partir de una *comprensión humana* de lo masculino, de lo femenino y de la sexualidad.

Observamos además que las percepciones desarrolladas en cuanto a la naturaleza de la sexualidad —reproductiva, erótica, espiritual, diabólica, basada en el amor y en los sentimientos de unión y/o vivida sobre la base del placer corporal y genital— varían mucho según las épocas y las culturas. Es más, incluso si esas percepciones fueron en parte influidas por las observaciones hechas a su respecto, se forjaron principalmente en función de los intereses de la gente en el poder. Así que podemos cuestionarlas, sobre todo cuando el modelo patriarcal no tiene ya razón de ser en nuestras sociedades. Podemos entonces, redefinir lo masculino y lo femenino y, sobre todo, imaginar nuevos modelos de sexualidad, modelos que podrán ser más satisfactorios para los hombres y para las mujeres.

Además, constatamos que la sexualidad y la espiritualidad no siempre han estado en oposición. Al contrario, han sido vividas en ciertas sociedades como dos aspectos de una misma búsqueda de unidad y de fusión con el otro —ya sea a nivel individual o del conjunto de la vida— y es valorando la experiencia corporal más que denigrán-

---

54 Esta afirmación no infiere que no exista nada de divino, ni de fuerza espiritual creadora; es simplemente que como no podemos realmente aprehender el más allá, nos lo imaginamos en función de nuestras propias fantasías.

dola. Entonces, la creencia occidental que sostiene que abandonarse al deseo y al placer sexual necesariamente nos aleja de nuestra esencia espiritual y nos vuelve menos "puros" carece de bases. Todo lo contrario, de hecho es posible aliar libertad de expresión sexual y espiritualidad (lo cual veremos en el último capítulo de este libro).

Por último, descubrimos que aunque las raíces de nuestra concepción occidental actual de moralidad sexual se sitúan en el origen de las religiones judía y cristiana, estas últimas también sufrieron la influencia de factores que no tenían ninguna relación con lo espiritual, sino con mantener la organización patriarcal implantada a través de una mitología monoteísta y el control sobre la sexualidad[55]. Además, los conceptos sexuales de lo masculino y de lo femenino adquirieron su forma actual sobre la base de afirmaciones falsamente científicas emitidas por los padres de la Revolución Francesa. Las primeras olas feministas recuperaron después dichos conceptos. Así, las diferentes nociones, según las cuales la sexualidad de los hombres y de las mujeres serían opuestas, nos llegan directamente de estas maniobras políticas de los siglos XVIII, XIX y principios del siglo XX.

Finalmente, nuestra breve exploración de la historia de la sexualidad nos permite constatar que oponer a los hombres y a las mujeres tiende a crear una competencia donde cada uno intenta probar que los seres humanos de su sexo son mejores que los del otro sexo. Así, los hombres han afirmado su pretendida superioridad sobre las mujeres durante miles de años, favoreciendo de esta forma una discriminación en contra de las mujeres y de su experiencia de vida. Pero, esta actitud también ha afectado a los hombres, porque han tenido constantemente que mostrarse más fuertes y mejores que otros hom-

---

55 La idea no es acusar al sistema patriarcal de haber reprimido la sexualidad, sino simplemente constatar los hechos. Es importante tomar conciencia de que este sistema ha causado muchos sufrimientos al ser humano; tanto a los hombres como a las mujeres, independientemente de lo que piensen las feministas radicales.

bres —muy a menudo arriesgando su propia vida— pena de perder su estatus dominante.

Actualmente, tras el intento por demostrar la superioridad de la mujer sobre el hombre, la discriminación se hace en contra de los hombres y de la experiencia masculina. No obstante, con la esperanza de atribuirse el poder que los hombres parecen gozar, las mujeres se esfuerzan ahora por copiar las actitudes competitivas "masculinas", sin comprender que estas actitudes son asfixiantes y alienantes porque le impiden a la persona ser ella misma. En cambio, los hombres intentan desarrollar sus cualidades "femeninas" negando sus características masculinas, en un último intento por liberarse de la culpa de las maldades que se les han atribuido y de ser aceptados por las mujeres.

Además, en lo que concierne a la sexualidad, actualmente parece fundamentado afirmar que todo iría mejor entre hombres y mujeres, si los hombres aprendieran a vivir su sexualidad en el solo registro amoroso y si olvidaran todo interés por lo genital, emulando a las mujeres. Como si ellas "supieran la verdad" en materia de sexualidad —como en materia de comportamiento, por cierto— por una especie de poder de conocimiento que les habría sido automáticamente conferido por el hecho de haber sido víctimas varios milenios... Desafortunadamente, de este modo uno *dicotomiza* los dos componentes fundamentales de la sexualidad (genitalidad y fusión) y de golpe uno sabotea la posibilidad, para las mujeres y para los hombres, de vivir una sexualidad plena y completa.

Algunas feministas se apresurarían ciertamente a aplaudir la suerte actualmente reservada a los hombres... Pero, mirando de más cerca, uno se da cuenta rápidamente que, poco importa que grupo es discriminado, el resultado es, en última instancia, que tanto las mujeres como los hombres sufren lo mismo por la situación que se crea, porque ésta afecta igualmente la liberación personal de los individuos pertenecientes a un sexo como al otro.

Veremos en los próximos capítulos, la importancia de vivir una sexualidad cada vez más liberada de estos límites creados por nuestra historia, si deseamos llegar a realizarnos *sexual y espiritualmente,* como seres humanos. En ese mismo movimiento, buscamos comprender la experiencia sexual actual de hombres y mujeres y proporcionar elementos de reflexión que nos ayuden a liberarnos.

Capítulo 2

En defensa del sexo

Entonces, nuestra comprensión de la sexualidad masculina y de la sexualidad femenina no está para nada fundada en una verdad absoluta, dictada por una autoridad divina o descubierta a través de investigaciones científicas. Sino que proviene antes que nada de nuestra historia. Ahora bien, esta comprensión influye, modela y limita nuestra experiencia presente de lo sexual.

Algunas premisas de la moral sexual actual

Debemos, por consiguiente, cuestionar las desviaciones morales y sexistas que se esconden detrás de tales percepciones. Lo cual exige que identifiquemos primero las premisas, que pueden resumirse de la siguiente manera:

- ▶ El amor es la vía espiritual, es lo que justifica y humaniza la relación entre dos seres; se expresa, en la pareja, mediante la ternura, los besos y las caricias.
- ▶ El sexo, es el lado animal que debemos domar para ser auténticos, respetarnos y ser humanos dignos de ese

nombre; se expresa mediante lo genital, es decir a través de la atención en los órganos genitales (o "genitalidad").

▶ La sexualidad debe vivirse en el marco del sentimiento amoroso. Debe ser la expresión del amor, de la ternura y de la magia que une a la pareja. Además, debe, manifestarse primero y antes que nada a través de la sensualidad (es decir, mediante caricias amorosas que expresen ternura).

▶ La experiencia de la sexualidad en el contexto de una expresión de deseo sexual o de una exploración genital es mala, debe evitarse, es bestial, degradante y nos convierte en puta o en pervertido.

▶ El amor y el sexo, son como el blanco y el negro, la luz y las tinieblas. Cuando uno ama, las caricias genitales pueden ser agradables, pero son secundarias; es el amor el que nos lleva a ofrecer o recibir esas caricias "íntimas", pero toda nuestra atención, toda la emoción experimentada y expresada permanece centrada en el amor. En cambio, cuando tenemos ganas de sexo, cuando uno centra su atención en las caricias genitales y en las sensaciones del pene, el clítoris o la vagina, es que uno percibe al otro como un vulgar objeto sexual que uno utiliza para sus propios fines; los sentimientos y el amor están, por lo tanto, necesariamente ausentes.

▶ Las mujeres buscan la intimidad, el amor y la ternura, es decir la experiencia de fusión con el otro (o fusional). El deseo sexual en ellas se construye lentamente; resulta de la apertura del compañero a un espacio de intimidad afectiva. Las mujeres con frecuencia aceptan la relación sexual con el fin de responder a su necesidad —legítima—de amor y de ternura; de este modo, ellas se adaptan a las necesidades sexuales del hombre para complacerlo y se violentan a ellas mismas.

▶ En cuanto a los hombres, ellos buscan antes que nada el sexo genital. Su deseo sexual se construye rápidamente y exige también ser rápidamente conducido a su conclusión natural: la eyaculación. Los hombres no están muy inclinados a tomar en cuenta las necesidades de la mujer, centrados como están en sus propias necesidades genitales; de este modo, ellos abusan de las mujeres y con frecuencia incluso de los niños.

▶ La sexualidad femenina está hecha de "sentimientos verdaderos", de emoción amorosa y no de deseo sexual genital. Es la única forma verdadera, la forma moral de vivir la sexualidad. En cuanto a la sexualidad masculina, está hecha de deseo sexual genital, de pornografía y de fantasías sexuales en las que el amor no tiene cabida. Se trata "claramente" de una sexualidad bestial, culpable —y vergonzosa que hay que evitar… En consecuencia, el hombre debe aprender a vivir su sexualidad a la manera de las mujeres.

En el centro de la percepción actual de lo sexual, se encuentra una oposición ideológica de la experiencia amorosa y de la experiencia genital, la primera es idealizada y la segunda denigrada. Pero, más aún, la relación fusional se asocia a la mujer y la genital al hombre, dichas asociaciones nos llevan a la conclusión de que la mujer es el modelo a seguir, en lo que concierne a la experiencia sexual, mientras que el hombre es la fuente de todos los males sexuales.

Entonces, si bien el discurso judeocristiano y grecorromano que denigraba a las mujeres y su sexualidad finalmente fue desechado, esto no fue, desafortunadamente para destruirlo, sino para "reciclarlo". En el proceso, las mujeres ciertamente ganaron en el plano de la igualdad social, e incluso pueden permitirse el dejarse llevar por los placeres sexuales sin que se les considere necesariamente malas (siempre y cuando se ajusten a ciertas normas). Además, los hombres y las mujeres ya no se sienten desgarrados entre sus pulsiones sexuales y el miedo a la condenación divina. Sin embargo, la sexualidad sigue estando asociada al mal y ahora es a través de un discurso científico, médico, sociológico, psicológico y feminista que se censuran —y describen— los peligros del sexo. Esencialmente, el mensaje que uno recibe actualmente, es que la sexualidad es peligrosa y tan fácil fuente de traumatismos en el niño y la mujer, que hay que enmarcarla muy estrechamente, limitarla y castigarla. Desafortunadamente, este mensaje tiene el efecto perverso de provocar severas dificultades sexuales y relacionales, o sea, traumatismos, tanto en hombres, como en mujeres y niños.

Antaño era el amor...

Es evidente que la experiencia sexual actual de hombres y mujeres tiene dificultades para florecer. Algunas declaraciones nostálgicas tienden a explicar este fenómeno afirmando que la experiencia sexual era mejor cuando la pareja permanecía más tiempo junta, ya que las personas hacían entonces el esfuerzo de amarse creándose una intimidad emocional y cultivando una complicidad basada en la ternura y el respeto mutuo. Lo cual ya no hacen ahora, porque nuestra sociedad fomenta que las personas se centren en la sola búsqueda del placer inmediato, siendo percibido el otro como un objeto desechable después de su uso (Robert, 2005). Ahora bien, este argumento se basa en una idealización tranquilizante del amor y en un desprecio acusador del placer genital más que en una realidad histórica.

En efecto, aunque ciertas parejas de antes hayan, durante toda su vida juntos, conocido en verdad el amor y compartido una intimidad basada en la ternura y la complicidad, no son ciertamente más de los que hay actualmente. Es que, para la mayoría de los occidentales de los últimos siglos, la pareja constituía a la vez una unidad indisoluble ante Dios y una unidad social de producción. El amor tenía poco que ver con su duración y simplemente había que soportarse si el amor no aparecía o si se marchitaba con el tiempo. Aunque algunas parejas se unían partiendo de una atracción inicial, esta no tenía más posibilidades de durar que hoy en día, puesto que dicha atracción sólo se basaba en una primera impresión.

Además, otras parejas se formaban no por amor sino por conveniencia, o porque esta unión les permitía vivir en una situación material más cómoda. Entonces, ya sea porque la atracción inicial no llegaba a transformarse en amor verdadero o porque nunca la hubo, muchas parejas casadas vivían como extraños en una misma casa, sin otro contacto más que los de tipo social: sin intimidad emocional, sin ternura, sin sensualidad y mucho menos sexualidad, a menos que fuera necesario para la reproducción o la evacuación de tensiones sexuales.

En cuanto a las parejas de antes que "realmente se amaban", su sexualidad no necesariamente era mejor, puesto que era mal vista fuera del contexto de la reproducción y, por lo tanto, estaba plagada de prohibiciones tanto para los hombres como para las mujeres. Sólo algunas parejas, que fueron más refractarias al condicionamiento social llegaron a expresar libremente su amor a través de la sexualidad. Para la mayoría de las parejas, sin embargo, la obligación impuesta a las mujeres de mantener su respetabilidad en un rol de madre que excluía *por definición* la posibilidad de apreciar los placeres carnales y disfrutar de ellos, interfería en la expresión sexual del deseo de acercamiento amoroso tanto en el hombre como en la mujer. Porque si esta última debía inhibir su deseo y sus placeres sexuales para no ser catalogada como "mala", el hombre, debía respetar a su cónyuge y no forzarla a realizar actos que ella no podía desear. De tal forma, que cada uno reprimía al mismo tiempo sus deseos amorosos y sus deseos sexuales, soportando a partir de ese momento una sexualidad muy limitada e insatisfactoria. La cual además se revelaba disfuncional, porque la presencia de inhibiciones conlleva casi inevitablemente insuficiencias a nivel del deseo y de la respuesta sexual (dificultades de lubricación o de erección, eyaculación precoz o ausente, anorgasmia).

Es en el marco de este contexto social que Sigmund Freud (1912, p. 61) observó que "casi siempre el hombre se siente limitado en su actividad sexual por el respeto a su mujer y no desarrolla toda su potencia más que cuando está en presencia de un objeto sexual degradado [...]" Muchos moralistas se sirvieron de este tipo de observaciones para sostener la idea de que, por un lado, la genitalidad se vive en oposición al amor y, por el otro, que el hombre es por naturaleza "perverso", es decir más inclinado hacia el deseo sexual sin sentimientos amorosos que a un deseo sexual atizado por el amor, y que por lo tanto, es incapaz de otro deseo que no sea el genital. Sin embargo, a diferencia de la mujer quien debía reservarse sexualmente para ser respetable y respetada, el hombre debía ser capaz de un desempeño sexual para ser reconocido como viril. Ciertos hombres jamás se sintieron capaces de expresar esta virilidad a través de una relación extramarital (ya que se trataba también de una prohibición social) y sufrían igual que sus mujeres, de una sexualidad discapacitada —así como de un sentimiento de masculinidad disminuido.

Otros hombres, igualmente inhibidos hacia su cónyuge por el deseo de respetarla, centraron sus fantasías sexuales alrededor de mujeres más disponibles a los placeres sexuales. Tener sexo con una mujer que lo deseara es mucho más excitante que con una mujer que parece indiferente a toda excitación sexual. Así, fantasear acerca de una mujer sexual les daba la posibilidad de dar rienda suelta a sus deseos sexuales totalmente legítimos, pero prohibidos con la cónyuge, permitiéndoles, al mismo tiempo, afirmar su masculinidad. Desafortunadamente, esas mujeres eran socialmente definidas como putas, mujeres de mala vida, degradadas, despreciables e, inevitablemente, los hombres que las deseaban las percibían de la misma forma que el resto de la sociedad. Es así, que en su propia experiencia de la sexualidad, estos últimos sentían que sus deseos sexuales se fortalecían en presencia de "mujeres despreciables" porque eran ellas las que reaccionaban mejor sexualmente, a sus avances sexuales reforzando, entonces, su propia excitación sexual.

Además, siendo el sexo en sí reprobable, incluso para el hombre, el acto sexual se convertía en fuente de ambivalencia. Era necesario hacerlo para confirmar un sentimiento de masculinidad siempre susceptible de cuestionamientos, al mismo tiempo, había que apartarse de éste porque era un acto culpable y despreciable. Ahora bien, el mejor medio de salir relativamente indemne de semejante atolladero, es reforzando el sentimiento de masculinidad satisfaciendo el imperativo del desempeño sexual, pero proyectando en el otro los aspectos vergonzosos asociados al acto, para proteger la propia autoestima. Es así, que según una cierta lógica del inconsciente, ya que desear el acto sexual es despreciable, entonces la que se presenta como objeto de deseo —y despierta de esta forma el deseo culpable— no puede más que ser la verdadera culpable del deseo masculino y al mismo tiempo, constituir un objeto de desprecio y de ostracismo...

La revolución sexual

La sexualidad es una necesidad psicológica inscrita en nuestros genes, y no sólo por necesidad de reproducirse. En consecuencia, siempre encontrará la forma de manifestarse a pesar de las prohibiciones sociales, rebotando alegremente en la superficie de las conciencias y de los comportamientos en cuanto se presenta una apertura social. Los años 1920 denominados "los años locos", atestiguaron semejante resurgimiento de lo sexual en ciertas capas, sobre todo intelectuales y acomodadas, de la sociedad occidental. Freud había probablemente allanado el camino al develar la omnipresencia de lo sexual en la vida humana y afirmar la necesidad de tomarla en cuenta para vivir una vida psíquicamente equilibrada. Sin embargo, es sin duda después de la Primera Guerra mundial y en reacción a ésta que algunos, más en posibilidades de hacerlo, se permitieron pasar por alto algunas prohibiciones sociales y sentirse *vivos* disfrutando de los diferentes placeres sensuales y sexuales. La crisis bursátil de 1929, regresando a las personas a un modo de supervivencia, puso este movimiento de liberación sexual en pausa.

Sin embargo, no estaba perdido y ciertos autores combatieron, a través de sus obras, la represión sexual promoviendo la noción de libertad sexual. Wilhelm Reich y Herbert Marcuse, ambos discípulos disidentes de Freud, están entre los más conocidos de estos autores. Para Reich (1936), era claro que la represión sexual estaba sostenida por la necesidad de control que tenían las clases dirigentes sobre el proletariado, el control de las pulsiones sexuales y el acceso al placer que servía para disciplinar al humano con el fin de llevarlo a producir y, de este modo enriquecer a los más ricos. Marcuse (1963), por su parte, cuestionaba la teoría freudiana de que la represión sexual era necesaria para el mantenimiento de la civilización. A partir de un análisis de la sociedad contemporánea, propone la creación de una nueva sociedad que favoreciera la plena satisfacción de las necesidades instintivas del ser humano, permitiendo así al humano ser más feliz y a la sociedad conducirse mejor.

Los años sesentas llegaron en una coyuntura social que cuestiona profundamente el conjunto de las instituciones sociales y la autoridad que éstas últimas ejercían, a menudo de manera abusiva, sobre las personas. Cuestionamientos que se realizan tanto en el campo político,[56] como en el cultural[57] y el universitario[58]. Al mismo tiempo, empiezan a

---

56 En los Estados Unidos, por ejemplo, hubo las famosas manifestaciones contra la guerra de Vietnam en las calles de Nueva York, así como el famoso eslogan, *Hagamos el amor y no la guerra.*

57 Rechazo a la imposición de los padres y de la sociedad de un modelo de vida asfixiante que no correspondía a los deseos de emancipación de los jóvenes.

58 Los escritos de Thomas Samuel Kuhn apoyaban este cuestionamiento, llegando justo en el momento oportuno. Según él, los conocimientos científicos no son ela-

estar disponibles medios contraceptivos lo suficientemente confiables, el movimiento de liberación de la mujer estaba en su apogeo y muchos jóvenes soñaban con el amor y la paz (el famoso *peace and love*) en la libertad de ser uno mismo. Muchos cuestionaron entonces las reglas morales de castidad fuera del matrimonio, de sexualidad reproductiva sin placer y de exclusividad sexual en la pareja, para luego abandonarlas. Se trataba de liberarse de los tabús impuestos por la religión y la sociedad. Los escritos de Reich y de Marcuse resurgieron, justificando intelectualmente las bien fundamentadas bases de un movimiento de liberación sexual ya beneficiado por la nueva posibilidad de vivir una sexualidad sin miedo a una concepción no deseada. De ahí nació la famosa revolución sexual, gracias a la cual nos es posible ahora vivir una sexualidad no necesariamente reproductiva, más por placer y con menos culpas.

Sin embargo, a pesar de las apariencias, esta libertad sexual de los años sesentas no era realmente una libertad. Sin duda, muchos hombres y mujeres tuvieron comportamientos sexuales extremadamente libres, aceptando todos los retos sexuales que se les proponían, haciendo el amor desde los primeros instantes de un nuevo encuentro, participando en encuentros múltiples, explorando todo tipo de actividades y de fantasías sexuales hasta entonces consideradas como inmorales y perversas, buscando así hacer explotar las restricciones sexuales en materia de actividades sexuales aceptables o no. Pero el regreso a los "valores" morales anteriores demuestra que estos comportamientos sexuales generalmente no se vivieron como liberadores. Algunos autores (Dorais, 1986, y Robert, 2005, por ejemplo) incluso sostienen

---

borados a partir de investigaciones neutras, sino a partir de una preconcepción de los fenómenos por estudiar, la cual influye en el proceso científico y, por lo tanto, en lo que eventualmente se convierte en una "verdad científica". Muchos estudiantes de los años 1960 comprendieron de esta observación que lo que se les había enseñado como verdad no necesariamente lo era y entonces podía ser cuestionada (Bourdieu, 2001).

que la revolución sexual fue un error porque trajo consigo su buena dosis de infelicidad.

Es verdad que mucha gente que experimentó confusión y decepción, sintió que la revolución sexual no le aportó nada de lo que se suponía ofrecía. Se les prometía liberarse del grillete de una moral alienante y de vivir, por fin, los más grandes éxtasis. Ahora bien, lo que muchos de ellos encontraron, fue una sexualidad mecánica, sin vida, sin contacto emocional con el otro, finalmente, carente de sentido. Una sexualidad hecha de algunos espasmos reflejos, sin duda agradables en el momento, pero poco nutritivos y que generaban un sentimiento final de gran soledad. Fue fácil entonces, concluir que la sexualidad, para ser plena, debía necesariamente vivirse en el marco amoroso, tal como se había enseñado "desde siempre".

Sin embargo, esta deprimente experiencia de vacío no resultaba del hecho de hacer el amor con desconocidos, de perderse en el enredo de una orgía o de explorar diferentes fantasías sexuales, porque realmente es posible vivir momentos de gran comunión, de total plenitud emocional y de gozos edificantes sensuales y sexuales durante este tipo de experiencias[59]. Esta era principalmente atribuible a dos factores sociales.

Para empezar, esos hombres y mujeres que primero adoptaron el ideal de la libertad sexual, pero que salieron decepcionados, se descubrieron presos de un conflicto inconsciente entre una moral sexual represiva integrada en lo más profundo de su ser desde la infancia y un ideal consciente de liberación de todo tabú sexual alienante.

Ahora bien, todo conflicto entre una creencia inconsciente y un ideal consciente se salda forzosamente por una victoria de la creencia inconsciente. Aquí la creencia era que la sexualidad es mala, culpable, degradante, animal y desprovista de sentimientos cuando se vive fuera del contexto amoroso. Esta creencia generaba indudablemente un

---

59 Este argumento será ampliado a fondo en el capítulo 5, "Sexualidad y espiritualidad".

malestar durante la actividad sexual y, como consecuencia, una ruptura emocional no solamente con respecto al otro u otros presentes,
sino en cuanto a la propia experiencia emocional, física y sexual. El resultado final de todo eso: primero una fuerte impresión de haber sido
vaciado(a) a través del intercambio sexual, cuando en realidad uno esperaba ser colmado(a), y después, un reforzamiento de la creencia de
que solamente es verdadera la sexualidad amorosa.

Por otro lado, la sociedad occidental al no permitir la exploración
sexual en los niños —siendo estos considerados "inocentes" y por lo
tanto indiferentes "a ese asunto"— las personas que experimentaron la
revolución sexual no tuvieron, al inicio, la posibilidad del aprendizaje
sexual que les habría permitido vivir realmente su experiencia sexual
(es decir estar presentes en ellos mismos y permanecer en contacto
con sus sensaciones genitales y corporales, lo mismo que con su experiencia emocional del momento). No sabiendo permanecer presentes a esta sensación y nutrirse de ella, ellos se lanzan entonces en la
búsqueda de experiencias siempre más audaces con la esperanza de vivir por fin el éxtasis, la liberación y la felicidad, como si fuera el hecho
mismo de superar el tabú el que los fuera a despertar a sus propias
sensaciones[60].

En lo que respecta al conflicto entre las creencias inconscien-
tes y los ideales conscientemente sostenidos, me permito utilizar un
ejemplo personal, el cual ilustra bien la influencia de una moral sexual
recibida del entorno e integrada en el inconsciente mismo. Esto en
una persona, que desde la adolescencia, siempre aspiró a un ideal de
libertad sexual.

A los 28 años, me uní a un hombre después de haber conocido sexualmente a más hombres de lo que mi medio familiar habría podido
admitir. Para nuestra gran dicha quedé embarazada, pero mi cónyuge falleció antes del nacimiento de nuestro hijo. El luto y la nueva

---

60 Nos extenderemos más ampliamente sobre la naturaleza de estos aprendizajes en
el capítulo 3.

maternidad apagaron mi deseo sexual por cerca de un año y medio. Ahora bien, más o menos 10 meses después del fallecimiento de mi esposo, estaba en una reunión familiar. De pronto, para mi sorpresa, comprendí que lo que me animaba mientras les contaba a mis tías que no tenía amigos ni deseos sexuales era demostrarles que, en el fondo, yo era una buena chica, una "virgen santa" (la expresión no es tan fuerte aquí, porque la tenía presente en mi imaginería mental en ese momento) porque yo permanecía "pura", maternal y sin deseo sexual alguno. Fue también en ese momento que me di cuenta que a pesar de mi discurso consciente de libertad sexual y de rebelión contra la represión y los tabús sexuales, yo me sentía incómoda con el número de compañeros sexuales que había tenido, porque ese número rimaba con puta y porque obviamente yo quería ser correcta, buena, aceptada y apreciada como persona. Esta constatación me permitió, a través de nuevos enfoques y auto confrontaciones cada vez que yo notaba un conflicto entre el ideal de sexualidad que yo quería alcanzar y la moral sexual represiva que todavía había en mí, conocerme cada vez mejor en cuanto a mi ser sexual y sentirme cada vez más cómoda con su expresión.

Este tipo de conflicto interno se presenta con frecuencia en la clínica. Un buen número de hombres y de mujeres se ven desgarrados entre el deseo de vivir lo que ellos estiman ser una sexualidad abierta, por ser libre de las restricciones impuestas por la moral sexual de su entorno, y la culpa generada por esta misma moral sexual. Desafortunadamente, esta última está tan bien instalada en el fondo de su inconsciente que tiene, por este hecho, el ocio para producir las ansiedades narcisistas que les obligarán a permanecer conformes, a pesar de todo, a las normas morales sexuales; esto con el fin de no tener la impresión de perder su valor personal.

Además, la revolución sexual, como toda revolución, ha sido, desafortunadamente, el marco de desviaciones y abusos, entre ellos la pedofilia y la coerción sexual no son los menos importantes (sin embargo, es necesario señalar que la revolución sexual no aumentó estos abusos, simplemente sirvió como justificación para aquellos que tenían una tendencia a dichos comportamientos). Entre los casos de desviaciones, mencionemos en particular esta convicción de que debíamos aceptar toda invitación sexual y probar de todo, para ser un hombre o una mujer sexualmente liberado(a), Ahora bien, la afirmación misma es un sinsentido puesto que toda libertad implica una ausencia de obligación, mientras que, según esta afirmación, tendríamos que restringirnos a un comportamiento específico *para vivir la libertad.*

De hecho, involucrarse en un comportamiento sexual ante el cual nos sentimos incómodos, sobre la única base de que "debíamos" hacerlo, no podía más que inducir un malestar mayor y reforzar nuestra convicción de que no era para nosotros[61]. Incluso podremos estar tentados a pensar que se trata de un comportamiento enfermizo, siendo la prueba el que no hayamos podido apreciarlo, tal como lo había predicho la "sabiduría" moral. Obviamente eso no llegará a disolver, tampoco, nuestros tabús. Sin embargo, si el comportamiento en cuestión nos parece excitante y lo único que nos detiene es la moral sexual represiva, entonces hacerlo *porque tenemos ganas de probar* puede en efecto disolver el malestar y conducirnos a una experiencia enriquecedora, la cual contribuirá después a atenuar algunos tabús. Con la condición, sin embargo, de *permanecer en contacto con nuestra excitación, nuestras sensaciones y emociones en ese momento.*

La libertad implica una elección que se basa en un conjunto de factores: sobre eso que nosotros somos como individuos y sobre nuestras necesidades, nuestras fantasías sexuales y nuestro sentir; pero también sobre la situación ambiental del momento y sobre las implicaciones que una acción sexual tendrá para los demás y para uno mismo tanto en el momento presente como en el futuro. En consecuencia, una persona sexualmente libre se toma en cuenta tanto a sí misma como al contexto social. Lo cual la lleva a elegir sin temor o duda, de-

---

61 Y si el comportamiento en cuestión implica fantasías sexuales que no son las nuestras, podemos entonces tener razón.

jarse guiar por su deseo cuando el contexto es favorable a su expresión. Pero igualmente a elegir no actuar sexualmente cuando esta acción sea inapropiada en cuanto al lugar, el momento o las otras personas que podrían encontrarse implicadas. No obstante, y eso es lo que importa, esta elección no es dictada en absoluto por una moral represiva impuesta desde el exterior. Se apoya en una capacidad de auto observación que permite conocerse a uno mismo, responder a las propias necesidades pero teniendo en cuenta las de los demás, vivir sus propias experiencias y por último, autorrealizarse.

Finalmente, con toda revolución se produce una contrarrevolución, la cual señala los abusos y las desviaciones de la primera con el fin de mostrar el mal que ésta ha generado. La moral sexual estando todavía muy cargada durante la revolución sexual, regresó con fuerza, sostenida por la derecha religiosa pero también por las corrientes feministas que afirman que el amor debe ser la base de la sexualidad y que las mujeres son sexualmente más morales —y normales—que los hombres. Como, al mismo tiempo, se perfilaba la amenaza del sida (generada por ciertos comportamientos sexuales excesivos), el frenesí libertario, de pronto se calmó un poco. No habiendo logrado, la mayoría de las personas, liberarse de la moral sexual culpabilizante pero no reconocida como tal, por estar tan bien introyectada, el regreso a la pareja y a una sexualidad enmarcada se volvía totalmente tranquilizador y no tenía por qué ser cuestionado. Después de todo, razonábamos, la única garantía de protección contra el mortal sida (además de la abstinencia) no sería la monogamia en sí[62]?

---

62 Razonamiento parcialmente falso, porque el hecho de ser monógamo no garantiza que la pareja lo sea también (aunque él o ella afirme serlo). El riesgo existe aún en la pareja. Por otro lado, se ha demostrado que las prostitutas, que tienen múltiples contactos sexuales, no presentan más casos de seropositividad al VIH que el resto de la población femenina. La razón es que ellas se protegen con el condón que es una barrera muy eficaz. Un detalle interesante, por cierto: resulta que muchas de las prostitutas que contrajeron el famoso virus, fueron infectadas durante los contactos sin protección con su cónyuge y no con un cliente. Vansewenbeeck, 2001.

Lo genital, ¿sinónimo de odio?

Así pues, la revolución sexual terminó por un lamentable retroceso. Pero no perdimos todo, porque el placer sexual adquirió una moral legítima, sobre todo en la experiencia amorosa. En cambio, ya sea dentro o fuera de la pareja, la sociedad persistió en percibir a la sexualidad en una oposición entre amor y genital. Ahora bien, en oposición al amor, también está el odio... Como, por su parte, el movimiento feminista de esas últimas décadas reforzó la asociación de lo masculino a lo genital egoísta y de lo femenino a los sentimientos amorosos, al mismo tiempo que denunciaba la alienación de las mujeres por los hombres, lo genital se convirtió en una expresión de odio. Expresión del deseo de poder y del odio que los hombres mantienen hacia las mujeres[63]...

Para que una sexualidad sea sana y normal, según los preceptos generalmente transmitidos en nuestras sociedades, es preciso que esté justificada por sentimientos de amor recíproco. En cambio, todo deseo sexual que no sea despertado por el amor debe ser contenido porque podría envilecernos. De manera que sólo después de tener la certeza de la intensidad de un sentimiento amoroso hacia el otro y, verificar su reciprocidad, tenemos derecho de dejarnos guiar por éste y de ofrecer (cuando se trata de un hombre) o de abrirse (cuando se trata de una mujer...) a recibir caricias primero de ternura. Entonces, y *sólo entonces*, podemos mágicamente deslizarnos —sin jamás haber intentado planearlo— hacia el acto sexual. Las caricias genitales y la penetración podrían entonces revelarse deliciosamente agradables, pero deberán permanecer en segundo plano con respecto al sentimiento de amor porque, según estos preceptos sexuales, debemos centrar toda nuestra atención en el amor y no perdernos en nuestras sensaciones

---

63 Los textos publicados en el sitio *www.sisyphe.org* son muy representativos de esta forma de pensar las relaciones y la sexualidad entre hombres y mujeres.

genitales. Porque incluso impregnados de amor, si nos permitiéramos prestar atención a nuestro sexo, tendríamos que lidiar después con la vergüenza de "haber utilizado al otro para nuestro propio placer" (si se es hombre) o de "simplemente ser puta" (si se es mujer). El amor debe ser entonces el hilo conductor que nos conduzca al placer sexual y al orgasmo. Como si los órganos genitales no fueran más que accesorios menores y de poca importancia en cuanto a la experiencia sexual. Accesorios de los que podríamos incluso prescindir, ya que todo pasaría en nuestra cabeza y nuestras emociones, regiones consideradas más nobles en el ser humano y que nos deben distinguir de los animales...

Semejante concepción de la sexualidad obstaculiza alcanzar la plena satisfacción sexual, *porque es igualmente importante sentir el deseo y el placer sexual en nuestro cuerpo y en nuestro sexo* que a través de nuestras emociones. En efecto, es esencial *encarnar nuestro placer manteniendo el contacto con nuestras sensaciones genitales.* De otra forma, permanecemos en una emoción de placer que permanece suspendida en un estado de idea en la mente y que, debido a que no llega a actualizarse en un experimentar corporal, nos deja con la impresión de que falta algo, de que esto podría ser mejor aún...

Por otra parte, según un análisis feminista muy mediatizado[64], el deseo genital sería propio del hombre. Él se lo impondría a la mujer (que no tiene tales deseos), transformándola entonces en objeto sexual y negándole, de golpe, su naturaleza humana y su individualidad. Al hacer esto, explota a la mujer, la menosprecia y la degrada, a la vez que expresa odio hacia ella. Si él la amara, la respetaría como persona humana y no se serviría de ella *para su solo placer*, no es cierto? Al

---

64 Otras feministas partidarias de una corriente denominada sexo-positiva (por una actitud positiva hacia la expresión de la sexualidad), hacen un análisis totalmente diferente de las relaciones hombres-mujeres y de la sexualidad humana. Este análisis se une al desarrollado en el capítulo uno y se apoya en la idea de que la alienación sexual de las mujeres no proviene en absoluto de una cosificación de su cuerpo y de su sexo. Sino que resulta más bien de la prohibición hecha a las mujeres de experimentar una sexualidad fuera de las normas, bajo pena de verse marcada con el estigma de puta y de convertirse en objeto de desprecio.

plantear el amor y lo genital de esta manera, debemos cuidarnos de no hacer del otro un objeto de deseo —o de ser uno mismo *utilizado(a)* como objeto sexual— y esto incluso estando enamorados.

Como consecuencia, *siempre según esta concepción de la sexualidad, los dos tipos de deseo —sexual y amoroso— no pueden realmente coexistir y a partir de que el deseo de un momento sexual esencialmente genital se manifiesta, el amor es considerado como estando forzosamente ausente.* Sin embargo, estos dos tipos de deseo pueden muy bien coexistir y las parejas suficientemente cómodas con el aspecto genital de la sexualidad lo integran con placer en sus juegos amorosos. Desafortunadamente, estas parejas por el momento constituyen una minoría. Para la mayoría de hombres y mujeres el poder castrante del discurso moral sigue siendo tal que se sienten desgarrados ante estos dos tipos de deseo. Lo cual los lleva a bloquear todo deseo o interés genital en sus interacciones sexuales con el ser amado, para únicamente dejar el lugar al deseo amoroso.

Esta supuesta dicotomía entre lo genital y los sentimientos conlleva además la certeza de que las relaciones sexuales fuera del marco amoroso son invariablemente desprovistas de todo sentimiento, ya sea en el marco de un reencuentro de una noche, del intercambio de parejas o de la prostitución, por ejemplo. Ahora bien, esta actitud, no está fundamentada y el error se encuentra en el deslizamiento de otro concepto. Al oponer el sentimiento amoroso y el genital en una dicotomía absoluta y sin posibilidades de "zonas grises", uno elimina la posibilidad de reconocer la presencia eventual de cualquier otro sentimiento positivo. Según esta forma de pensar, el encuentro sexual fuera del marco amoroso se viviría indefectiblemente en un espacio de egoísmo, ya que la *sola* razón de ser de tal encuentro sería la satisfacción de nuestro "propio" placer. Lo cual, según este punto de vista, excluiría automáticamente la posibilidad de que estemos igualmente atentos al bienestar y placer del otro, que lo reconozcamos en su naturaleza humana, que nos conectemos a él o ella. Esto sería, en definitiva, utilizar al otro para nuestro propio placer egoísta, sin deseo de compartir o de reciprocidad, sin respeto por él/ella.

Nadie osaría afirmar que es imposible establecer un lazo personal, cálido y enriquecedor, a raíz de un breve encuentro casual en la cotidianidad con un perfecto desconocido. Pero en cuanto se trata de sexualidad, todo cambia; no puede más que ser cuestión de sentimientos amorosos o al contrario de cosificación, indiferencia, desprecio, odio, o incluso abuso. En tales circunstancias, el hombre pasa generalmente por un "depredador" que seduce (o que "prostituye" a la prostituta), con él único fin de lograr su placer y esto sin ninguna consideración hacia la otra. La mujer, por su parte, es considerada como la víctima "utilizada" habiendo sido arrastrada a una sexualidad genital desprovista de un lazo afectivo que debería haber sido la razón de ser.

Ahora bien, la mujer también puede tener deseo sexual y desear una intimidad hecha de placer sexual y de dejarse llevar por las sensaciones corporales y genitales, sin que todo esté justificado por una emoción amorosa. La complicidad necesaria para dejarse llevar por el deseo sexual no exige en absoluto un compromiso amoroso recíproco; ni siquiera es necesario conocer al otro para crear una intimidad emocional y sexual con él. Se trata simplemente de abrirse al otro, en un movimiento alimentado por ese sentimiento de "amor universal" tan alabado por las religiones cristianas. Y semejante apertura hacia el otro puede producirse con todo ser humano, a partir del momento en el que deseemos crear este tipo de espacio con él y en el que sintamos que podemos confiar en él. Entonces, no solamente se puede establecer entre dos desconocidos durante un encuentro inesperado desprovisto de interacción sexual, sino que la apertura hacia el otro —que permite un reconocimiento mutuo del valor humano de cada quien— puede también presentarse en el marco de un momento de intimidad sexual... anónimo.

A fin de cuentas, semejante concepción de lo genital obstaculiza en las mujeres como en los hombres, una verdadera integración del aspecto genital de la sexualidad, porque solo el aspecto amoroso puede ser involucrado. Ahora bien, esta situación no puede más que perjudicarnos porque no nos permite vivir más que uno de los dos aspectos de la sexualidad, mientras que la participación del otro aspecto es igualmente indispensable para una sexualidad plena y no conflictiva. Por otra parte, veremos más adelante que no basta con fantasear o desear un contacto genital para que el aspecto genital participe (de hecho la mayoría de los hombres, incluso los que fantasean con la penetración en primer plano, no involucran su "genitalidad"). Esto se explica por el hecho de que es necesario, para llegar ahí, reconocer primero las sensaciones genitales producidas por la respuesta fisiológica de excitación, para después permitirse plenamente disfrutarlas cuando experimentamos una excitación (esto incluso cuando no estamos haciendo el amor, sino simplemente recordando una escena excitante). Desafortunadamente, la satanización de lo genital impide a hombres y mujeres vivir este aspecto, identificar las sensaciones producidas por el congestionamiento en los genitales y sentir el placer asociado a éste. Lo cual hace que, con frecuencia, las sensaciones y el placer genitales *sean imaginados* en un marco fantasmático, *más que sentidos*.

¿Ser o no ser... objeto sexual?

Es verdad que al involucrar el aspecto genital, nosotros tendemos a objetivarnos y a objetivar al otro, pero esta objetivación no exige de ninguna manera una deshumanización de uno o del otro, como se presume actualmente. Como seres humanos no solamente somos espíritu también somos un cuerpo. Es más, el cuerpo es una característica fundamentalmente del ser humano, puesto que un humano sin cuerpo, es un humano que no existe... ¡porque o es imaginario o está muerto! Por lo tanto, prestar una mayor atención al cuerpo o a una parte del cuerpo del otro, aunque sea sexual —o incluso, llamar la atención del otro sobre las partes de nuestro cuerpo que sabemos excitantes, como lo hace la bailarina erótica, por ejemplo— no nos hace seres menos humanos, comparativamente a cuando participamos en una conversación intelectual intensa o estamos en comunión espiritual con otras personas. ¿Por qué interesarse en el cuerpo erótico del otro —u ofrecer el nuestro a su mirada— debería ser sinónimo de degradación o de negación de la dignidad humana? Solamente una doctrina que nos lleva a fragmentar la experiencia humana por considerar ciertos aspectos (por ejemplo, el intelecto o el amor) como infinitamente más válidos que otros (en este caso el sexo), puede conducirnos a creer en semejante consecuencia y a eventualmente sentirla como verdadera.

De hecho, la mujer encuentra placer en posicionarse como "objeto sexual" al vestirse y maquillarse con el fin de atraer la mirada y la apreciación del género masculino. Esto simplemente forma parte del juego de seducción y tener éxito le confirma su deseabilidad sexual. Es por ello que las mujeres insisten en afirmar las formas exquisitas de sus cuerpos y realzar su belleza a través de la vestimenta y el maquillaje, a pesar de las condenas moralistas y feministas. El hecho de actuar así no revela en absoluto estereotipos sexuales impuestos, sino más bien una necesidad —hormonalmente programada— de sentirse sexualmente deseable. La cual, una vez satisfecha lleva a la mujer a sentirse más femenina y más congruente con ella misma en su identidad de mujer[65]. En cambio, los medios utilizados, si tienen una innegable influencia del medio cultural.

El problema no es posicionarse como objeto sexual, sino llegar a creer que es deshumanizante; que la mujer, la verdadera mujer, no puede más que sentirse degradada si ella es amada —aunque solo fuera en parte— por su cuerpo. Estas alegaciones producen un desgarramiento doloroso entre la necesidad fundamental de sentirse femenina y los imperativos sociales que deciden que toda mujer digna de ella misma no puede ser amada *más que por su inteligencia y su capacidad de cuidar de los demás*. Detrás de estas afirmaciones, se encuentra, una vez más,

---

65 Esta afirmación se apoya en las observaciones de diferentes sexólogos clínicos, en sexo análisis, desde hace más de 20 años.

la oposición entre cuerpo y espíritu. Como si el hecho de realzar sus encantos y de expresar su capacidad de posicionarse como objeto sexualmente deseable debieran necesariamente oponerse a la posibilidad de ser apreciada por sus otras cualidades personales. *Es el hecho de creer esto lo que es degradante* —a fuerza de escuchar que lo es— lo que *hace tal al posicionamiento como objeto sexual,* no la situación en sí misma. Al contrario, la mujer que está plenamente a gusto con su cuerpo y que sabe valorarlo, incluso en su aspecto sexuado, no puede más que sentirse mujer y orgullosa de su capacidad de poner en relieve sus características corporales femeninas. Lo cual nutre la estima que tiene de sí misma, porque el hecho de posicionarse como objeto sexual cuando esto le place no la despoja de ninguna manera de sus otras capacidades —intelectual, afectiva, relacional, social o profesional— que hacen de ella el ser humano que ella es.

Durante una entrevista, en el marco de una investigación conducida por un sexólogo[66], colega, una participante de 45 años que trabajaba como profesionista en el sector de la salud mental, María, le confió una experiencia vivida un año antes en un taller de desarrollo humano.

Se trataba de un seminario de tantra sexual de tres días con la célebre Ma Premo. El taller de la última tarde consistía en experimentar nuestra manera de vivir, como hombre o mujer, a través de un juego de seducción sexual. Primero, tanto hombres como mujeres, teníamos que "disfrazarnos" de una forma que nos representara en nuestro sentido de masculinidad o de feminidad. En general, las mujeres se vistieron para verse bellas, seductoras y encantadoras, mientras que los hombres se concentraron en sus atributos de proveedores, cazadores o guerreros. Bajo la inspiración de una música de nuestra elec-

---

66 Comunicación privada; la investigación en cuestión, inacabada, no ha sido publicada. La participante aceptó que publicáramos su testimonio en estas páginas. Además, la versión oral original fue modificada para hacerla más fluida; lo cual se hizo cortando las pausas y repeticiones…

ción, cada uno de nosotros tenía que bailar delante del grupo del sexo opuesto, en una especie de danza de seducción y de striptease más o menos atrevido, dependiendo de qué tan a gusto nos sintiéramos en ese contexto particular.

Elegí un vestido de cuero negro, corto y muy sexy, y una mascada afelpada de color rosa, además de joyas y un maquillaje atrevido, lo cual hago muy rara vez (solamente cuando voy a una cita especial y que deseo sentirme muy sexy. Justamente). Normalmente soy una persona bastante tímida que se atreve poco, pero ya hacía mucho tiempo que trabajaba en disolver mis tabús sexuales.

Yo pensaba participar y era la ocasión perfecta para expresarme meramente como objeto sexual en un juego de seducción; sentía que había algo bello y poderoso que vivir en esto. No teníamos tiempo para que pasara todo el mundo y logré proponerme en el momento mismo en que se anunciaba que sólo había tiempo para otros dos participantes más.

Haciendo a un lado mi timidez, pedí una música sensual y me levanté. Era claro que el trabajo que había hecho sobre mi misma daba sus frutos, porque me sentí tan a gusto de moverme sensualmente, de mostrar mi cuerpo y de tocarlo, no solamente como normalmente se considera aceptable hacerlo, sino también en la forma de tocar mi vulva, de tocar mis senos y mostrarlos, en mi manera de mover y de incitar a los hombres a desearme, que fue fascinante tanto para los hombres como para las mujeres.

Manifesté tal estado de comodidad en mi cuerpo, una ausencia tal de tabús que varias mujeres me dijeron después que esta experiencia las había ayudado a romper los tabús en ellas. Porque para muchas mujeres, mostrarse como objeto sexual, era envilecedor. Pero, la forma en la que yo lo había hecho, había sido tan bella. Me sentí extremadamente bien, totalmente en confianza y cómoda en mi cuerpo, en mi manera de expresarlo, en mi manera de moverme. En efecto no había ningún tabú, en verdad ninguno. Para mí, fue una experiencia intensa, el darme cuenta que era capaz hasta ese punto, en mi cuerpo, de no tropezarme (en francés *m'enfarger dans*[67]) con alguna sensación de malestar, culpa, vergüenza o algo por el estilo. Realmente no hubo

---

67 *S'enfarger dans*, expresión típica quebequense que significa "tropezarse con, contra"

nada de eso. Y eso fue una experiencia extremadamente interesante para las otras mujeres que me miraban. Fue una forma de posicionarme como objeto sexual, de estar completamente cómoda en mi cuerpo y de ser bella; de ser realmente bella. Fue como si en ese momento, yo me hubiera convertido en diosa; yo me sentía orgullosa de mí, de mi feminidad, de mi habilidad seductora capaz de despertar el deseo de los hombres. También los hombres se acercaron después a hablarme. Era claro que los había seducido, que los había excitado, eso era parte del juego; pero también se sintieron tocados por el grado de libertad que mostré. Lo más gratificante para mí, sin embargo, fue recibir esta admiración y agradecimientos de la mayoría de las otras mujeres. ¿Quizá en verdad ayudé a algunas a vivir más libremente el aspecto sexual de su cuerpo? Eso espero.

De modo que, posicionarse como objeto sexual no necesariamente conduce a sentirse degradada y envilecida; sino que puede muy bien vivirse en el placer, la confianza en uno mismo y el orgullo. Todo depende de la percepción que tengamos de la sexualidad de hombres y mujeres, y de lo que se espera encontrar como reacción por parte de los demás. En el caso descrito anteriormente, el cual se desarrolló en un medio privilegiado por estar abierto a los cuestionamientos frente a los tabús sexuales, María podía permitirse jugar el papel de objeto sexual sabiendo que sería recibida en lo que ella expresaba, en lugar de ser juzgada y denigrada. Esto es lo que le permitió vivir una experiencia muy positiva, y al mismo tiempo, facilitar el cuestionamiento de ciertas creencias sexuales en los hombres y las mujeres ahí presentes.

La objetivación del otro no se expresa necesariamente en oposición al sentimiento de fusión, y nosotros podemos perfectamente sentir al mismo tiempo, un intenso deseo amoroso por el otro y "codiciarlo" como objeto sexual. Objetivar al otro, es reconocer su naturaleza corporal; lo cual no va de ninguna manera en contra de un eventual deseo amoroso o de un reconocimiento de su naturaleza humana. Simplemente, la esencia de ambas experiencias es diferente: mientras que en la experiencia de fusión, tenemos la impresión de

formar un solo cuerpo, una sola entidad, en la experiencia de objetivación, nosotros nos reconocemos como dos entidades diferentes.
Objetivar al otro en un contexto sexual, es además, reconocerlo en
lo que tiene de específicamente masculino o femenino y es al mismo
tiempo, llevarnos a nuestra propia feminidad o masculinidad. Este
proceso favorece —sin garantizarlo— un mejor contacto con nuestro
cuerpo y nuestras sensaciones. Pero sobretodo, al posicionar al otro
como un compañero exterior a nosotros, la objetivación permite el
establecimiento de un juego de seducción, el cual nutre nuestro propio sentimiento de identidad femenina o masculina a partir del interés
sexual que nos despierta el otro. No solamente no hay nada de malo
en esto, sino que es francamente nutritivo en cuanto a nuestra necesidad de sentirnos adecuados en nuestra masculinidad o nuestra feminidad[68].

La pornografía

En la guerra incesante contra "esta decadencia" que constituye lo
genital, la pornografía se convirtió en el chivo expiatorio designado.
El discurso antipornográfico le atribuye casi todo lo que está mal en
las relaciones hombre-mujer. Le acusa de trivializar el sexo, de "so-
bresexualizar" nuestro entorno, de reducir la sexualidad al estado de
objeto de consumo. Le reprocha también imponer una sexualidad
genital basada en el desempeño y en la ausencia de sentimientos, de
hacer de la mujer un objeto sexual por usar, de caricaturizar la sexualidad femenina y de presentar de ésta una imagen completamente falsa y,
finalmente de atrapar al hombre en una fantasmática sexual irreal que
excluye a la pareja (provocando en él una ausencia afectiva y desinterés

---

68 Desarrollaremos este tema más ampliamente en los capítulos 3 y 4.

relacional). Pero también de servir de mala educación sexual para los jóvenes, al punto de incitar a los jóvenes adolescentes a abusar de las jovencitas al mismo tiempo que fomenta en éstas últimas el dejarse abusar[69]. Jocelyne Robert (2005) llega hasta culpar a la pornografía de ser el origen de las dificultades sexuales, puesto que centra la atención de los hombres en sus penes en detrimento del amor. Peor aún, las feministas radicales rehúsan ver ahí otra cosa que un lugar de opresión de las mujeres y de violencia perpetrada contra ellas por los hombres (Badinter, 2003).

Stoller (1989) propone una interesante definición de la pornografía que tiene el mérito de abordar ésta según una perspectiva diferente, exenta de juicio moral en cuanto al contenido: "La pornografía es un producto fabricado con la *intención* de producir una excitación erótica" (p. 32, itálicas de Stoller). En una sociedad como la nuestra, en donde sólo los hombres son reconocidos como capaces de tener deseo sexual, es de esperarse que la pornografía sea utilizada mayoritariamente por los hombres. Sin embargo, en la medida en que las mujeres reconocen el deseo sexual y lo hacen propio, ellas tienden también a utilizar cada vez más la pornografía, para encontrar imágenes excitantes. Como estas últimas no son otra cosa, de hecho, que evocaciones escritas, fotos o videos de actividades sexuales en lo que tienen de más físicas y genitales, éstas sirven simplemente para alimentar el imaginario en el nivel de este aspecto específico de la sexualidad. Este tipo de pornografía es ciertamente incompleto, porque, a menudo, le falta el elemento afectivo. Sin embargo, cumple muy bien su función, que es provocar, estimular y alimentar la excitación sexual.

---

69 Las chicas aceptan ahora ofrecer sexo oral a los chicos en los pasillos de la escuela, incluso participar en orgías sexuales, según las afirmaciones de sexólogos de Montreal (Robert, 2005) y de interventores franceses (citados por Iacub, 2002), Por otra parte, según ellos, las chicas no pueden encontrar ahí placer y únicamente aceptan esta situación para ser apreciadas por los chicos…

Prosiguiendo con su definición, Stoller (*op. cit*) desemboca en una constatación no sin importancia. Ya que la pornografía es un producto fabricado con la intención de excitar, las mujeres tienen también su pornografía, aunque en general, no lo reconocen. Se trata de las novelas rosas, que provenientes de la colección Harlequin, se justifican como "novelas históricas" o novelas que describen las relaciones modernas. En estas novelas, el escenario gira normalmente alrededor de un amor difícil y conflictivo, pretexto para encuentros terriblemente excitantes entre la heroína y ese hombre —a la vez macho, fuerte, afirmado y líder, pero también tierno y respetuoso— que se vuelve un objeto de amor[70] tan codiciado. Lo que es fascinante en estas novelas, es que las interacciones amorosas —las cuales son la razón de ser de la novela— son claramente sexuales, aunque no sean descritas más que a partir de alusiones. De modo, que según la célebre novelista Janet Daily (citada par Stoller, *op. cit.*, p. 60), se trata "de insinuar sin demasiado precisar. Usted dice "su mano erraba" sin decir dónde erraba. La imaginación del lector hará el resto. Describir más no sería para nada romántico".

La consigna es evitar nombrar claramente lo sexual y dejarlo a la imaginación de la lectora. Consigna que se une a cierto discurso feminista exigiendo que uno conserve el misterio, el pudor y la prohibición en la sexualidad (Robert, 2005; Iacub, 2002), que uno deje la sexualidad al imaginario en lugar de representarla crudamente como en la pornografía. Pero, ¿por qué? Porque mantener el misterio es cerrar la puerta al conocimiento y mantener el pudor es conservar un cierto malestar con respecto al cuerpo, al nuestro y al de los demás; y por consiguiente, en lo que se refiere al sexo. Y ya que mantener la pro-

---

70 Así, según las normas, tomar al otro como objeto de amor es totalmente "moral" y es valorar al otro como persona mientras que tomarlo como objeto sexual necesariamente lo deshumaniza. Sin embargo, mientras no conozcamos muy bien al otro, no podemos pretender amarlo *en lo que realmente es como persona*. Por lo tanto este último constituye un objeto en el cual proyectamos nuestras fantasías de un compañero ideal.

hibición[71], es favorecer los conflictos internos en cuanto a los deseos que nos hacen vibrar pero que, debido a las prohibiciones, "no tenemos derecho" de satisfacer.

La razón es muy simple. Habiendo aprendido a evitar toda expresión genital de su deseo sexual, las mujeres no pueden más que sentirse incómodas cuando se topan con tal expresión genital. Necesitan alusiones indirectas; de esta manera, llegan a sentir el placer de sentirse sumergidas por la excitación sexual; sin tener que admitirlo —se admite— estar francamente excitada. Es por eso que a menos que haya aprendido a sentirse cómoda con el aspecto genital de la sexualidad, el primer plano de las películas XXX se convierte en una fuente de gran malestar, porque éstos confrontan demasiado; el deseo sexual y su expresión en los actos centrados en los genitales y son demasiado explícitos para que podamos fingir que no existen. ¡Sin embargo, cuantas mujeres, a semejanza de los hombres, se han masturbado viendo semejantes imágenes crudas, excitantes precisamente porque eran explícitas y, por lo tanto, provocadoras de una estimulación genital ya vivida, o incluso imaginada, como generadora de excitación y de placer!

Lejos de no dejar ningún lugar para la imaginación, la pornografía elegida y utilizada por una persona *vincula a esta con su propia imaginación*, ya sea de manera indirecta (como en las novelas rosas) o de manera explícita (como en las producciones XXX). En lo que respecta a la pornografía estrictamente reconocida como tal, se trata de alimentar las fantasías alrededor del acto sexual, fantasías que sirven esencialmente pero no exclusivamente —como lo veremos en más

---

71 Muchos médicos, entre ellos Stoller (*op. cit.*) y Crépault (1997, 2007) han señalado que la prohibición es excitante. ¡En mi opinión, esto es ver las cosas al revés! Yo creo que más bien algunas fantasías son excitantes pero, como están prohibidas en nuestra sociedad, la persona que las tiene cree que es porque están prohibidas que son excitantes. Un argumento a favor de este planteamiento: no todas las prohibiciones son excitantes para una persona; sólo las fantasías, prohibidas o no, que responden a sus necesidades psicosexuales le serán eróticamente interesantes.

detalle en los capítulos 3 y 4— para reafirmar la capacidad de desempeño, en el caso de los hombres y la capacidad de despertar el deseo y dejarse llevar por el gozo erótico, en el caso de las mujeres[72].

Entonces, aunque se perciba que el porno XXX muestra una imagen de la mujer siempre dispuesta para el hombre, sirviendo de instrumento de placer e invariablemente a su servicio, esta visión del porno es más bien tendenciosa. En realidad, el hombre tiene también la tarea de satisfacer a su compañera; debe llegar a excitarla acariciándola y "trabajándola" tanto y tan bien que llegue a gozar siempre y más aún. Ciertamente, la sexualidad femenina está caricaturizada en el porno, pero la sexualidad masculina también lo está. Lo cual se explica por el hecho de que el porno debe corresponder a las fantasías de las personas que la utilizan, y a que las representaciones imaginarias fantasmáticas se supone deben excitar y no concordar con la realidad. Además, esta caricatura es tan excitante para las mujeres que se sienten cómodas con sus propias fantasías genitales, como lo puede ser para los hombres. Señalemos también que las novelas rosas también son una caricatura de la realidad…

En su embestida contra la pornografía, Robert (*op. cit.*) afirma con desprecio que la mujer siempre dispuesta, la puta (es decir la mujer fácilmente excitable y que le gusta gozar sexualmente), es una fantasía del hombre. A pesar del juicio negativo que ella le imprime, la afirmación de la autora es más bien cierta, ya que la característica de toda fantasía es imaginar un(a) compañero(a) idealmente excitante. Así, cuando el hombre fantasea, él imagina una mujer sexualmente atractiva y "dispuesta" para el intercambio sexual. Lo cual no es de ninguna manera diferente del imaginario femenino ya que en este imaginario, es el hombre quien tiene el papel de alimentar las necesidades y deseos de la mujer prodigándole caricias y sensaciones. Él está en es-

---

72 Una vez dicho esto, puedo oír que ciertas feministas lanzan un suspiro triunfal: ¡el porno es falócrata, estereotipado y no sirve más que para alimentar el egocentrismo masculino! Pero que esperen un poco, porque la realidad puede ser totalmente otra…

tas circunstancias, simplemente al servicio de la señora. Una vez más, esta situación en totalmente normal ya que las fantasías son escenarios imaginarios centrados en nuestras propias necesidades y destinadas a excitarnos y a darnos placer.

Donde Robert se equivoca, igual que muchos otros, es cuando ella afirma que la fantasía de la mujer "instantáneamente lista" no puede corresponder a ninguna realidad. Según ella, contrariamente al hombre que sólo buscaría la estimulación genital, la mujer reacciona lentamente, gracias a una voluptuosa exploración de sus múltiples zonas erógenas, exploración que deberá vivirse en el marco de una atmósfera sensual y de intimidad afectiva previa. Pero el hecho es que ella también puede muy bien sentir deseo sexual de manera *instantánea* y antes de cualquier contacto con el compañero. Lo cual es el caso, por ejemplo, de las mujeres que se sienten cómodas con su propio deseo sexual.

De hecho, el problema no está en la diferente velocidad de aumento de la excitación, en comparación al hombre; más bien reside en la dificultad que tiene la mujer de reconocer la excitación presente. En el caso del hombre, incluso en los que no se centran en lo genital, toda excitación sexual suficiente produce una erección la cual él nota de inmediato ya que es exterior, visible y evidente. Mientras que la posición interna de los órganos de la mujer hace que muy fácilmente ella no pueda reconocer su estado de excitación sexual y su interés en un intercambio sexual, si es "culpable" o "indigno de ella" sentir tal deseo. Así, una mujer puede estar muy excitada sexualmente, sin ni siquiera darse cuenta. Es por esto que las mujeres que sienten malestar ante el aspecto genital de la sexualidad tomarán mucho tiempo y caricias antes de dejarse sumergir por un deseo sin embargo, muy presente, y antes de permitirse llevar por las iniciativas genitales de su compañero. Este malestar les impedirá, además, tomar verdaderas iniciativas por ellas mismas, obligándolas más bien a contentarse con hacerle saber al otro lo que ellas desean, a partir de indicios sutiles que requieren ser decodificados.

Es importante notar que este malestar ante lo genital no es exclusivo de las mujeres, un buen número de hombres no reconocen su deseo sexual más que cuando están en una situación que consideran "aceptable". En ambos casos, el sentimiento de culpabilidad o de malestar se convierte en un potente inhibidor capaz de suprimir rápidamente todo aumento de excitación. Así por ejemplo, algunos hombres, al igual que algunas mujeres, sólo se permiten hacer el amor tarde en la noche, cuando es hora de ir a dormir, porque esto debe suceder "espontáneamente", es decir sin que ninguna decisión deliberada haya sido tomada al respecto —lo cual evita asumir la responsabilidad de sus deseos. Después de todo, racionalizan ellos "hay algo más importante que hacer durante el día" ver la tele quizá….

Pero volvamos a la fantasía romántica que alimentan las mujeres. En esta fantasía, el hombre es fuerza, seguridad y dulzura, él sabe lo que la mujer desea y es con pasión amorosa centrada en ella que él le prodiga las atenciones y caricias de las que ella tiene tanta necesidad; él es un donador de amor y él expresa este amor mediante una generosa distribución de caricias sin esperar nada a cambio. La mujer se posiciona entonces, ella misma, como una receptora de amor, siendo ella la que recibe las caricias —tanto genitales como no genitales—. Rara vez pensará ella ofrecer caricias, estando a la vez centrada sobre su propio bienestar de sentirse mujer y amada, pero también inhibida en cuanto a una eventual iniciativa de su parte. Porque, ella cree, que mostrarse cómoda siendo claramente activa y tomando la iniciativa la hará una mujer "fácil", una desvergonzada "puta" y perderá así todo este amor tan generosamente ofrecido.

Mientras que algunas feministas descargan su hiel en contra de la necesidad aparentemente compulsiva que los hombres tienen de "hacer", el hecho es que el hombre sigue siendo quien, en los hechos, debe captar las necesidades de su compañera, tomar la iniciativa y estar siempre listo en el momento oportuno. Contrariamente a la mujer quien espera *sentir que tiene el derecho de experimentar el deseo sexual para sentirlo* (generalmente después de un largo episodio de caricias), el hombre, en cambio *debe* sentir instantáneamente la excitación, y debe mantener esta excitación tanto y por cuanto tiempo lo requiera la relación sexual en curso. Y son las mujeres las que esperan que los hombres, ya sea en la cama o en las novelas de amor, sepan cómo estimularlas y propulsarlas hacia los más grandes éxtasis amorosos y sexuales, siendo ellas las receptoras más o menos pasivas de las atenciones de su compañero.

Por lo tanto, el hombre debe *hacer* para ser un buen amante, es decir, hacer los movimientos adecuados en el momento adecuado con el fin de satisfacer a la mujer, la cual tiende a permanecer pasiva negando su propio deseo sexual. Además, él debe hacer esto siempre centrando su atención en su deseo amoroso por ella, para que ella jamás se sienta demasiado directamente confrontada con lo que la situación tiene de sexual. Condición que implica que él sea sexualmente funcional (es decir capaz de erección, penetración y eyaculación) sin ningún esfuerzo. Todo un reto para el hombre, y es muy comprensible que él tenga regularmente la necesidad de reafirmar su funcionalidad sexual. Porque si él no toma la iniciativa o se revela "impotente" para mantener su erección, su compañera será susceptible de interpretar la situación ya sea como un signo de que él es una nulidad en la cama, o como una prueba de que ella no es lo suficientemente deseable y femenina puesto que no suscita su deseo. El desempeño del hombre no es tanto una necesidad masculina de afirmarse en su masculinidad, sino también una exigencia de las mujeres hacia los hombres[73].

Es importante señalar que, contrariamente a una percepción feminista del desempeño sexual del hombre asociado al egoísmo y como necesariamente opuesto a la expresión del amor, en los hechos, las relaciones sexuales más satisfactorias conjugan desempeño y cali-

---

73 Muchos hombres consultan a un sexólogo clínico por eyaculación precoz, dificultad de erección o incluso falta de asertividad sexual (es decir de capacidad para tomar la iniciativa). La solicitud de consulta se hace después de una ruptura anunciada por la compañera o la amenaza de dejarlo, reprochándole el no ser buen amante o no desearla lo suficiente.

dad de presencia hacia el otro, tanto por parte del hombre como de la mujer. Así, al contrario de lo que sostiene la doctrina feminista, el desempeño no es en sí, el objetivo de toda actividad sexual masculina; no se trata para el hombre de probar su masculinidad (aunque podría a veces ser el caso) —o peor, su superioridad sobre la mujer—. Debemos más bien comprender el desempeño del hombre como la capacidad de lograr las acciones necesarias para la actividad en curso y esto, de manera satisfactoria tanto para sí mismo como para su compañera. En este sentido, el desempeño sexual, cuando se trata de sexualidad en pareja involucra tanto al hombre como a la mujer y, requiere que cada uno esté presente en lo que piensa, siente y hace, que sea a la vez activo y receptivo.

A la luz de las fantasías románticas, las cuales están totalmente centradas en las necesidades y sensaciones de la mujer ¿podemos honestamente seguir afirmando que las fantasías genitales masculinas son las únicas en ser egoístas? Ver, en la pornografía XXX, un intento de dominación del hombre sobre la mujer por los escenarios centrados en las necesidades del hombre, es tomar un punto de vista parcial y ginecocéntrico (centrado en o relacionado exclusivamente con la mujer; tomando un punto de vista femenino o específicamente feminista), porque en la fantasmática femenina, los escenarios son por su parte, centrados en las necesidades de la mujer. Si hay egoísmo, este no es exclusivo del hombre. Sin embargo, evaluar el grado de valor moral de una fantasía a partir del egocentrismo de su contenido, es equivocado puesto que el objetivo mismo de la fantasía ¡es ser egocéntrico! Es así que en las fantasías del hombre, la mujer debe estar siempre dispuesta y ser capaz de *satisfacerlo*, lo cual afirmará su masculinidad; y, de igual manera, en las fantasías de la mujer, el hombre debe estar siempre dispuesto y ser capaz de *satisfacerla*, afirmando así, ella, su propia feminidad.

Pornografía e intimidad

Se dice de la pornografía que, omnipresente e invasiva, imponiéndose de manera insidiosa a los hombres, atrapa a quien la toma, lo envilece y aísla en una satisfacción carente de significado. Lo cual tiene como consecuencia disminuir el deseo sexual que, el hombre siente por su compañera alejándolo de una intimidad de pareja. Pero es más bien el proceso inverso el que se produce: no es la pornografía la que causa esta situación, es un malestar ante la sexualidad vivida con una pareja lo que conduce a un uso compulsivo de la pornografía. Todos, hombres y mujeres hemos recurrido a las fantasías con el fin de satisfacer algunas de nuestras necesidades y, al mismo tiempo, negar nuestras ansiedades sexuales. Así, muchas mujeres utilizan las novelas rosas con el fin de alimentar sus propias fantasías, y lo mismo harán los hombres con la pornografía. Es así que toda persona que tenga miedo de la realidad de la relación amorosa tenderá a refugiarse en un imaginario considerado más seguro. Algunas mujeres preferirán saborear las intensas emociones de una heroína de novela más que aceptar los riesgos inherentes a todo verdadero compromiso en una relación (y esto, incluso cuando viven en pareja), así como algunos hombres preferirán ver películas porno. Este es, entre otros, el caso del hombre que tiene miedo de no ser un buen amante. La pornografía siendo simplemente una transcripción de fantasías se considera reafirmante, parece entonces ofrecerse como una solución, puesto que permite "vivir" la sexualidad sin tener que confrontarla en la realidad.

Sin embargo, como la pornografía y las fantasías que le son adyacentes no pueden realmente responder a las necesidades psicosexuales de la persona —aunque lo prometan— el deseo de volver a la pornografía más que a la compañera, cuando regresa la tensión sexual —conduce a la compulsión porno y excluye el deseo hacia la

105

compañera[74]. La pornografía no es entonces la causa de la falta de deseo sexual del hombre hacia su pareja. De todas formas no lo tendría. Y si lo tuviera, en un contexto semejante, el deseo estaría asociado a la necesidad de disminuir la tensión sexual y calmar las ansiedades más que a la posibilidad de un verdadero intercambio de placer en pareja.

En realidad, la causa de esta situación no es la dificultad "inherente" que tendría el hombre de soltarse en la intimidad afectiva, sino el miedo de no cumplir sexualmente como hombre. Miedo, que se construyó, entre otras situaciones, porque el hombre no pudo aprender a tenerse confianza *genitalmente*, separado como lo ha estado de sus propias sensaciones genitales por las prohibiciones que él ha introyectado también, desde el nacimiento. Miedo, mantenido después, por el hecho de que el hombre se siente continuamente cuestionado en su masculinidad, como si el hecho de ser hombre no fuera suficiente para ser un hombre, y que tuviera que probarlo constantemente para simplemente mantener su identidad masculina (Badinter, 1992). Y para complicar aún más las cosas, el hombre debe ahora, además, transigir con un sentimiento de ser malo simplemente porque él es hombre y, por lo tanto, marcado como un ser perverso y agresor. Entonces es muy comprensible que él quiera refugiarse en el imaginario y evitar involucrarse en una intimidad que lo vuelve más vulnerable.

Cuerpos perfectos y realidad

Algunos detractores de la pornografía se quejan de que esta última exhibe, la mayoría de las veces, cuerpos jóvenes y perfectos, lo cual, según ellos, incitaría a las personas a imaginarse que la sexualidad es

---

74 Una vez más, todo el proceso en cuestión será explorado en más detalle en los capítulos 3 y 4.

un asunto de jóvenes con cuerpos atléticos. Esta impresión descalificaría por consiguiente a todos aquellos —y sobre todo a todas aquellas— que no correspondieran a los criterios de juventud y belleza. Por consiguiente, el uso de la pornografía por los hombres conduciría a estos últimos a no desear más que a mujeres jóvenes y bellas... y a abandonar eróticamente a sus esposas.

Pero este no es el caso. La pornografía, lo hemos visto, pone simplemente las fantasías eróticas en imágenes y en escenarios. Es por lo tanto, completamente normal que muestre cuerpos perfectos puesto que esto constituye la base misma de las fantasías que se tratan de representar (notemos por cierto que las novelas rosas también describen personajes jóvenes de cuerpos perfectos). Un video porno que utilizara actores y actrices con cuerpos llenos de estrías, exceso de peso, envejecidos o simplemente sin maquillaje, no podría venderse, más que a las personas cuya fantasía fuera esa —y los hay, ¡basta buscar en internet para encontrarlos! No se trata de una conspiración "machista"; simplemente así son las cosas normalmente.

En cambio, y es ahí donde se encuentra el principal problema, la esposa a menudo se siente amenazada por el uso que su esposo hace de la pornografía, creyendo que él se excita con las modelos y actrices porno, y que ya no la encuentra bella ni deseable. Por lo tanto, deduce que *él ya no la ama*... ¡confundiendo así deseo sexual con deseo amoroso! Sin embargo, esta primera reacción esconde otra, más profunda y más inquietante. Y es que la mujer *también*, necesita sentirse constantemente reafirmada en cuanto a su feminidad y, por lo tanto, en cuanto a si es sexualmente deseable o no. Y cuando el compañero parece dirigir su interés hacia otras mujeres en lugar de a ella, empieza a dudar de su propia deseabilidad sexual. Se compara con las modelos y actrices porno, convenciéndose de que él las encuentra más bellas, más sexy, más excitantes que ella; y por consiguiente, ella no tiene lo que se necesita para ser sexualmente deseable y asegurar el amor y el deseo del esposo.

No obstante, la mayoría de los hombres que ven revistas o películas porno saben muy bien que las bellas chicas que salen ahí, son fantasía. Encuentran en esto placer y excitación, pero no se trata más que de un momento de *relax* utilizado en imaginar escenarios placenteros pero irreales (a semejanza de las mujeres con sus novelas de amor). De hecho, la pornografía constituye un mundo aparte en el cual puede ser agradable evadirse temporalmente de la rutina, pero es un mundo que no tiene nada en común con el mundo real y, por lo general, no hay confusión al respecto. De modo que, usar material pornográfico no disminuye para nada el amor y el interés sexual del hombre por su esposa, puesto que ella es la mujer con la que él comparte su vida diaria y a quien se siente emocionalmente apegado. Es a la que ha aprendido a conocer, a amar y a desear sexualmente y a quien quiere, la mujer porno por el contrario, sólo existe en un imaginario agradable pero efímero[75].

Contrario a lo que muchas mujeres han aprendido a creer, la mayoría de los hombres aman a su esposa en el conjunto de lo que ella es como persona, y si aprecian sus formas corporales, es a partir de estas cualidades personales que ellos la aman y quieren compartir su vida con ella. Es por lo tanto equivocado afirmar que la pornografía llevaría a los hombres a presionar a su pareja, obligándola a sacrificarse en el altar de la belleza. El origen de esta presión, aunque muy real, se sitúa más bien en el miedo común a la mayoría de las mujeres de no sentirse lo suficientemente deseables, miedo hábilmente explotado por los comerciantes de productos y servicios[76].

---

75 Esta observación clínica es corroborada por los resultados de una investigación presentada en el Acfas, el 16 de mayo de 2010, por Simon Louis Lajeunesse y Jean-Martin Deslauriers, en una conferencia titulada: *Masculinidad y pornografía; los secretos tecnológicos de los guiones sexuales en la realidad.*

76 Sin embargo, no se trata de condenar a estos comerciantes; después de todo, ellos no hacen más que aprovechar la ocasión de hacer un negocio respondiendo a lo que

Pornografía y violencia

Otra acusación frecuente en cuanto al uso de la pornografía es que esta incitaría a los hombres a la violencia contra las mujeres, esta acusación se basa en el hecho de que los escenarios XXX están centrados en actividades sexuales genitales[77]. Desde esta óptica, tales escenarios incitarían a los hombres a imponer *su* sexualidad genital (y egoísta) a las mujeres y a usarlas como si fueran "pedazos de carne", despojándolas así de toda humanidad y dignidad. Por consiguiente, la pornografía fomentaría en los hombres la falta de respeto a su cónyuge y la exigencia de someterse a actividades y posiciones sexuales inaceptables y degradantes… Reforzando la actitud de dominación que los hombres tienen hacia las mujeres, esta violencia sexual estimularía las otras formas de violencia perpetradas contra la esposa —y las mujeres en general— creando, de esta manera, un estado permanente de miedo y de sumisión en las mujeres y manteniendo así el poder patriarcal de los hombres sobre las mujeres.

---

parece ser una necesidad. Sería mucho más eficaz llevar a las mujeres a tomar conciencia de su propia ansiedad con el fin de poder eventualmente llegar a disolverla.

77 Las escenas de actos sexuales, en el cine, están prohibidas para menores de 18 años, bajo el pretexto de que perjudicaría su desarrollo y —por extrapolación de argumentos— porque eso conduciría a un aumento de la violencia. Sin embargo, los jóvenes sí pueden ver las escenas de violencia más sangrientas. Extraño discurso que conduce a una represión de lo sexual mientras que las violencias no sexuales, y sin embargo, problemáticas, son libremente expresadas en los videojuegos o en el cine. Sin embargo, ver violencia no sexual no constituye necesariamente un mal en sí mismo. La expresión de la violencia en los juegos de video o en el cine, permite, a la mayoría de las personas, proyectar su propia violencia al exterior de sí, en una fantasía, en lugar de expresarla en una acción. Lo ideal sería evidentemente, aprender a manejar la ira, pero antes hay que admitir que ser invadidos por la ira significa que hay una cierta violencia en nosotros, seamos hombres o mujeres.

Evidentemente, sentirse obligado(a) a fuerza de una gran insistencia, a "probar" una actividad sexual percibida como repugnante, es una condición suficiente para impedir que se desarrolle placer alguno, cuando la actividad en cuestión habría podido ser normalmente una fuente de placer. El esposo —¡o la esposa!— que desea explorar ciertas actividades sexuales, por lo general, quiere compartir el placer con su pareja. Sin embargo, si esta última no se siente cómoda con esto, debido a la percepción errónea de que la actividad en cuestión es vergonzosa, esto no puede más que conducir a un malestar. La situación podrá enseguida ser interpretada como abusiva, sobre todo si la persona obligada es una mujer.

Sin embargo, la dificultad no estriba en el deseo de actividades sexuales genitales de uno de los cónyuges, sino más bien, en el malestar que se experimenta con respecto a estas actividades, malestar que no tiene ningún fundamento en la dignidad humana —regresaremos a este punto más tarde— sino que se formó más bien a partir de mensajes negativos, con respecto a la sexualidad genital, recibidos desde la infancia. No es entonces el uso de material XXX para excitarse lo que representa el problema. Éste se encuentra más bien en la denigración de lo genital y en una división de la experiencia sexual global que reserva el aspecto genital a los hombres y el aspecto amoroso a las mujeres. Si las mujeres actualmente incómodas ante el aspecto genital de su sexualidad aprendieran a sentirse cómodas al respecto, no solamente no se sentirían ya avergonzadas ni abusadas por el deseo de exploración genital expresado por su cónyuge, sino que encontrarían en esto placer y podrían incluso desearlo y pedirlo ellas mismas. La pornografía perdería así su falsa reputación de incitación a la violencia, ya que lo genital simplemente retomaría su lugar dentro de una sexualidad normal.

Una palabra en cuanto a la famosa emanación del esperma, detalle tan frecuente en los escenarios XXX. Al contrario de una interpretación feminista tendenciosa afirmando que, con este gesto, el hombre marca su territorio y demuestra su dominio (Robert, 2005), lo cual constituiría una prueba de la violencia masculina hacia las mujeres, la eyaculación se muestra simplemente porque hace referencia a la capacidad del hombre de llegar al extremo de su excitación, y su capacidad de *desempeñarse* como amante. En el imaginario masculino, esto no tiene relación con el territorio (de hecho yo nunca observé este simbolismo en clínica) sino con la legítima necesidad de sentirse masculino, este sentimiento estando en lo sexual asociado a la funcionalidad del pene: erección firme, capacidad de penetración y de eyaculación. Una vez más, la pornografía refleja las fantasías y estas últimas tienen por función afirmar en cuanto a las propias cualidades y capacidades. Es por consiguiente normal y útil, para los hombres, imaginar y ver la eyaculación, tanto como sería normal y útil, para las mujeres, imaginar y ver una mujer gozando[78].

Además de estas consideraciones generales, es cierto que existe una pornografía que hace alarde de verdadera violencia sexual, es decir, que ofrece escenarios donde las mujeres (principalmente aunque no exclusivamente) son denigradas, incluso torturadas y asesinadas. Esta pornografía es la única que debería considerarse violenta —puesto que en efecto lo es, contrariamente a la pornografía únicamente genital— y que debería criminalizarse. Es necesario aquí establecer una distinción entre la pornografía sadomasoquista[79], en la cual todos los

---

78 En el contexto de la consulta clínica, muchas mujeres admiten encontrar excitante el ver una mujer gozando sexualmente y, evocar tales imágenes para alcanzar el orgasmo durante la masturbación. Sin embargo, ellas mismas no se atreverían jamás a moverse y gemir como la mujer en el video porno, por miedo a parecer ridículas. Lo cual les impide, en última instancia, vivir el éxtasis sexual, puesto que se contienen en las manifestaciones corporales del abandono en el placer sexual, aunque ellas mismas reconocen que podría ser excitante tanto para ellas como para su pareja.

79 En la pornografía sadomasoquista, por cierto, encontramos tanto hombres sometidos a mujeres dominantes como mujeres sometidas a hombres dominantes. Sería, por lo tanto, falso sostener que la pornografía es sinónimo de violencia de los hombres hacia las mujeres. A menos de ser parcial al punto de creer que el hombres es tan

participantes actúan por voluntad propia, y la pornografía violenta. Esto con el fin de permitir a la primera —mientras que se conserve como sinónimo de juego lúdico para todos los actores/participantes involucrados— y prohibir la segunda, porque lleva en sí gérmenes verdaderamente destructivos.

¿Una trivialización de la sexualidad?

Ante el acceso cada vez mayor a material y servicios sexuales se levantan las protestas de hombres y mujeres que se rehúsan a admitir que la sexualidad pueda también expresarse fuera del marco de intimidad amorosa. Ellos proyectan de este modo su malestar personal denunciando lo que consideran ser un fenómeno de saturación sexual, de sobredosis de sexo, de ambiente sobresexualizado, de trivialización de la sexualidad. Ellos se rebelan contra este "fenómeno" que ellos atribuyen a nuestra sociedad de consumo y que resulta, según ellos, de actividades comerciales de multinacionales del sexo las cuales son controladas en su mayoría por hombres. Esta explicación sirve incluso de prueba última de la existencia de una conspiración patriarcal[80]...

---

perverso que, incluso sumiso, él impone sus propios escenarios sexuales a la mujer. Así, Knibiehler (2002, p. 190) afirma que "[...] el hombre "masoquista" ejerce una coerción paradójica sobre la mujer que le sirve de compañera "sádica", con el fin de llevarla a una práctica perversa que ella no acepta fácilmente. El masoquismo, tanto como el sadismo, serían entonces una forma de violencia masculina". Y he ahí que el ciclo se completa y, gracias a la interpretación tendenciosa feminista, incluso los hombres con fantasías de ser apaleados, humillados y sexualmente abusados por las mujeres, son los abusadores...

80 Los documentos publicados en el sitio *www.sisyphe.org*, el cual es sostenido por feministas radicales, constituyen ejemplos excelentes de este tipo de retórica.

Considerada como inmoral, inquietante e invasiva, la omni-presencia de las manifestaciones sexuales en nuestra vida cotidiana favorecen una *hipersexualidad*, es decir una sexualidad compulsiva[81]. Que fomentaría en los hombres el pensamiento continuo en el sexo y el desarrollo de fantasías sexuales cada vez más aberrantes (de la simple felación hasta las "peores" orgías de intercambio de parejas, sadomasoquistas y fetichistas...), y posteriormente la imposición a las mujeres de sus deseos exacerbados. Sin embargo, la compulsión sexual no tiene nada que ver con un fomento de la sociedad a pensar en el sexo. Es más bien el fruto de intentos de conjurar ansiedades psicosexuales opresivas, las cuales tienen su origen en la infancia, en el momento del desarrollo de la identidad sexual y del vínculo sexual con el otro.

Los sexólogos (Robert, 2004; Tiefer, 1995) han declarado que al estudiar la respuesta sexual y centrarse en el estudio de las disfunciones sexuales, la sexología habría claramente creado las dificultades sexuales en las personas. De modo que es el advenimiento de la sexología clínica la que habría traído las dificultades eréctiles, las eyaculaciones precoces y la falta de deseo... Según, Leonore Tiefer, una lectura detallada del DSM[82] (manual de diagnóstico utilizado por los profesionales de la salud en varios países) muestra sin la menor sombra de duda que la sexología americana define la sexualidad como una función —masculina evidentemente— de los genitales y se equivoca porque no antepone los "valores femeninos" del amor. En cuanto a Robert, ella afirma que si la sexología no hubiera llevado a los hombres a centrarse en los pequeños

---

81 Aunque las mujeres también sean capaces de compulsión sexual (ninfomanía, chateo sexual sin llegar al acto, compulsión sexual con respecto a una fantasía obsesiva, por ejemplo), el discurso actual considera la compulsión sexual como un fenómeno esencialmente masculino).

82 *Diagnostic and Statistical Manual of Mental Disorders (Manual de diagnóstico y estadística de problemas mentales)* publicado por la Asociación americana de psiquiatría.

defectos de sus penes, ellos no fijarían ahí su atención y tenderían más, por lo tanto, a "hacer el amor" a su pareja prodigándole amor y ternura, y todo sería mejor. Como si la sexualidad debiera definirse únicamente en función de los sentimientos amorosos omitiendo la funcionalidad sexual y debiendo ésta "forzosamente" funcionar de manera adecuada cuando hay ternura y amor. Sin embargo, la experiencia no puede más que aclarar, permitir comprender y favorecer una mejor experiencia sexual. Por otra parte, el hecho de no identificar un problema no lo hace desaparecer. Pretender que antes del advenimiento de la sexología clínica, no había dificultades eréctiles, ni eyaculación precoz, ni ausencia de deseo, ni ningún otro problema a nivel de la funcionalidad genital o de la sexualidad de la pareja, es francamente un disparate aberrante.

Trivializar algo, es volverlo común y ordinario; es retirarle lo que le da un estatus especial. Para la sexualidad, habiendo estado durante tanto tiempo tan llena de tabús, la trivialización implicaría disolver este estatus especial de cosa prohibida *con el fin de volverla accesible, cómoda, fácil de vivir, libre de desgarramientos internos entre deseo y culpa.* Y ya que esto permitiría a todos y cada uno desarrollar una sexualidad más plena, semejante "trivialización" debería ser, por consiguiente, fomentada. Ahora bien, cuando uno habla de trivialización de la sexualidad, es normalmente para asociarla a una sexualidad egoísta y abusiva, puesto que concede un lugar importante al aspecto genital de la sexualidad. Y sería un ¡desastre! Pero ¿por qué? La respuesta a esta pregunta reside; sin duda alguna; en el hecho de que trivializar la sexualidad conduciría a liberarla de la prisión de la intimidad en pareja y de la sola expresión del sexo amoroso, para ampliarla a otras posibilidades de expresión sexual. Lo cual obligaría a confrontar los propios malestares en cuanto al aspecto genital de la sexualidad.

¡No es manteniendo el "misterio" (Robert, 2005) que uno favorece la plenitud sexual! Todo lo contrario, permitir a las personas hablar tan libremente de su sexualidad como de sus otras experiencias de vida, estimularlos a sentirse a gusto en su cuerpo sexuado, darles la posibilidad moral de vivir y de compartir experiencias sexuales fuera

114

del marco amoroso cuando lo deseen, pero también de centrarse a veces en un deseo sexual de naturaleza esencialmente genital, favorece una vivencia sexual más enriquecedora. Pulverizar los tabús no desacraliza la sexualidad, ya que lo genital no es opuesto a lo sagrado, como lo veremos en el capítulo 5. Esto simplemente permite superar las inhibiciones y los conflictos internos creados por un discurso moral represivo.

Otra noción ampliamente utilizada con el fin de atacar la democratización de la sexualidad, es la de la comercialización del sexo que vendría a desacralizar, pervertir y deshumanizar la sexualidad haciendo de ésta un vulgar objeto de intercambio por dinero. Mientras es completamente moral ofrecerse artefactos, espectáculos o servicios no sexuales, puesto que esto nos procura un cierto placer, nos hace bien, nos relaja y nos permite retomar nuestra rutina cotidiana, cuando éstos son de naturaleza sexual (vibradores, videos XXX, bailes eróticos, masajes eróticos, servicios de acompañantes o clubs de intercambio de parejas, por ejemplo), la situación se vuelve rápidamente chocante e inadmisible, porque se considera inmoral e indigno del ser humano. Después de todo, ¿no se trata ahí de situaciones donde la sexualidad se expresa visiblemente en lo genital y sin que haya sentimientos amorosos? Habría entonces ahí una sexualidad egoísta, centrada sobre el deseo propio. Los objetos sexuales deben entonces, según esta mentalidad, permanecer bajo sospecha, puesto que nos alejan del sentimiento para centrar la atención en el sexo… En cuanto a los diferentes servicios sexuales, es el hecho mismo de que sean sexuales lo que implicaría que no puedan contener contacto humano, mientras que en el caso de todas las demás prestaciones de servicios comerciales o profesionales, se entiende y espera que el contacto humano forme normalmente parte del intercambio.

Según este punto de vista, queda claro que el sexo ¡no se compra! Porque el sexo que se compra no puede ser ni *verdadero* ni *humano*, ¿cierto? Sin embargo, cuando una persona va a consultar a su abogado, su médico, su masoterapeuta o su psicoterapeuta y se establece un contacto humano entre ellos, ni el cliente ni el profesional cuestionarían la sinceridad aunque el profesional haya sido pagado por su servicio y el compromiso entre ambos esté limitado a la duración del contrato. Cada uno se sentirá alimentado por el encuentro gracias, justamente, a ese contacto humano. Entonces, ¿por qué negar toda posibilidad de contacto humano entre los profesionales del sexo y su clientela, por una ideología que condena el sexo genital y lo considera como necesariamente opuesto al respeto de la parte humana del otro?

Es también a través de esta misma certeza que se denuncian las ganancias de las multinacionales y otros comerciantes del sexo, identificándolos como seres infames asociados al crimen organizado. Porque ¿cómo se podría explicar de otra manera que ellos acepten enriquecerse vendiendo algo tan inmoral y degradante como el sexo "sin amor"? Sin embargo, estos hombres de negocios son parecidos a los que ofrecen bienes de consumo, espectáculos o servicios profesionales no sexuales. Simplemente han elegido un sector del mercado que parecía económicamente rentable y lo han desarrollado. Y, hay que entenderlo bien, lo que ellos venden no es necesariamente más inmoral o degradante que cualquier otro producto o servicio no sexual disponible en el mercado… *excepto que es percibido como tal* por los hombres y las mujeres que aprendieron a sentirse mal ante una sexualidad orientada esencialmente al placer de los sentidos.

Por otro lado, parece estar surgiendo un movimiento interesante, el cual disminuirá las posibilidades de ganancia de los comerciantes de pornografía (y los obligará sin duda a producir materiales de mejor calidad): es el desarrollo del interés de numerosas personas *ordinarias*, a ofrecer sus propias vivencias sexuales a la vista de todo internauta interesado, por una parte y de visualizar las de los demás por otra. De este modo, la sexualidad se democratiza, se vuelve algo que todo el mundo, sea cual sea la edad, el sexo o la forma corporal (de acuerdo o no con ciertos cánones de belleza), reconoce como normal y no culpable. Además, las personas de cierta edad o menos favorecidas por la belleza tienen, de esta manera, la posibilidad de relativizar sus *imperfec-*

ciones al verse en relación con el *mundo verdadero* y no con los modelos de cuerpos perfectos elegidos para los videos profesionales. Es así que al ofrecer imágenes de sexo *ad nauseam* provenientes de sitios por los que hay que pagar, la situación se invierte contra los promotores de los sitios, al fomentar en las personas ordinarias el mostrarse e interesarse en otras personas ordinarias, ¡todos obteniendo así la ventaja de escenas sexualmente excitantes sin pagar un peso! Sin embargo, lo más importante, es que esta situación favorece la disolución de tabús y, por lo tanto, que las personas se sientan más cómodas con su cuerpo y su sexualidad.

La pornografía y la educación sexual

La omnipresencia de la pornografía en Internet es también considerada como la causa de la transición de los jóvenes hacia las relaciones sexuales puesto que los estimula a adoptar comportamientos sexuales *demasiado* precoces y, a los chicos, a imponer a las chicas una sexualidad genital que no les pertenecería, ¡estando el deseo sexual adolescente femenino —o debiendo estar!— basado en el sentimiento amoroso. Por consiguiente, supuestamente incapaces de tener deseo sexual genital, ellas no pueden ciertamente tener ganas de hacer una felación. De manera que sería únicamente para complacer a los chicos que ellas lo harían, ¡mientras que ellas no encontrarían —no podrían encontrar en eso— ningún placer de naturaleza sexual! Veremos en el capítulo 3 que la adolescencia es la edad de los deseos sexuales más intensos, debido al despertar de las hormonas, y a que el deseo sexual genital está tan presente en los chicos como en las chicas. La diferencia se encuentra en una represión más importante para las jovencitas, ya que han sido motivadas a no tomar conciencia de sus deseos sexuales más que en el contexto amoroso, justamente.

Es verdad que la pornografía actual induce a los jóvenes —y a los adultos— al error, porque aunque los escenarios estén centrados en fantasías sexuales genitales, *esta "genitalidad"* está vacía y se basa sobre todo en el desempeño masculino y femenino. Ahora bien, una sexualidad plena exige que estemos tanto en contacto con lo que sentimos en nuestro cuerpo y en nuestro sexo, como en contacto con el otro. Como la sexualidad todavía está inmersa en el tabú, con frecuencia se vive con una cierta culpa y malestar, es obvio que los actores y actrices de las películas porno cortan ellos mismos una parte de sus sensaciones para concentrarse en su desempeño, tal como es el caso para la mayoría de nosotros. ¡Pero además porque los están filmando!

La pornografía actual no ofrece, por lo tanto, una educación sexual apropiada para los jóvenes. Sin embargo, la solución no se encuentra en la represión que sólo reforzaría el tabú sexual y mantendría la situación actual. Se encuentra en una representación diferente de la sexualidad en la pornografía. Por desgracia, actualmente, como sociedad, no sabemos cómo realizar videos porno más cercanos a lo que sería una sexualidad plena tanto genitalmente como humanamente. Y si supiéramos ¿lo querríamos hacer? ¡Porque hacer películas porno que se pretendieran educativas podría ser percibido como un fomento al "vicio", es decir a la sexualidad fuera de la norma de la "pareja comprometida y amorosa"! Es muy probable, sin embargo, que en un mundo en el que no se opusiera lo genital a lo "fusional", sería posible concebir una pornografía que ofreciera, por lo menos de vez en cuando, escenarios que aliaran estos dos aspectos. No solamente estaríamos en posesión de un material que aliara lo mejor de las novelas rosas y del XXX —en cuanto a su capacidad de excitarnos sexualmente— sino que estaríamos en posición de ofrecer a los jóvenes un material pornográfico que respondiera infinitamente mejor a sus necesidades de conocimiento... permitiéndoles al mismo tiempo excitarse solos... o en compañía de otros....

La prostitución

Primero condenada y relegada al ostracismo desde hace milenios por la doctrina judeocristiana, la prostitución ha sido ahora recuperada por las feministas abolicionistas como una de las altas esferas del *mal*... es decir de la violencia masculina contra las mujeres.

Como hemos visto, en las sociedades patriarcales judeocristianas, toda mujer sexualmente activa fuera de una pareja no puede más que ser peligrosa. Primero porque se supone que la mujer usa diabólicamente sus talentos de tentadora con el fin de llevar a los hombres al pecado carnal y luego porque su disponibilidad hace el peligro de la tentación aún más inminente. Pero también porque toda mujer sexual y económicamente autónoma tiene el potencial de *pervertir*, con su solo ejemplo, a las mujeres *honestas*... es decir a las pertenecientes "por pleno derecho" a un hombre. Había entonces que estigmatizar a las mujeres prostitutas, hacerles una reputación de mujeres deshonestas, de mujeres "que apestan"[83], para que otras mujeres no estuvieran tentadas a imitarlas. De otro modo, el sistema patriarcal habría podido ser debilitado, porque la prostitución ofrecía una apertura hacia la autonomía financiera y social, en un sistema en el que las mujeres tenían pocas posibilidades de lograrlas. La prostitución se volvía así un crimen a las buenas costumbres, crimen constituido como tal no porque las mujeres que vivían de sus encantos se pusieran en una situación donde ellas se convirtieran en víctimas del abuso (en cuyo caso el crimen sería un crimen de los hombres y no de las mujeres...), sino porque había que restringir la sexualidad de las mujeres en el marco conyugal.

---

83 La palabra *puta* aparece en el siglo XII como derivado de la palabra *putidus*, que significa "que es sucio, maloliente". En cuanto a la palabra *prostitución*, aparece en el siglo XIII, del latín *prostituere*, que significa "exponer públicamente; exhibir, deshonrar" (Mensah y Lee, 2006, p. 16)

Ahora, según el discurso neo-abolicionista sostenido por una mayoría de feministas radicales, es el patriarcado el que desarrolla, estimula, institucionaliza y mantiene la prostitución, ya que se beneficia de ésta para mantener el control sobre las mujeres. Supuestamente causada por el encadenamiento de las mujeres a un estado de pobreza y de estatus social inferior, la prostitución sería sobre todo una explotación sexual de las mujeres por los hombres, una mercantilización de su cuerpo y un control de la sexualidad de las mujeres, una forma de violencia a la vez psicológica, física y sexual. Una esclavitud, una mera violación de las mujeres que no podrían realmente consentir "en vender su cuerpo" para satisfacer las necesidades eyaculatorias de los hombres (ver *www.sisyphe.org*). Es así que el trabajo sexual realizado con pleno conocimiento de causa y consentimiento y con plena autonomía por parte de las mujeres (sin mencionar el de los hombres sexoservidores...) se confunde con la esclavitud sexual que por desgracia existe en ciertas partes del mundo[84].

De tal manera que, en los cinco continentes, varios grupos de mujeres prostitutas y sexoservidoras —pero también algunos grupos de sexoservidores y algunos grupos mixtos— se han formado en el curso de los últimos cuarenta años con el fin de hacer oír su propia voz (Delacoste y Alexander, 1987). Las mujeres y los hombres sexoservidores miembros de estos grupos afirman haber elegido libremente sus actividades asociadas al trabajo del sexo y no sentirse ni víctimas ni degradados, ni criminales debido a sus actividades. La mayoría de los(a) sexoservidoras(res), ya sea como prostitutas(os)

---

[84] La ideología antisexual de estas feministas es tal que además de confundir el trabajo sexual de libre consentimiento y vivido positivamente con la esclavitud sexual, ellas llegan a identificar la trata de blancas y de niños sólo con la esclavitud sexual, cuando ésta trata se extiende actualmente no solamente a otros campos (trabajo doméstico, agrícola o fabril, por ejemplo), sino que también genera víctimas en el sector masculino (barcos de pesca ilegales), aún si es en menor medida (U.S. Department of State, 2006)

de calle, acompañantes[85], bailarín o bailarina, masajista, actor o actriz, así como confidentes en línea o sitios eróticos, lo hacen simplemente porque el trabajo del sexo es una interesante fuente de ingresos. Lo cual no impide que, para algunos de ellos y ellas, el trabajo sexual sea también la ocasión de explorar su feminidad —o su masculinidad— y su sexualidad, de sentirse más a gusto y de obtener placer (Bell, 1995; Comte, 2007). El trabajo sexual sería además una ocasión privilegiada de "salir del closet" para ciertos hombres homosexuales (Dorais, 2003). Y, aunque es verdad que muchos hombres y mujeres se prostituyen para satisfacer su drogadicción, no es el caso de la gran mayoría de ellos(as).

Por otra parte, las(os) prostitutas(os) están hartos de ser criminalizados y en consecuencia, acosados, maltratados y abusados por los policías, en lugar de contar con su protección. Las y los sexoservidores ya no quieren ser despreciados por una sociedad que los considera seres caídos que no merecen el título de *humanos*. Ellos y ellas se rebelan contra la violencia de ciertos clientes los cuales, conscientes de que la policía no investigará la agresión a o el asesinato de "una puta", los hacen objeto de la rabia que han acumulado hacia los homosexuales o hacia las mujeres en general. Como consecuencia de esto, las y los sexoservidores solicitan que la prostitución sea, al mismo tiempo,

---

85 El libro *Gigolos. La vida secreta de los hombres que sirven a las mujeres*, de Dana Taylor y Antonio Newton-West (1994), ofrece una visión interesante del servicio de acompañante proporcionado por los hombres a las mujeres que tienen los recursos para pagarlo. Lo que revela este libro, en última instancia, es que las mujeres pueden, igual que los hombres, desear —y aceptar pagar— por los servicios sexuales en un marco donde el apego amoroso está ausente. En cuanto a la experiencia del acompañante, ésta dependerá esencialmente de la percepción moral que él tenga de su trabajo. Un hombre que se siente masculino en su rol de acompañante y que, además, se siente orgulloso de darle el servicio a sus clientes, vivirá su trabajo de manera positiva, mientras que un hombre que se perciba como "una puta" lo vive con una dolorosa ambivalencia (aprecia los ingresos, pero se repite continuamente que debería parar y dedicarse a otra cosa).

descriminalizada y desestigmatizada para finalmente poder trabajar sin tener que enfrentarse continuamente al peligro y a la estigmatización.

Desafortunadamente, los prejuicios judeocristianos son tenaces y nosotros continuamos, como sociedad, percibiendo a los sexoservidores como gente sin voluntad, que "venden su cuerpo" por alcohol o droga, gente que no se respetan, que son inestables, incapaces de funcionar en una sociedad normal y que, en última instancia, son indignos de confianza[86]. Por consiguiente, las personas que se dedican a la profesión, ya sea como estilo de vida o de manera totalmente temporal —como en el caso de las(os) estudiantes que obtienen de ahí un ingreso de apoyo durante sus estudios— no hablan de su experiencia de trabajo, incluso si fue positiva. Si ellos hablaran no podrían evitar ser estigmatizados, identificados con todo lo que es desviado, drogado, alcohólico, inestable e indigno de confianza. No obstante, el trabajo en el terreno del sexo requiere de ciertas habilidades totalmente transferibles a otro tipo de trabajo: se requiere, por ejemplo, saber negociar la transacción, manejar la relación con la clientela, hacer que se respeten los propios límites o los asociados al contexto (así, por reglamento de salón, el masaje erótico normalmente no incluye penetración) y ver que la situación se desarrolle bien. En otras palabras, el trabajo del sexo desarrolla las habilidades en cuanto al servicio al público se refiere y las cuales son indiscutiblemente transferibles a los demás tipos de trabajo de servicio al cliente (Parent *et* Bruckert, 2005).

---

86 Con base en "la evidencia" de drogadicción de las prostitutas, las primeras investigaciones sobre la prostitución se dirigían a ellas a través de los centros de asistencia para drogadictos, lo cual reforzaba esta preconcepción. Sin embargo, parece que la prostitución en la calle, en la cual se encuentra la mayor parte de los toxicómanos prostitutas(os) sólo representa 10 a 20% de la prostitución de los países occidentales (Mesah y Lee, 2006; Red jurídica canadiense VIH/sida, 2005). Por otra parte, no todas las y los sexoservidores de la calle son drogadictos o alcohólicos (Shaver, 2005).

Mientras los grupos de sexoservidores(as) reivindican la discriminalización de sus actividades profesionales y su derecho a vivir y trabajar con seguridad y dignidad, las feministas abolicionistas rehúsan admitir que ofrecer servicios sexuales pueda vivirse de manera similar a cualquier otro trabajo de servicio al cliente; y mucho menos que eso pueda simplemente constituir un trabajo. Bajo la apariencia de un discurso que denuncia la violencia patriarcal, estas feministas se rebelan, en realidad contra todo cambio de definición de las sexualidades masculina y femenina tradicionales. Ellas se niegan a imaginar que un cliente pueda solicitar un contacto humano con la prostituta con la que él tiene trato y que pueda, en realidad, ser otra cosa que un pene abusador. También se niegan a considerar que un gran número de prostitutas puedan no sentirse alienadas por ofrecer un servicio sexual sin un deseo previo o incluso sin ningún deseo; y que, por otra parte, algunas de ellas puedas apreciar los juegos sexuales intercambiados con los clientes y encontrar en ellos un fuente interesante de placeres sexuales y de orgasmos.

Es verdad que nadie puede alimentar un deseo sexual constante y que no todos los clientes inspiran sexualmente. Pero estas situaciones no son diferentes de lo que puede vivirse en cualquier trabajo. Hay días en los que todo nuestro entusiasmo habitual desaparece y simplemente no tenemos ganas de trabajar, lo cual no nos impide ir a trabajar porque tenemos que hacerlo. También sucede que hay clientes latosos, molestos y desagradables; la situación no es menos irritante para el vendedor, la mesera, el médico o la estilista que para la bailarina erótica o el acompañante. También es cierto que algunos clientes de los sexoservidores(as) son a veces muy violentos. Pero, de nuevo, esto también es cierto para muchos otros tipos de empleo. Así, por ejemplo, ciertos miembros del personal hospitalario son dos veces más susceptibles de ser agredidos por sus pacientes que las prostitutas(os) por sus clientes; y que las personas que trabajan en la tarde y en la noche en los pequeños comercios (gasolineras, pequeñas tiendas de abarrotes, restaurantes de comida rápida, etcétera) son regularmente víctimas de agresiones (Shaver, 2005).

Finalmente, en lugar de detener nuestra atención *nada más* en los testimonios de las prostitutas que han tenido una mala experiencia con su trabajo con el fin de convencernos de que la prostitución es un mal que debemos frenar (a semejanza de los grupos feministas abolicionistas), tomemos conciencia de que el trabajo sexual no está hecho para todo el mundo, *tal como es el caso de cualquier otro trabajo*. Es por lo tanto normal que ciertas personas no se sientan bien en ese trabajo. No existe ningún empleo —ya sea como asalariado, profesional o autónomo— que pueda realmente responder a las habilidades, necesidades e intereses de todos y cada uno; el trabajo del sexo no es diferente en este aspecto.

De hecho, lo que lo hace particularmente difícil, no es que haya que manipular un deseo sexual potencialmente ficticio. Las personas que se sienten a gusto con su cuerpo y su sexualidad no tienen ningún problema con este aspecto de su trabajo. Es la criminalización[87] que, al posicionar la prostitución como un crimen[88], produce condiciones inhumanas de trabajo. En primer lugar, la criminalización corta el acceso a la protección de la policía, volviendo a los sexoservidores(as) infinitamente

---

87 Las leyes son diferentes según los países. Por ejemplo, en Canadá, la compra y venta de servicios sexuales no son ilegales, aunque todas las actividades alrededor de éstas si lo son. En otros países, como Estados Unidos, toda la prostitución es ilegal. Ciertos países (como Alemania y Holanda) han legalizado la prostitución institucionalizándola, lo cual, en los hechos reduce los derechos civiles y la autonomía de las sexoservidoras(es), y mantiene la estigmatización. Otros como Suecia, han descriminalizado la venta de servicios sexuales, para criminalizar la compra; lo cual incrimina a los clientes, sin desvictimizar a las prostitutas(os), que deben esconderse aún más para trabajar porque los clientes no irán hacia las sexoservidoras(es) demasiado visibles por temor a ser vistos. Por otro lado, no sólo ha habido una disminución del número de clientes sino que los que se atreven a ir, a pesar de todo, resultan, a menudo, ser más violentos (Réseau juridique canadien VIH/sida, *op. cit.*).

88 Aunque sin víctima, lo que demuestra el carácter eminentemente moralista del proceso de criminalización de la prostitución

124

más vulnerables a la violencia de los clientes (Mensah *et* Lee, 2006). En segundo lugar, ésta refuerza la vulnerabilidad al impedir que se organicen en equipo y reciban a los clientes en lugares designados para tal efecto[89], cuando este tipo de organización del trabajo ofrecería una seguridad mayor ante la violencia potencial de los clientes. Y, finalmente, al situar a las prostitutas(os) como delincuentes, la criminalización alimenta la estigmatización de la cual ellos son objeto. Esta etiqueta de indignidad que les atribuye desde entonces nuestra sociedad siempre tan puritana, obliga a los sexoservidores(as) a ocultarse y a mentir fuera de su lugar de trabajo y esto, sin siquiera poder evitar muchas situaciones humillantes. Humillantes no por ser sexuales, sino porque alguien "normal" (un cliente, un pariente, un amigo o un profesional de la salud, por ejemplo) se permite despreciar abiertamente el trabajo —de naturaleza sexual— que ellos realizan.

Ahora, una palabra con respecto al *proxeneta*. Las leyes de varios países identifican como proxeneta, y por tanto susceptible de ser encarcelado, a todo individuo adulto que vive, incluso parcialmente, de los ingresos de prostitución de otra persona. Estas leyes se apoyan en la idea de que los proxenetas son abusadores violentos que seducen a las mujeres para prostituirlas y después robarles la mayor parte de sus ingresos. De hecho, es rara vez el caso en los países occidentales; excepto quizá en algunas pandillas de adolescentes (Dorais y Corriveau, 2006) y en los casos de esclavitud sexual en los que las mujeres son secuestradas y transportadas de un país a otro. Que las leyes se destinen a frenar los abusos, es absolutamente necesario. Pero impedir que una prostituta viva con su amante, bajo la sospecha de que él necesariamente abuse de ella porque ella "se prostituye", es negar los derechos fundamentales sobre la base de elección de oficio. Por otra parte, considerar toda relación, entre una empresa o un empleador y un(a) empleado(a) (como, por ejemplo, entre una agencia de acompañantes o un salón de

---

89 Es lo que la ley, moral hasta en sus artículos, llama *burdel*, justificando con esta denominación ponerlo fuera de la ley.

masaje y las personas que ofrecen ahí servicios sexuales), como una situación en la que un "proxeneta" abusa de las prostitutas, es ver el mal donde no está, además de impedir a las(os) prostitutas(os) trabajar en condiciones de empleo más normales [90].

Pero revisemos también esta noción, específicamente asociada con trabajo sexual y que afirma que la prostitución, es "venderse", "vender su cuerpo" o incluso "vender partes de su cuerpo: la boca, los senos, el sexo, el ano". Esta noción conlleva un verdadero abuso del lenguaje, ya que vender algo significa que uno lo cede a otra persona de tal manera que uno ya no lo posee. Sin embargo, la(el) sexoservidora(or) que hace una felación conserva después totalmente el uso de su boca… Las sexoservidoras(es) indiscutiblemente se sirven de su cuerpo para trabajar. Pero esto no es menos cierto para cualquier otro trabajador, pensemos, por ejemplo, en un obrero, un cargador de mudanzas, un deportista profesional, una mesera, una recepcionista o un artista. Y si ninguno de estos trabajadores tiene la impresión de "vender su cuerpo" o una parte de éste durante su trabajo, entonces ¿por qué las trabajadoras(es) del sexo deberían experimentar las cosas de manera diferente?

La definición del sexo implica que éste debe pertenecer a nuestro ser más profundo y, por lo tanto, ser absolutamente íntimo (definición que por cierto permite mantener el sexo como tabú pues-

---

90 Es decir de manera que esas condicionen respeten las normas mínimas de trabajo, lo cual rara vez es el caso actualmente. Las sexoservidoras(es) no tienen ningún verdadero poder de negociación de sus condiciones de trabajo, y los patrones tienen entonces la posibilidad de imponer sus propias exigencias, las cuales serían totalmente inaceptables en el marco de otro tipo de trabajo. Este sería en especial el caso en Canadá en los bares de bailarinas y en los establecimientos de servicios eróticos. Pero también en Nevada (Estados Unidos), donde sólo es legal la prostitución de Estado, así como en los países europeos donde se ha institucionalizado la prostitución. Mientras la prostitución sea estigmatizada, las sexoservidoras(es) no tendrán la posibilidad de elegir sus condiciones de trabajo y de trabajar con seguridad y dignidad (Delacoste *et* Alexander, 1987).

to que lo mantiene oculto), mientras que vender servicios sexuales, resulta, según esta perspectiva, en vender nuestro ser más profundo, nuestra alma, nuestra identidad misma. Así cuando los moralistas dicen que la prostituta vende su cuerpo, se vende ella misma, y sale degradada, es porque ellos estiman que vender servicios sexuales, resulta en vender la parte más íntima de sí, "prostituirla", perdiendo así su identidad personal. Siguiendo esta lógica, el escritor que vende su obra perdería una parte de sí mismo, una parte que constituye su identidad personal. Sin embargo, nadie osaría entender así la situación del escritor, al contrario. Entonces, ¿por qué afirmar que la prostituta vende su intimidad e incluso su identidad cuando ella ofrece servicios sexuales a cambio de remuneración? Si no es porque la situación choca con los códigos morales judeocristianos aún demasiado impregnados en nuestras sociedades y porque la prostitución sigue siendo ante todo definida como un acto inmoral, incluso a través de los discursos feministas abolicionistas. De modo que vender servicios sexuales, equivale *a vender su alma al diablo…*

En realidad, si las sexoservidoras(es) pierden algo de su identidad, es en cuanto a la posibilidad de identificarse socialmente como trabajadoras(es) sexuales. Pues deben mantener el secreto, mentir sobre la naturaleza de su trabajo, negar una parte de su experiencia de vida. Se ven obligadas(os) a rechazar una parte de lo que constituye su identidad, al contrario del empleado de servicio al cliente quien tiene el derecho de identificarse como empleado y reconocerse como trabajador de tiempo completo. Si el trabajo es fuente de orgullo para algunas prostitutas, no lo pueden compartir más que con aquellos de sus amigos que puedan comprender y aceptar esta "desviación". La pérdida de autoestima y el sentimiento de degradación con frecuencia asociados al trabajo sexual no son más que una reacción ante la constante estigmatización sufrida por las prostitutas: ¡es difícil estar orgullosa de sí misma cuanto todo el mundo dice que no valemos nada! (Goffman, 1963) Ofrecer servicio sexual a cambio de dinero no tiene nada de degradante en sí; es el discurso social el que lo ve como tal. Bastaría con disolver las actitudes moralista en cuanto a la sexualidad, y el trabajo del sexo sería necesariamente desprovisto de esta aura sulfurosa (Comte, 2010).

Una percepción tan negativa de la prostitución no sólo tiene efectos devastadores sobre las sexoservidoras(es), *sino que nos afecta a todos*. Muchas mujeres inhiben una parte importante de su expresión sexual en presencia de su pareja para no parecer una "puta". Deben protegerse cueste lo que cueste contra el juicio del otro, sobre todo, contra la vergüenza asociada con la puta. Por su parte, muchos hombres se sienten desgarrados por un lado, entre el amor que sienten por su pareja sexualmente inhibida pero "digna de amor" porque sabe "respetarse" y, por el otro, un deseo muy legítimo de actividades eróticas liberadas del grillete de la "respetabilidad" pero que no pueden ser experimentadas más que con una mujer sexualmente disponible.

Respeto y dignidad

Recordemos que, alimentada de preceptos reductores desde los primeros instantes de su vida, toda mujer que busca "respetarse" deberá obligatoriamente esperar a sentirse enamorada y estar segura del amor del otro, antes de involucrarse en una intimidad sexual. Esta regla es además particularmente importante para la jovencita para quien ésta sería su primera relación sexual. Considerada "inocente", se supone que la adolescente sólo desea el Gran Amor y está libre de todo pensamiento verdaderamente sexual. Por consiguiente, si se le ocurriera expresar un interés sexual fuera de todo contexto amoroso, se diría de ella que no es más que "una chica fácil". Y perdería su "reputación" ante sus compañeros.

Comprendamos también que *respetarse y salvaguardar su dignidad humana, cuando se es mujer*, es, según las normas actuales, no solamente evitar "hacer el sexo por el sexo", sino también *cuidarse de* parecer "demasiado" sexual, de tomar "demasiado" claramente la iniciativa, de aceptar las actividades sexuales habituales de las prostitutas (masturbación de la pareja, felación y posiciones animales como los perros, por ejemplo) y, por último, entregarse a escandalosos gemidos de gozo (como en los videos porno, de los cuales "todo el mundo sabe que los gemidos son falsos"...).

Por otra parte, *todo hombre que respeta a la mujer* esperará que ella de signos de interés en hacer el amor con él antes de tomar la iniciativa. Y evitará pedirle hacer cosas que podrían hacerla parecer una *puta* y además permanecerá atento al menor signo, por parte de ella, de una pérdida de interés en la actividad sexual en curso, para ya sea modificarla o pararla *in situ*[91]. La necesidad de negar el aspecto genital de su experiencia sexual con el fin de "respetarse" y de conservar su dignidad es sobre todo cierto para las mujeres, pero algunos hombres se lo aplican también a ellos mismos, además de aplicárselo a su pareja. Por último, la moral de otros tiempos que exigía a la mujer que se reservara a su marido ha cambiado poco; apenas se ha ampliado para incluir al amante.

Pero ¿qué significan los términos *respeto* y *dignidad*? El *Petit Robert* (1990) nos enseña que el respeto que se siente por una persona, es un *sentimiento que concede a alguien una consideración admirativa, debido al valor que se reconoce en él, y a conducirse ante él con reserva y moderación, como una imposición aceptada.* En cuanto al respeto humano es definido como siendo el *temor al juicio de los hombres, que conduce a evitar ciertos actos, ciertas actitudes.* Y la dignidad se define como un *respeto que merece alguien, grandeza, nobleza, lo mismo* que el *respeto de sí.* El término designa también la *presencia, el comportamiento, que traduce ese sentimiento.* Además, si consultamos Encarta (2008), notaremos no solamente que cada una de las dos nociones sirve para definir a la otra sino que además, ambas están asociadas a las nociones de orgullo y honor. Los

---

91 Estas observaciones pueden parecer exageradas, pero yo las escucho regularmente en la práctica clínica.

conceptos de respeto y dignidad son por lo tanto gemelos y se refieren a un juicio de valor en cuanto a la persona, sobre la base de los comportamientos que ella adopta o no.

Así, para ser respetado(a), debemos actuar de acuerdo con las normas sociales que dictan lo que es admirable o no. Ahora bien, en materia de sexualidad, las normas sociales son los vestigios judeocristianos, que se mantuvieron vivos a través de la derecha cristiana y el feminismo puritano. ¡Condenar la sexualidad genital no tiene nada que ver con los sentimientos más nobles y supuestamente más humanos! Más bien tiene que ver con una ideología cristiana de abstinencia sexual que plantea la necesidad de mantenerse lejos del cuerpo, único medio de aproximarse a Dios. Además tiene que ver con un control patriarcal de la sexualidad de las mujeres cuyo fin es mantenerlas dentro de la sexualidad conyugal. La mayoría de las feministas de la primera ola y varias de nuestra época no han considerado cuestionar esas normas producto, al mismo tiempo, de un sistema religioso represivo y del patriarcado. Si ellas lo hubieran hecho, habrían favorecido una experiencia más completa y satisfactoria de la sexualidad porque se habría integrado el cuerpo y la "genitalidad" tanto en hombres como en mujeres. Por desgracia, ellas intentaron valorar el modelo de la mujer sexualmente inhibida (maternal y sin pulsión carnal) e imponer a los hombres los comportamientos sexuales concordantes con los "valores femeninos" considerados después de dos mil años de negación del cuerpo y del placer sexual más "respetables".

Procede por tanto cuestionar esta noción de respetabilidad sexual. Una persona que, sobre la base de esta noción, se abstiene de masturbarse, de tener fantasías centradas en lo genital o de vivir un encuentro sexual con otra persona aunque tenga ganas de hacerlo y el otro se muestre igualmente interesado, actúa con base en los miedos que ella alimenta de perder su reputación y el respeto de los demás. Sin embargo, ella no se tiene ningún respeto como individuo, pues al negar su deseo sexual, se pliega a una moral que la aleja de ella misma. Esta situación no puede más que crear conflictos internos entre lo que ella siente como necesidad de vivir y lo que la moral le dice que debe vivir. Pero más aún, al rehusarse a expresar y explorar el deseo sexual por lo que es (es decir sin necesariamente asociarlo a un deseo amoroso), la persona cierra la puerta a una parte de ella misma y pierde entonces la posibilidad, en el terreno sexual, de plenamente actualizarse como individuo.

En cuanto a la noción de dignidad, ésta se refiere al mismo tiempo, al grado de consideración que lleguemos a obtener por parte de los demás y a la presencia de autoestima en nuestra forma de presentarnos, de ser en el mundo. La dignidad es por lo tanto enteramente percepción y se refiere también a un juicio moral. Por otra parte, en nuestras sociedades, la pérdida de dignidad, en lo que concierne a las mujeres, es concomitante a la pérdida de respetabilidad sexual (ser una "buena chica" *vs.* ser una "cuatro letras"). Una mujer que "ha fornicado" por puro placer carnal es considerada menos bien por los demás y se le incita a creer que tiene menos valor.

Así, se considera que las prostitutas, tomando el caso más extremo, se han degradado y han perdido toda dignidad humana, en virtud de sus comportamientos de promiscuidad contrarios a las normas morales de control sexual. Percibidas como "desechos sociales" no teniendo ya derecho al respeto de los demás, ellas se convierten en objeto constante de denigración. A fuerza de ser tratadas con falta de consideración, incluso con abuso y desprecio muchas de ellas terminar por sentir que en efecto han perdido su dignidad. Sin embargo, el hecho de ofrecer servicios sexuales a cambio de una remuneración no es degradante en sí, como lo muestra la experiencia personal de muchas sexoservidoras. *Entonces, son las actitudes sociales las que producen el sentimiento de indignidad manteniendo la criminalización sobre la base de un prejuicio y fomentando los comportamientos despreciativos hacia las trabajadoras(es) del sexo*[92].

---

92 Reconociendo esta dinámica, el movimiento internacional de las sexoservidoras exige que se les trate con respeto con el fin de crear las condiciones que les permitan

Para la mayoría de nosotros, el respeto y la dignidad son en última instancia el resultado de lo que la sociedad nos refleja en cuanto a nuestro valor, el cual es evaluado a partir de nuestra voluntad o capacidad de moldear nuestras actitudes y comportamientos a las prescripciones sociales de lo que está bien o está mal. Sin embargo, el verdadero respeto de sí mismo se realiza más bien al tomar conciencia de y asumir la totalidad de nuestra experiencia como ser humano individual (pensamientos, emociones, sensaciones corporales y acciones/reacciones).

No puede provenir de un respeto a normas externas a uno, dictadas en el marco de estructuras sociales que buscan controlar la sexualidad y no favorecer una mejor experiencia humana. En cuanto a la verdadera dignidad, ésta se deriva primero y ante todo de un *reconocimiento interno* de nuestro valor intrínseco como ser humano y es la expresión de este en el mundo.

Entonces se vuelve posible, después de haber reconocido el carácter represivo de las normas sexuales, desarrollar un respeto de sí mismo que *respete* nuestra propia experiencia actual de la sexualidad. Lo cual se produce cuando nosotros reconocemos nuestro derecho al deseo y al placer y cuando nos permitimos sentirlos, explorarlos y expresarlos durante un encuentro solitario con nosotros mismos o un encuentro de mutuo acuerdo con el otro. De este modo, nosotros nos asumimos, proceso que nos permite desarrollar una mejor autoestima en nuestra vivencia sexual, ya que la experiencia vivida toma un valor positivo, que nos nutre y nos satisface.

De este modo, la vergüenza llega a disolverse y nos volvemos capaces de vivir nuestra masculinidad o nuestra feminidad con toda dignidad. Es decir con plena autoestima en cuanto a nuestro valor y plena confianza en nosotros mismos en cuanto a nuestra facilidad para expresarnos en el mundo como seres humanos de sexo masculino o femenino.

---

vivir y trabajar de forma segura y con dignidad, en lugar de las condiciones actuales de estigmatización (Delacoste *et* Alexander, 1987).

La sexualidad, ¿fuente de traumatismo?

El cuestionamiento social e individual de los dogmas religiosos y de las normas sociales nos ha gradualmente permitido liberarnos de varias prohibiciones nefastas, ya sea en la sexualidad o en otros aspectos de nuestra vida. Por otra parte, el desarrollo de una actitud más positiva hacia la sexualidad como expresión de amor en la pareja, ha sido favorecido por la evolución de la noción de intimidad conyugal, tras un cambio en el tipo de interacciones que tienen lugar entre los esposos y de una disminución de la natalidad, provocados por el desarrollo de la industrialización (Giddens, 1992). Sin embargo, fuera de esta esfera muy limitada de expresión sexual, la sexualidad siguió siendo tabú, fuente de malestares, fácilmente culpable. Las creencias que identificaban la sexualidad con el mal, desafortunadamente resurgieron en el discurso médico y científico a través de las nociones de abuso y traumatismo. De este modo, la sexualidad sigue siendo algo eminentemente peligroso de lo cual hay que desconfiar.

Lo cual no es del todo falso... en una sociedad como la nuestra que sitúa el respeto propio y la dignidad en la evitación de la "genitalidad" (lo relativo a los genitales). Durante varios siglos, la identidad de la mujer estuvo directamente asociada con su virginidad y a su castidad. Para no incurrir en el ostracismo social, ella no debía haber conocido ninguna experiencia sexual fuera del matrimonio; debía además, ser muy reservada en cuanto a las cuestiones del sexo, incluso con su marido. Esta regla era tan imperativa y sin apelación que toda mujer violada quedaba socialmente dañada; irremediablemente sucia, estropeada (Pheterson, 1987). Si no era casada, ella perdía la posibilidad de un matrimonio conveniente; si lo era, su esposo la veía entonces como algo de poco valor.

La asociación de la identidad femenina a su sola sexualidad está todavía tan impregnada que se encuentra constantemente en expresiones comunes. Pensemos, por ejemplo, en las expresiones "hombre

133

público" y "mujer pública", "*maître* (maestro)" y "*maîtresse* (concubina)", "patrón" o "matrona", "príncipe" o "princesa"... Un hombre público es un personaje muy conocido de la política, un maître (maestro) es un hombre que tiene la maestría perfecta de su oficio o campo de interés particular, un patrón administra a los empleados de una empresa, un príncipe es un hombre joven llamado a convertirse en rey y administrar los asuntos del reino. En cambio, la mujer pública es una prostituta, la *maîtresse* es la amante de un hombre casado, la matrona administra un burdel y la princesa es una joven virgen disponible para un matrimonio, si es posible romántico (por lo menos según un imaginario de cuentos de hadas). Señalemos de paso que ser mujer pública, *maîtresse* o matrona es una valoración negativa, mientras que la imagen de la princesa corresponde a un tipo ideal para las jovencitas (ideal, recientemente modificado, según el entorno, para incluir la posibilidad de actividades sexuales en las relaciones amorosas).

En semejante contexto social, la sexualidad se vuelve innegablemente peligrosa porque toda la definición de sí, como buena o mala persona, está directamente relacionada a un estatus sexual, el cual queda para siempre mancillado en el momento en que una actitud, un comportamiento o una experiencia contravienen las reglas rígidas de las "buenas costumbres". Reglas que, recordemos, no fueron promulgadas para favorecer el florecimiento del ser humano sino más bien con el fin de controlar su descendencia. De modo que, el peligro asociado a lo sexual no es intrínseco a la sexualidad misma, proviene del ostracismo social puesto en movimiento una vez que una mujer entraba en contacto con lo sexual fuera del matrimonio (ya sea por placer o por la fuerza). Ostracismo social que inducía un sentimiento de vergüenza, de pérdida de la autoestima y de daño a nivel de la identidad de la persona habiendo sido así deshonrada.

Además, la industrialización, al enviar a los hombres a las fábricas y conservar a las mujeres en la casa cuidando a los hijos, también valoró muy especialmente la maternidad (Giddens, 1992). De modo que, las primeras feministas (las de los años 1850) situaron las características

134

de la maternidad en el corazón de la identidad femenina que había que promover, al mismo tiempo que mantuvieron la parte de su identidad que tenía relación con el rasgo de "pureza sexual". La necesidad de ser casta y sexualmente reservada con el fin de ser una mujer "honesta" estaba a tal grado integrada en las mentalidades de las mujeres que estas feministas no lo cuestionaron. Simplemente lo concibieron como un aspecto inherente de la mujer. ¡Después de todo era una característica altamente apreciada!

Ahora bien, a partir del momento en el que la reserva sexual de una mujer está en la base de su valor y de su identidad misma, toda solicitud sexual por parte del hombre, aún del marido, se vuelve amenazante y debe ser evitada. Como vimos en el primer capítulo, esta situación alentó a las primeras feministas americanas a exigir el derecho al voto con el fin, entre otras cosas, de aprobar una ley contra el alcohol supuestamente para favorecer el orden moral social. Con la revolución sexual, las feministas reclamaron el derecho al placer sexual, lo cual permitió una cierta apertura social ante el deseo sexual femenino. Sin embargo, algunas feministas norteamericanas de los años 1970-1990[93] retomaron la visión de las primeras feministas y afirmaron la presencia, en la relación heterosexual, de un crimen sexual del hombre sobre la mujer mártir. Según ellas, "las mujeres son una clase oprimida y la sexualidad es la raíz misma de esta opresión" (ver Badinter, 2003, p. 25). Como los logros en cuanto a la apertura sexual eran todavía demasiado débiles para desplazar una moral sexual sólidamente establecida en el inconsciente colectivo, su discurso fue el más escuchado, tanto por las feministas, como por los interventores sociales y los investigadores. Este análisis feminista parcial, por decir lo menos, estableció las bases para una visión de la sexualidad como fuente de los peores traumatismos que un humano puede vivir, al mismo tiempo que ponía a las mujeres como víctimas y a los hombres como depredadores y abusadores sexuales.

---

93 Principalmente Kathleen Barry, Susan Brownmiller, Andrea Dworkin y Catharine A. MacKinnon.

Con el fin de rectificar la situación, hace falta entonces, según esta visión, dar voz a las mujeres, alentarlas para que denuncien los abusos de los que son víctimas y castigar severamente —con cárcel— a los hombres culpables de tales agresiones. No negamos que se produzcan abusos sexuales contra mujeres y niños; esta es una desafortunada realidad que definitivamente debemos prevenir. Sin embargo, la violencia y la coerción sexual no se producen solamente de los hombres hacia las mujeres y los niños, se producen también de los hombres hacia otros hombres, así como de las mujeres hacia los hombres (Guillot, 2004; Hartwick *et al.*, 2007; Thomas, 1993) y... hacia otras mujeres en el marco de las relaciones lesbianas (Lobel, 1986). De modo que, definir los abusos sexuales únicamente en términos de la violencia perpetrada por los hombres hacia las mujeres, es como poner anteojeras para sólo ver lo que entra en el marco teórico que queremos defender.

Es verdad que en el pasado las mujeres eran mucho más susceptibles de ser violentadas por los hombres que a la inversa, ya que las normas sociales de sumisión al padre y al esposo obligaban a las mujeres a no manifestar su propia agresividad más que de manera indirecta. Sin embargo, los tiempos han cambiado. Las mujeres conocen sus derechos y están dispuestas a pelear por defenderlos. Al ganar confianza en ellas mismas, no solamente se permiten expresar lo que quieren, sino además han recuperado la capacidad de hacerlo con determinación y agresividad. Es por ello que en las investigaciones se tiene cuidado de plantear las mismas preguntas a los hombres y a las mujeres en cuanto a la *violencia ejercida y la violencia sufrida*, de-mostrando que los hombres son víctimas de violencia de parte de las mujeres en la misma proporción que las mujeres son víctimas de los hombres, excepto en cuanto a la gravedad de las lesiones físicas cuando ha habido golpes de por medio. De hecho, las adolescentes y las mujeres son tan capaces como los hombres de insultar, denigrar, acosar, abusar sexualmente, golpear con rabia y matar (Badinter, 2003; Laroche, 2005; Prothrow-Stith *et* Spivak, 2005; Straus, 1997, 1999 *et* 2001; Thomas, 1993). La diferencia estriba en los resultados de la agresión física, cuando se trata de lesiones: los hombres tienen un sistema muscular más poderoso, lo que hace que *el mismo golpe* asestado con rabia ocasione mayor daño si proviene de un hombre. Pretender que los seres humanos se dividen en dos grupos según el sexo, un grupo de mujeres víctimas y otro de hombres agresores es deformar completamente la realidad.

Por otra parte, con el fin de justificar sus afirmaciones sexistas contra los hombres, las feministas radicales utilizan no solamente métodos de investigación inadecuados y parciales, sino que además distorsionan los resultados estadísticos al omitir lo que no entra en la teoría, manipulando las cifras con el fin de dar credibilidad a la tesis de los hombres abusadores y de las mujeres abusadas y alterando la lógica estadística para que las cifras digan otra cosa, en lugar de lo que en verdad representan (Badinter, 2003; Sommers, 1995 *et* 2000)[94]. Lo cual hacen, por ejemplo, preguntando a las mujeres únicamente sobre la violencia sufrida y a los hombres sobre la violencia perpetrada; considerando el insulto verbal exactamente al mismo nivel que la violación con golpes y lesiones; interrogando a las mujeres sobre las situaciones en las que tuvieron actividad sexual después de ser presionadas por el hombre, cuando ellas no tenían realmente ganas de hacerlo y calificando en seguida estas situaciones de agresión sexual, al contrario incluso de la percepción misma de las personas interrogadas.

Usando la imagen de la mujer víctima, estas feministas buscan la simpatía del público para fortalecer sus argumentos. Entonces, ahí donde son supuestamente engañadas las jovencitas y las mujeres, se trataría de crear los medios para darles la oportunidad de tomar lo que les corresponde. Los chicos y los hombres, ellos dispondrían automáticamente de estas posibilidades y no tendrían necesidad ni de

---

94 Este tipo de estrategia ideológica es también utilizada en lo que concierne a las investigaciones que apoyan el discurso anti prostitución, tal como lo han demostrado brillantemente Chaumont *et* Wibrin (2007), Toupin (2006) *et* Weitzer (2005a, 2005b).

ayuda ni de estímulo. En materia de sexualidad, se trataría de dar a las mujeres el poder de elegir lo que ellas quieren y cuando lo quieren.

No hay nada que repetir sobre este tema. Sin embargo, el problema está en que a los hombres se les exige adaptar sus propios deseos a los de las mujeres; de lo contrario, se asume, que ellos imponen su dominación sobre ellas. De tal suerte, que según estas feministas, solo es justa hacia las mujeres una actitud masculina que se centre en las necesidades de estas últimas (ver Dupuis-Déri, 2005). Sin embargo, esta actitud no es igualitaria porque implica que los hombres se pongan al servicio de las mujeres y esto, sin que haya reciprocidad en la consideración de sus propios deseos y necesidades. Además, las situaciones donde las mujeres abusan sexualmente de los hombres no son reconocidas como tales, porque según esta ideología dichas situaciones realmente no se podrían producir.

De modo que, la militancia feminista ha logrado vender la idea, en varios países occidentales, entre ellos Francia, de que para definir una situación de acoso o de abuso sexual, basta con que la mujer declare haberse sentido perturbada por un gesto o un comentario del hombre. El término *agresión sexual* es entonces utilizado con el fin de designar toda situación, en la cual el consentimiento no era absolutamente claro y en la que el hombre persistió en sus avances. Un si claro quiere decir *si* y un no claro quiere decir *no*, no hay duda a este respecto. ¿Pero qué hacer con un *no* que quiere decir *sí* (lo cual es el caso cuando la mujer utiliza el *no* de manera estratégica con el fin de atizar el deseo, de jugar el juego de la seducción…)? ¿Y qué hacer con un *sí* que, finalmente, quería decir *no*, habiendo la mujer consentido porque se sentía presionada por la situación y no sabía cómo decir *no*? Mínimo cuando la situación no es clara, el hombre debe adivinar lo que pasa y elegir bien, porque si decide proseguir con sus avances cuando la mujer quería decir no, se vuelve responsable de una agresión sexual, incluso cuando no tenía ningún indicio tangible de que ella no quisiera. Mientras que si, al contrario, decide no proseguir, no habiendo tenido indicios concretos de que la mujer quería, mientras ella sólo buscaba atizar su deseo con un no que en realidad quería decir *sí*, él es declarado "poco hombre".

Entonces, bajo la presión feminista, la agresión sexual resultó definida como toda atención no deseada por parte de un hombre hacia una mujer y por la cual ella se siente perturbada[95]. La diferencia entre el juego de seducción y el acoso se sitúa, de ahora en adelante, *en la interpretación que la mujer haga* de las miradas, palabras y gestos del hombre. Cuando el hombre pudo no haber tenido ninguna intención de seducción ni ninguna intención sexual, si la mujer se sintió perturbada por lo que ella percibió como sexual en la mirada, la palabra o un gesto de él, se presupone que hubo acoso sexual. Como es fácil ver lo que uno espera ver, incluso si no está en absoluto presente, el hombre puede fácilmente convertirse en "culpable" de una intención que jamás tuvo. Además, ya que el problema sólo puede producirse después de los hechos, es en ocasiones retrospectivamente, a raíz de que surgen los remordimientos de haber consentido, que la situación será definida como abusiva, independientemente de la interacción que realmente se produjo entre la demandante y el hombre acusado.

Para sostener tal definición del abuso, las militantes afirman que la víctima está tan traumatizada que solicitarle pruebas de la agresión, es añadir a la afrenta del abuso, la de sospechar que ella deforme los hechos o mienta. Una víctima sólo puede decir la verdad y hay que creerle sin cuestionarla. Sin embargo, el problema reside en la identificación de la *verdadera* víctima que en muchos casos, no es la mujer que afirma haber sido objeto de abuso[96], sino más bien el hombre que

---

95 De paso, notemos, el tono sexista de la definición…

96 En algunos casos, la falsa denuncia sigue a un deseo de vengarse del hombre que no ha jugado el juego de la demandante. En cambio, en muchos casos, la demandante no se percibe como habiendo sido abusada y ella no plantea su queja más que después de ser presionada por grupos de mujeres, que habiendo adoptado esta defi-

jamás ha realizado los actos de los que se le acusa y que jamás tuvo tampoco, la intención de acosar o abusar de ninguna manera. Como sea, en Francia y otras partes, cada vez más hombres son encarcelados después de tales alegatos de violencia sexual, incluso cuando ellos no tenían ningún indicio de que la mujer a la cual ellos manifestaron su interés podía no quererlo o "sentirse traumatizada" (Badinter, 2003; Barillon *et* Bensussan, 2004; Iacub, 2002; Thomas, 1993).

Sexualidad, identidad y traumatismo

Sin darse cuenta que los malestares que sienten con respecto a la sexualidad son producidos por la introyección de una moral social que dicta un comportamiento reservado a la mujer, las feministas radicales han transferido a los hombres la responsabilidad de estos malestares, acusándolos de imponer una sexualidad intrínsecamente malsana, abusiva y fuente de traumatismo para las mujeres. Así, en lugar de cuestionar las actitudes sociales y de favorecer una reapropiación de la sexualidad por la mujer, ellas exigen a los hombres que constriñan su propia sexualidad. De este modo, ellas nivelan por lo bajo la experiencia sexual de ambos, manteniendo las prohibiciones y los tabús como fuentes de conflictos internos y de sufrimientos inútiles, en lugar de hacerlos estallar.

Sin embargo, no es la naturaleza sexual de una agresión o de un acoso lo que los vuelve tan traumatizantes: sufrir violencia psicológica o física puede ser tan, si no es que más, destructor dependiendo de las situaciones. Pensemos en los niños y las niñas que, desde su más tierna edad, son constantemente golpeados y humillados por sus

---

nición feminista del abuso sexual, han logrado convencerla de que ella realmente fue víctima (Barillon *et* Bensussan, 2004; Iacub, 2002).

padres; sería erróneo creer que estos niños serían menos afectados que los niños víctimas de agresiones sexuales repetidas, ¡únicamente porque las agresiones en cuestión no eran sexuales! La construcción de la identidad del niño y la de su lugar en el mundo son, *en los dos casos*, seriamente obstaculizadas. El niño cree que él debe tener algún defecto para que lo maltraten así (ya sea un maltrato sexual o "solamente" psicológico y físico), mientras se tropieza con las cobardías, la incoherencia del discurso y el comportamiento, incluso las maldades, de los adultos responsables de su desarrollo. Y, en ambos casos, él pierde la confianza en sí mismo, en sus capacidades para realizarse como individuo y en sus posibilidades de ser feliz, al mismo tiempo que concluye que es imposible tenerle confianza a alguien.

De hecho, la verdadera fuente de traumatismo no se encuentra tanto en una atención sexual no deseada sino *en una percepción de la sexualidad como experiencia culpable, que mancilla la identidad misma*, la cual es transmitida al individuo desde los primeros instantes de su vida. En nuestra sociedad, no solamente mantenemos a los niños en la ignorancia sobre las cosas sexuales, so pretexto de que son "inocentes[97]", sino que además les hacemos sentir que todo lo que respecta a lo sexual es culpable, ya sea que se trate de la masturbación o de juegos exploratorios entre amigos. ¡Cuántos niños hemos castigado y seguimos castigando actualmente, después de sorprenderlos excitados tocándose el sexo, o desnudándose frente a otros niños, o incluso viendo a otros niños desnudos! El niño aprende muy pequeño que no debe tocarse "ahí"; que su pene o su vulva es una región "vergonzosa"

---

97 El término *inocente* se refiere a la ignorancia y a la inexperiencia de lo sexual que el niño se supone presenta. Por otra parte, este término ha sido durante mucho tiempo utilizado para evocar la inexperiencia de la mujer virgen. Ahora bien, en oposición al término *inocente*, está el de la *culpabilidad*. Lo que implica que el conocimiento y la experiencia de lo sexual hacen desaparecer la inocencia del niño (o de la mujer hasta entonces virgen) volviéndolos *culpables*… ¡Evidentemente, la elección de estos términos no se debe a la casualidad! Simplemente expresan las concepciones que nuestra sociedad tiene de lo sexual.

y "muy íntima" que nadie debe ver o tocar. Comprende también muy rápido que si él vive algo con respecto a su sexo o el de otra persona, ya sea por curiosidad personal o porque la situación se lo impuso, él debe guardar eso como secreto para evitar las reprimendas y la humillación por parte de sus padres.

Por consiguiente, aunque muchos niños rebasan las prohibiciones para permitirse una autoexploración o juegos de tinte sexual con otros niños de su edad, esto será con frecuencia vivido con malestar y un sentimiento de culpa. Si éstos últimos no son enseguida reforzados por un castigo proveniente de un adulto que lo sorprenda en el hecho, el niño logrará, mal que bien, manejar el malestar y buscar placer y experiencia a través de sus actividades sexuales.

Sin embargo, la situación se vuelve devastadora cuando al niño se le imponen actividades sexuales por un adulto o un joven mayor que él. Siendo la cosa sexual tabú, algo de lo que no se habla, él no puede ni saber cómo reaccionar en semejante situación, ni abrir libremente el tema con otros adultos. Él "sabe" aunque, de manera confusa, que "no es correcto", que "no hay que hacer eso" (de tantas veces que se lo han dicho, verbalmente o no). Pero él es llevado por el otro a "hacerlo" sin poder sustraerse, forzado ya sea por amenazas de represalias o de un abandono afectivo. Por otro lado, como las actividades sexuales son socialmente marcadas como culpables, el juego del agresor es hacer caer esta culpabilidad sobre el niño o la niña, que debe ahora soportar lo odioso del tabú y la culpabilidad de lo que pasó. Peor aún, utilizando el discurso social, el agresor lleva a su víctima a creerse la fuente de la atracción que despertó en este último, y por consecuencia culpable de enviar mensajes sexuales, sin siquiera darse cuenta. El niño termina por percibirse como intrínsecamente malo, defectuoso y vive continuamente en la vergüenza de haber sido utilizado sexualmente y además de ser "inconscientemente" responsable (Dorais, 1997). De modo que, el efecto devastador del abuso sexual, en los niños, no se debe esencialmente al carácter sexual de la agresión. Es primero y ante todo provocado por el discurso social que enseña

142

a los niños a tener vergüenza ante lo sexual, al mismo tiempo manteniéndolos en el silencio y en la ignorancia, lo cual los aísla y los hace vulnerables en situaciones problemáticas.

Luego vimos como la identidad de la mujer ha sido tradicionalmente definida en función de su historia sexual y como, más específicamente, toda mujer habiendo sufrido una violación sufría una pérdida irremediable a nivel de su identidad social, puesto que uno la definía entonces como un objeto manchado e impropio para su papel de esposa. La violación se convertía en fuente de desprecio social, y de ahí se desprendía que ésta degradaba definitivamente a la persona que la sufría. Por consiguiente, el sentimiento de haber sido manchada, degradada por una violación, de haber pedido una parte de sí, no resulta directamente de la naturaleza sexual de la agresión, sino de las actitudes sociales en cuanto a la "propiedad" de la mujer [98].

Por otra parte, la identidad del hombre también es cuestionada por una agresión sexual. En efecto, el hombre debe ser la parte activa durante las actividades sexuales para poder ser socialmente reconocido como masculino. Ahora bien, cuando a un chico, o más raramente a un hombre, se le imponen actos sexuales que él no ha deseado, se encuentra en una posición de sumisión contraria a la definición de masculinidad. Sufriendo la dominación de otro, él es marcado como débil y falto de masculinidad. Además, en nuestras sociedades, cuando la agresión es por parte de otro hombre, el acto homosexual cuestiona el grado de masculinidad de la víctima heterosexual ya que homosexualidad y virilidad son socialmente definidas como opuestas (Dorais,1997). De modo que, igual que para la mujer, el atentado a la identidad no se debe a la naturaleza sexual del acto impuesto, sino más bien a las definiciones sociales de la masculinidad, así como al desprecio mostrado por todo niño u hombre que no haya sabido protegerse

---

98 Expresión doblemente significativa, ya que la mujer era al mismo tiempo propiedad del hombre y responsable de mantener su "propiedad", es decir, su cualidad de ser *propia* al papel que le que le asigna la sociedad patriarcal.

del abuso sexual… ¡incluso cuando entonces él tenía cinco años o era prisionero de guerra!

Ante la necesidad de proteger su sexo con el fin de proteger su identidad, los órganos sexuales fueron descritos como "íntimos", es decir, como región del cuerpo "que debía ser completamente privada y mantenerse escondida de los demás" (*Grand Robert*, 2005). Como el término *íntimo* sirve también para designar lo "que está contenido en lo más profundo (de un ser), asociado a la esencia (de este ser), y generalmente secreto, invisible e impenetrable" (*Grand Robert*, 2005), esto reforzó la idea de que la sexualidad está ligada a la esencia del ser y por lo tanto a la identidad. Lo cual no sería tanto un problema, si, por el otro lado, la región genital y la sexualidad fuera de la norma no hubieran sido también calificadas de vergonzosas. Porque al superponer estas representaciones, uno llega desafortunadamente a la convicción de que toda falta a las reglas del pudor y la castidad conducen inevitablemente a un envilecimiento del ser y a la vergüenza. Es además, por semejante juego de definiciones que *todo acto sexual no deseado* (ya sea en el marco de la prostitución o de la agresión sexual) pudo ser conceptualizado, y subsecuentemente experimentado, como *necesariamente profanando el ser en lo que tiene de más profundo, íntimo y sagrado* y como *dejándolo a partir de ese momento en la vergüenza*.

Por otro lado, el término *vergüenza* es en sí definido como "sentimiento de inferioridad, indignidad ante la propia conciencia o de humillación ante los demás, de disminución en la opinión de los demás" (*Grand Robert*, 2005). De tal manera, que se refiere esencialmente al juicio de los demás, a semejanza del respeto, de la dignidad y de la indignidad. Ahora bien, ya hemos visto, que este juicio es omnipresente en lo que se refiere al sexo, despreciando el sexo por el sexo y satanizando todo contacto sexual fuera de las normas. Cuando una persona desea de todas formas tal contacto sexual, ella puede llegar a auto justificarse lo suficiente como para no sentir vergüenza a pesar de la presión social. Sin embargo, cuando la persona no deseaba ese tipo de intercambio sexual y alguien la ha obligado, ella se ve proyectada en

144

una situación sobre la cual la sociedad le enseñó que era una situación "culpable" lo cual, la lleva a sentirse ella misma culpable de no haber ni sabido ni podido evitar esta situación. Culpable pero también vergonzosa, porque ella se cuestiona entonces sobre su propio valor como persona y se considera inferior y despreciable porque, según ciertos mensajes recibidos —a veces del ambiente familiar o social, a veces del agresor mismo—, si le ocurrió esto, es que ella lo atrajo por su forma culpable de ser y actuar, la cual habría enviado mensajes de interés y de disponibilidad sexual. La vergüenza vivida después de una agresión sexual no es en consecuencia provocada por una naturaleza presuntamente vergonzosa de la "genitalidad", ni por un vínculo supuestamente intrínseco entre la sexualidad y la identidad o el ser profundo, sino más bien por una percepción socialmente construida de la sexualidad.

Hemos visto como la identidad social, en cuanto al estatus de mujer o de hombre, ha sido y sigue siendo dependiente de la historia sexual. Sin embargo, también podemos analizar las crisis de identidad que siguen al abuso sexual bajo el ángulo de la construcción de la *identidad de sí*. Según Giddens (1991), esta construcción se elabora sobre la base de la historia personal que el individuo está en posibilidades de desarrollar para él mismo, pero también de revelar a los demás. Por otra parte, cada secreto cargado de culpabilidad y de vergüenza constituye una ruptura en las posibilidades de narración de sí, ya que las agresiones sexuales sufridas deben tenerse ocultas, mantenidas a distancia, para reducir la angustia psicológica provocada por el sentimiento de no valer ya como ser humano. Semejante situación crea "huecos" en la narración de sí y mina el sentimiento de continuidad en su identidad. El individuo tiene entonces la impresión intensamente dolorosa de haber sido despojado de algo, de haber perdido una parte de su identidad. Además, la necesidad de pretenderse "normal" cuando la vergüenza roe desde el interior, crea tal discordancia que el individuo se siente separado de sí mismo y de su cuerpo. Adoptar roles diferentes a lo que uno vive y siente no compromete necesariamente la autoimagen que uno tiene de sí mismo. Pero cuando la disociación entre lo que forma la propia historia personal y lo que es presentado de uno mismo es grande y debida a la necesidad de esconder partes de la historia consideradas vergonzosas, "puede surgir un sentimiento más severo de dislocación. La persona tiene la impresión de *ejecutar mecánicamente* la mayoría, si no todas las rutinas de su vida, más que seguirlas por razones válidas[99]". Ella se siente destrozada en su historia de vida, carente de identidad propia y extraña en su cuerpo, como lo menciona Dorais (1997) con base en entrevistas con jóvenes hombres que sufrieron numerosos abusos sexuales en el curso de su infancia.

En cambio, una concepción diferente de la sexualidad, menos negativa y que no exigiera mantenerse en una "pureza" sexual para mantenerse a salvo de la estigmatización social, puede reducir el impacto en la integridad psicológica vivido después de la agresión sexual. He aquí un ejemplo a través del testimonio de una mujer ahora en los cincuentas que vivió una violación cuando tenía 20 años.

> Adolescente en lo más álgido de la revolución sexual, yo rápidamente cuestioné la moral sexual y la doble moral. En lo que a mi concernía, las mujeres debían ser libres de experimentar sexualmente y yo comencé mi vida sexual activa a los 16 años. A los 20 años, yo sabía lo que yo quería sexualmente y me respetaba muy bien en mis deseos. Había conocido el sexo por el sexo, pero también la pasión amorosa. Una tarde de invierno, fui a bailar con Violeta, una amiga que me doblaba la edad y que vivía en la misma pensión que yo (en ese entonces yo era estudiante). Yan, un desconocido de unos cuarenta años, se unió a nosotros para beber una copa, charló con mi amiga y, entrada la noche, nos invitó a seguir tomando en su casa. Yo me sentía muy cansada y realmente quería regresar a mi habitación. Pero Violeta

---

99 "[...] *a more severe dislocation is likely to result. A person feels he is continually acting out most or all routines, rather than following them for valid reasons.*" (Giddens, 1991, p. 58). "[...] *una dislocación más severa puede resultar. La persona siente que está continuamente actuando la mayoría si no todas sus rutinas, en lugar de seguirlas por razones válidas.*" (Giddens, 1991, p. 58).

insistió y fuimos juntas a su casa. Yo pedí recostarme un poco para descansar mientras que ellos iban a charlar a la cocina. Yan ofreció su cama, que yo la rechacé para no ponerme en una posición delicada. Me recosté en un sofá en la sala. Después de algún tiempo, Yan vino a acostarse conmigo y me tomó por la fuerza.

Como me sentía muy cansada y aturdida por el alcohol, no tenía ninguna fuerza para defenderme. Lo vi directamente a los ojos, y le expresé con vehemencia mi negativa a todo contacto sexual con él, y como él continuó como si no hubiera dicho nada, le dije con todo mi desprecio que era un cobarde y busqué vengarme diciéndole que estaba infectada de clamidia y todavía en fase contagiosa pues apenas iniciaba con el tratamiento. Y todo esto mientras que Violeta, que se había hecho de alguna manera cómplice, permanecía en la cocina. Una vez que él terminó, ella reapareció y tomamos un taxi juntas para regresar a casa.

Inconsciente de la naturaleza inaceptable de su gesto, Yan llamó a Violeta al día siguiente y ella le confirmó que era cierto que yo tenía clamidia. En cuanto a mí, yo le reiteré mi desprecio de tal manera que ya nunca volvió a llamar. En cuanto a Violeta tenía claro que ella tampoco se había comportado de manera correcta hacia mí, pero considerando que no era una mujer muy brillante, decidí simplemente no volver a confiar en ella. Para mí, era caso cerrado. La ira generada por el evento se disolvió con bastante rapidez y me di cuenta que yo no había sido afectada de otra manera por el incidente. Este hombre me había utilizado cuando yo no tenía ningún deseo sexual, pero no había sido violento hacia mí; simplemente abusó del hecho de que yo no estaba en condiciones de pelearme por lo que él tenía ganas de hacer. Yo había vivido algunas situaciones en las que tuve contacto sexual sin desearlo y, porque nunca sentí desprecio o maldad por parte de este hombre, yo no sentí que esta violación pudiera ser devastadora en lo más mínimo. Por lo cual me resultaba en extremo extraño que otra compañera de la pensión, estuviera totalmente devastada por una violación que había sufrido dos años antes y que la había convertido en una desdichada piltrafa humana que se pasaba cerca de 20 horas al día durmiendo y el resto del tiempo comiendo.

Con los años comprendí que si esta experiencia no me había afectado en absoluto, era porque nunca tuve necesidad de proteger mi "virtud" para sentirme adecuada. Habiendo tenido relaciones sexuales en todo tipo de condiciones, yo había percibido esta violación sin violencia física o psicológica como una experiencia más entre otras, para nada deseable, pero tampoco destructiva.

Contrariamente a la otra compañera a la que la violación había devastado arrastrándola a una vergüenza intolerable por la pérdida de su virginidad y, por lo tanto, de su respetabilidad, yo jamás hice depender mi identidad de mujer de una conformidad a normas sexuales de otra época. Así que yo nunca sentí que esta violación me hubiera robado nada en absoluto a nivel de mi identidad o de mi persona. En cambio, conocí en mi vida algunos otros momentos claramente más traumatizantes aunque no fueran para nada de naturaleza sexual. Fueron momentos en los que me sentí juzgada muy negativamente y como no pude defenderme ni redimirme, esto generó en mí, un fuerte sentimiento de vergüenza, una impresión de estar irremediablemente manchada a los ojos de los demás. Lo cual dejó huellas muy dolorosas en mí.

El ejemplo de esta experiencia es interesante, porque demuestra que las consecuencias de una agresión sexual no son necesariamente trágicas y que dependen mucho de la percepción que la víctima tenga de la sexualidad. Además, subraya hasta qué punto el aspecto traumatizante de un evento, ya sea de carácter sexual o no, puede depender de un juicio social introyectado por la persona que vive dicho evento.

Así que *es la vergüenza producida por las actitudes y los discursos sociales* y no la naturaleza sexual de la agresión, lo que hace a estos tipos de agresión aparentemente más perjudiciales que las violencias verbales y físicas, en nuestras sociedades. Reconocer este estado de cosas y modificar en consecuencia las actitudes, constituye un paso esencial si en verdad deseamos como sociedad, proteger a hombres, mujeres y niños de secuelas actualmente devastadoras de las agresiones sexuales sufridas. ¡Y es totalmente contrario a las actitudes presentes que favorecen el mantenimiento de una problematización de la sexualidad como fuente inherente de traumatismos que mantienen la necesidad de una expiación vengadora de los agresores encarcelando aquellos que son identificados como tales (tanto los responsables como los falsamente acusados)!

Trivializar la sexualidad para disolver el potencial de traumatismo

La sexualidad tiene innegablemente una base biológica: en principio existe para perpetuar la especie, está sostenida por un complejo juego de hormonas y se expresa a través del cuerpo. Sin embargo, la percepción que tenemos de ella, el sentido que le damos, y la experiencia que hacemos de ella son ante todo modelados por los condicionamientos sociales que padecemos desde nuestro nacimiento. Ahora bien, estos últimos son la fuente de conflictos internos en la mayoría de nosotros y en ocasiones conducen a grandes sufrimientos psicológicos.

Con el fin de restablecer una experiencia más sana y menos traumatizante de la sexualidad, debemos cuestionar los numerosos *aprioris* heredados de otra época y eliminar los juicios morales resultado de una comprensión dicotómica de la sexualidad. Debemos devolver su lugar al aspecto genital y disociarlo de toda la negatividad con la que fue cargado con el fin de reprimirlo. Debemos, de hecho, trivializar la sexualidad: volverla accesible, libre de tabús, fácil de vivir, de expresar y de compartir verbal, emocional y corporalmente.

Lo cual exige disociarla del sueño del ideal romántico, alabado sin cesar como la única manera válida de vivir la sexualidad, cuando ese sueño es, por así decirlo, inaccesible, excepto en raros momentos de gracia. Pero también hay que enraizarla en nuestros sentidos, en nuestro cuerpo, en nuestra "genitalidad", en lugar de vivirla únicamente en nuestra cabeza y en nuestras emociones. Por otro lado, este enraizamiento no puede realizarse más que disolviendo la oposición creada entre el cuerpo (juzgado animal e inferior) y el alma, el espíritu, la inteligencia o la capacidad mental (consideradas humanas y superiores), y reconociendo a nuestro cuerpo como una parte tan importante de nuestra humanidad y de nuestra identidad como otras características denominadas "más humanas".

Capítulo 3

El desarrollo de la identidad sexual[100]

Lo genital, fuente inicial de la experiencia sexual

El discurso antigenital, que identifica la sexualidad con la sola expresión de amor en el marco de una relación madura de pareja, niega la experiencia sexual del niño. Semejante experiencia existe, sin embargo, y debemos respetarla. Pero más aún, necesita ser favorecida, porque el niño necesita tener ciertos aprendizajes sexuales —y más específicamente genitales— para ser capaz de desarrollar una sexualidad adulta plena. Entonces, como adultos responsables del desarrollo de nuestros

---

100 Claude Crépault *et* Jean-Yves Desjardins, ambos profesores jubilados del departamento de sexología de la Universidad de Quebec en Montreal, han desarrollado, cada uno por su lado, una interesante teoría sobre el desarrollo psicosexual del niño. Crépault, inspirado por Robert Stoller, se ha enfocado en los aspectos psíquicos de este desarrollo y ha fundado la aproximación del sexo análisis (*www.sexoanalyse.com*). Desjardins, por su parte, inspirado por Wilhelm Reich, más bien se ha centrado en el aspecto de los aprendizajes de la funcionalidad sexual y ha fundado la visión sexo corporal (*www.sexocorporel.com*). Abrimos este capítulo con una síntesis de ambos enfoques, porque es combinados como mejor explican el desarrollo de la identidad y de la funcionalidad sexuales en el ser humano.

151

niños, es esencial que reconozcamos los diversos elementos de este desarrollo, *entre ellos el de su genitali*dad (relativo o referente a los genitales). Al hacerlo, estaremos en mejores condiciones para comprender la importancia del desarrollo psicosexual del niño sobre su calidad de vida sexual futura.

En primer lugar, debemos señalar que el desarrollo sexual del niño inicia incluso antes de nacer. Es durante este periodo que se desarrolla el reflejo de excitación, el cual se manifiesta por erecciones ocasionales en el feto masculino, erecciones observables durante las ecografías. Aunque la tecnología actual no nos permite verificar el equivalente en el feto femenino, es lógico pensar que la lubricación vaginal inicia también antes del nacimiento, como es observable en el bebé femenino.

Obviamente, el hecho de concebir la sexualidad como una experiencia relevante esencialmente de la edad adulta y del fenómeno amoroso nos impide conectar la erección y otras manifestaciones del reflejo de excitación a la sexualidad naciente del niño. Olvidamos simple y llanamente que la erección y la lubricación son ante todo reacciones fisiológicas reflejas que dependen del sistema neurovegetativo y pueden, como tales, funcionar independientemente de una estimulación mental o de una estimulación por contacto directo sobre los órganos sexuales. Así por ejemplo, cuando una persona sueña, la entrada en acción del sistema parasimpático (uno de los dos sistemas antagonistas del sistema neurovegetativo) produce una reacción refleja de vasocongestión[101] a nivel de los órganos genitales, conduciendo a una erección en el niño y en el hombre y a una lubricación en la niña y en la mujer, ya sea que el sueño sea de naturaleza sexual o no. La erección matinal, tan frecuentemente observada en el hombre se explica por este simple mecanismo fisiológico.

---

101 La vaso congestión es ocasionada por un flujo de sangre en los órganos genitales, el cual aumenta significativamente la presión sanguínea local, causando su ensanchamiento y preparándolos para el acto sexual.

Al nacer, el cuerpo del niño es capaz ya de reacciones reflejas de excitación sexual y éstas van a producirse espontáneamente por el impulso neurovegetativo, o incluso por estímulos externos: por ejemplo, durante el baño, o el cambio de pañal o incluso cuando el niño es colocado a horcajadas en un porta bebé o canguro. Sin embargo, a esta edad, el niño no ha desarrollado todavía su capacidad de coordinar sus movimientos ni de simbolizar lo que experimenta. Por lo tanto, vive su sexualidad de forma meramente refleja, puesto que no está en condiciones ni de masturbarse ni de estar en un imaginario erótico (Chatton *et al.*, 2005).

Una primera necesidad: la necesidad de fusión con el otro (o necesidad fusional)

Sin embargo, la incapacidad para simbolizar no impide para nada la experiencia emocional[102] y, desde el nacimiento, el niño tiene la experiencia de una primera necesidad psicosexual: la necesidad de fusión. Ésta se manifiesta por una necesidad de pegarse, de estar íntimamente próximo de la madre o de toda otra persona en su lugar, con el fin de experimentar un sentimiento de seguridad y de bienestar. En efecto, el bebé siendo totalmente indefenso, depende por completo de otra persona para la satisfacción de sus necesidades fisiológicas. Sin embargo, éstas no son sus únicas necesidades, todo lo contrario. Diferentes observaciones en unidades de cuidado para bebés prematuros y en algunos orfanatos han revelado la necesidad, del bebé, de estar en contacto emocional con otro ser humano, con el fin de crecer, incluso simplemente de vivir.

---

102 La emoción no requiere de capacidad simbólica para manifestarse. En cambio, esta capacidad interviene cuando hay una interpretación de la emoción experimentada.

De modo que ahora es bien sabido que el bebé prematuro y colocado en incubadora tiene la necesidad de ser regularmente acariciado para crecer. Él se estabiliza y se desarrolla mejor cuando una persona viene todos los días a cargarlo y tenerlo muy cerca, de piel a piel, sobre su pecho o su vientre. En cuanto a las posibilidades de supervivencia de los bebés que se encuentran en los orfanatos, éstas están directamente relacionadas a la presencia de contacto físico y emocional con las personas que los cuidan. De tal suerte que uno observa el deceso, de otra forma inexplicable, de un asombroso número de bebés en ausencia de este tipo de contacto, y esto a pesar de cuidados físicos y alimentarios adecuados[103] (Servan-Schreiber, 2003).

El tacto se vive como contacto emocional y, por este hecho, responde a la necesidad de fusión de sentirse *uno* con el otro. Sin embargo, permite también al bebé tener la experiencia de su cuerpo y de sus límites corporales y, por lo tanto, de tomar gradualmente conciencia de éste, al mismo tiempo, que el cuerpo de otras personas con las cuales él entra en contacto físico (Montagu, 1979). Así, el bebé aprende progresivamente que él es un individuo completo, experiencia que lo ayudará a dirigirse hacia la necesidad de individuación.

Por otra parte, en los primeros meses de la vida del bebé, la necesidad de fusión no estando todavía asociada con las sensaciones de excitación sexual, las dos experiencias permanecen independientes una de la otra. Durante este período, la unión entre la necesidad de fusión y la sensación sexual se encuentra simplemente enterrada en el inconsciente; y no será activa hasta que el niño, habiendo desarrollado su capacidad de simbolización, esté en condiciones de asociar la excitación sexual experimentada y la satisfacción de sus necesidades

---

103 Pero hay más todavía : esta necesidad de contacto emocional no es exclusiva del ser humano y diferentes investigaciones tienden a demostrar que sería más bien una característica de los mamíferos. El amor —contacto emocional que se expresa entre otros a través de un contacto físico— sería entonces más que una necesidad psicológica y constituiría una verdadera necesidad biológica (Montagu, 1979; Servan-Schreiber, 2003).

psicosexuales. Sin embargo, aun cuando las dos experiencias no estén asociadas durante la primera infancia, la necesidad psicológica de contacto físico y emocional íntimo que conoce el niño pequeño tendrá una influencia considerable en su desarrollo psicosexual ulterior[104].

El placer sexual en los bebés

De cuatro a seis meses, el niño comienza su desarrollo sensorio motor. Entonces es posible para él captar que ciertos movimientos rítmicos —que producen o una presión (cuando él monta a horcajadas en un subibaja o sobre la pierna de un adulto), o una tensión muscular (cuando cierra las piernas)— van a crear una sensación que conduce al placer e incluso, en ocasiones, a una descarga de tensión sexual.

Cuando el niño muy pequeño crea una excitación sexual a partir de su propia acción, él lo hace con frecuencia doblando las piernas, cruzándolas y contrayéndolas, en ocasiones de manera rítmica, contrayendo a menudo los brazos y manos, modificando su respiración que se vuelve entrecortada e irregular, gruñendo y gimiendo, con la cara roja y cubierta de transpiración como si realizara un esfuerzo intenso. A continuación, cuando el niño relaja la tensión, se duerme. A veces, será capaz de alcanzar el nivel de tensión sexual necesario para la descarga de esta tensión; podemos entonces observar los signos, bas-

---

104 El hecho de que podamos vivir la necesidad de fusión como una necesidad de estar tan próximo al otro que formemos uno solo con él (por lo menos en su forma adulta, porque no sabemos nada de lo que el niño realmente siente) es quizá cercano al estado oral del que habla Freud, cuando él lo define como un deseo de incorporar al otro —la madre— en sí.

tante parecidos a los del orgasto[105] en los adultos (Kinsey *et al.*, 1948, 1954).

Es posible explicar estos aumentos de excitación y la descarga de tensión sexual, por el hecho de que los receptores internos de la musculatura genital son sensibles a la presión y que ellos identifican las presiones mecánicas (presión exterior sobre la región genital o presión interior debida a los movimientos de contracción) de la misma manera que las ocasionadas por la saturación genital característica del estado de excitación sexual. En otras palabras, los receptores interpretan que las presiones ejercidas en la región genital se derivan de una excitación, lo cual favorece el incremento de ésta. Cuando el niño tiene la posibilidad de aprender a jugar con los movimientos y los ritmos, entonces, le es posible controlar su excitación aumentándola a través de los movimientos rítmicos, lo que favorece un mayor aumento de la vasocongestión. Eventualmente, la congestión genital puede volverse lo suficientemente importante para alcanzar el punto de no retorno —es decir el nivel de tensión genital necesario para desencadenar las contracciones del sistema genital características de la descarga sexual— pero esto es relativamente raro.

Durante estas primeras experiencias sexuales, el niño no tiene evidentemente ningún control verdaderamente consciente de lo que pasa. Él percibe sensaciones y reacciona a ellas buscándolas y aumentándolas, porque son agradables. Punto. Ni siquiera sabe que lo que vive es sexual: no tiene la capacidad de nombrar y de conceptualizar lo que siente. Él no hace más que vivir estos aumentos de excitación y estas descargas de tensión sexual, experimentando gradualmente las sensaciones y apropiándose del placer que siente.

---

105 Jean-Yves Desjardins (2003) llama "orgasto" a esta descarga de tensión sexual no acompañada de descarga emocional, con el fin de diferenciarla del orgasmo, el cual es una descarga de tensión sexual acompañada de una descarga emocional equivalente. Las formas de excitación por presión y por fricción favorecen el orgasto. En cambio, la utilización de una forma de excitación integrando el arco reflejo en los movimientos del cuerpo y poniendo el acento en la voluptuosidad corporal y el placer genital, facilita el orgasmo (ver también Chatton *et al.*, 2005). Nosotros mantendremos esta diferencia teórica en la presentación de las formas de aumento de la excitación.

Estas manifestaciones de aumento de excitación son con frecuencia observables en el bebé y el niño pequeño, y llega a suceder que los padres preocupados consulten al pediatra, creyendo que se trata de crisis de epilepsia. Desafortunadamente, muchos profesionales de la salud cometen el mismo error, lo cual sólo perjudica el desarrollo psicosexual del niño. Sin embargo, estas consultas han permitido obtener descripciones clínicas de las manifestaciones sexuales en el niño pequeño y varios autores han publicado sus observaciones durante el último medio siglo (Chatton *et al.*, 2005).

Como padres, nosotros debemos dejar al bebé y al niño pequeño experimentar su sexualidad naciente a partir de juegos de ritmos y de presión, los cuales favorecerán el despertar del reflejo de excitación sexual, así como la capacidad de incrementar la excitación, de alcanzar el punto de no retorno y de llegar a la descarga de tensión sexual. Permitiendo al niño reconocer sus sensaciones genitales y aprender lo que él puede hacer para provocarlas, tales actividades lúdicas favorecen la adquisición de habilidades sexuales que serán preciadas en su vida futura. Chatton *et al.* (2005) señalan con precisión lo que debe y no debe ser la intervención del adulto:

> No se trata por supuesto de que los padres y personas a cargo de la educación de los niños intervengan directamente en la sexualidad de los niños. Sino que teniendo un mínimo de conocimientos, ellos puedan por lo menos (1) no impedir un desarrollo normal a ese nivel (2) detectar si es posible un desarrollo deficiente y, por que no (3) apoyar cuando sea útil, el aprendizaje de las habilidades corporales necesarias para el ejercicio de una sexualidad adulta armoniosa. (p. 15-16).

Desafortunadamente, en una sociedad que desconfía de lo genital, la idea de acompañar al hijo en el desarrollo de su funcionalidad sexual, de estimularlo indirectamente a que *él mismo* haga sus propios descubrimientos y dejarlo explorar, parece un sin sentido. Uno se imagina que, estando el amor ahí, "eso" va a funcionar por sí solo "cuando llegue el momento oportuno", es decir cuando el niño se convierta en un adulto amoroso y en pareja. ¡La satanización de lo genital nos impide tomar conciencia del hecho de que, aunque el fenómeno de excitación sea un reflejo, el aumento de excitación, exige ser concientizado, facilitado y guiado en la "buena" dirección[106], con el fin de llegar a vivir el placer sexual y emocional en la excitación, y después alcanzar eventualmente el orgasmo! Los mecanismos fisiológicos que favorecen el aumento de la excitación y del placer requieren que uno los integre a través de la experiencia, y un proceso tal de integración debería preferiblemente realizarse durante la infancia.

La presión genital, como primer modo de excitación

Cuando el niño pequeño llega a reconocer su capacidad de provocar sensaciones de placer a nivel de los órganos genitales, él busca reproducir conscientemente esas sensaciones. Al hacerlo, él retoma el modo de excitación que conoció siendo bebé. La utilización de presión en su región genital. Entonces él puede apretar las piernas o apoyar fuertemente su sexo contra un cojín, un brazo del sofá, una punta de la mesa o de la cama. El caballito de madera es, por cierto, muy apreciado en especial, por los niños pequeños por esta misma razón. Gracias a estas actividades, algunos niños llegan a veces a subir su excitación sexual hasta desencadenar las reacciones espasmódicas asociadas al *orgasto*. Pero, generalmente, el niño hace subir su excitación sin lograr llegar hasta la descarga; por lo que va a perseverar en su intento hasta agotarse, lo que produce un relajamiento y favorece el sueño. De manera que el aumento de la excitación no es fácil de lograr a través de la

---

106 El aumento de la excitación, cuando se hace a partir de una estimulación por presión o por frotamiento rápido, se vive más bien con incomodidad corporal (fuerte tensión de los músculos y respiración torácica entrecortada), y por lo tanto, como una experiencia limitada de placer.

presión[107], y la dificultad para lograr una descarga lo hace una forma limitada.

Observamos con más frecuencia este modo de excitación en las niñas que en los niños ya que éstos tienden en general a utilizar más pronto una forma de fricción de la mano sobre su pene. El hecho de que éste sea exterior, y fácil de agarrar, atrae la atención, al contrario de los órganos genitales femeninos, y ciertamente es el factor principal del desarrollo más precoz en los niños.

Cuando un niño no tiene la ocasión de experimentar estimulaciones genitales y desarrollar su capacidad de incrementar su excitación a través de la presión, pierde la posibilidad de *desarrollar su capacidad de sentir* la excitación sexual. Una vez que alcanza la edad adulta, esta dificultad lo llevará a vivir una sexualidad empobrecida, ya que ésta se hará *en un vacío perceptivo a nivel de las sensaciones genitales*. No percibiendo nada a nivel genital, este adulto no podrá sentir ni su deseo ni su placer *sexuales*, es decir los que resultan específicamente del ensanchamiento de los órganos genitales durante la excitación sexual[108]. En el mejor de los casos, cuando éste enamorado, podrá sentir un deseo de acercamiento que él asociará al deseo sexual; sin embargo, una vez que ese deseo de acercamiento sea colmado, el deseo propiamente hablando *sexual* caerá. Es así que muchas mujeres y hombres verdaderamente enamorados de su pareja no sienten deseo sexual, a pesar de la presencia de ese sentimiento amoroso intenso que se supone, según el discurso romántico, conducirá al *verdadero* deseo sexual.

---

107 Modo que Jean-Yves Desjardins ha denominado *modo arcaico*.

108 A menudo, el hombre sabrá que hay una erección ya que es visible y ocupa espacio en los pantalones, pero él no sentirá las sensaciones asociadas al ensanchamiento. En cuanto a la mujer, el hecho de que sus órganos sean internos no le da ninguna oportunidad de saberse excitada, si ella no se molesta en identificar las sensaciones que se producen en su bajo vientre durante la excitación genital.

Notemos por otra parte, que los primeros aprendizajes sexuales, realizados antes de los dos años de edad, se adquieren previamente a la capacidad de simbolización del niño. Lo que él vive es totalmente del orden de la sensación genital y la fantasía sexual está ausente, puesto que ésta exige una capacidad de simbolizar. Esta situación implica que un *desarrollo normal de la sexualidad pasa primero por lo genital*, la fantasmática sexual se incluye después, mucho más tarde. Entonces, debe haber experimentación de las sensaciones genitales como etapa previa, mucho antes incluso de que aparezca el otro —y el deseo engendrado por su evocación— en la dinámica sexual. Lo cual contradice las afirmaciones morales actuales pretendiendo que una sexualidad sana y normal pase primero por el sentimiento antes de concretarse en lo genital.

Un segundo modo de estimulación: el frotamiento rápido

Como hemos visto, los bebés de ambos sexos comienzan su aprendizaje sexual a través de un modo de excitación utilizando la presión en los órganos genitales, Sin embargo, la mayoría de los niños varones descubren muy pronto un modo de excitación utilizando un movimiento de frotación rápido de la mano sobre su pene, llamado modo mecánico. En el caso de las niñas, el desarrollo de este segundo modo de excitación es generalmente más tardío y aleatorio, puesto que la presencia del clítoris es menos clara. Sin embargo, ella tendrá más oportunidades de desarrollar este aprendizaje si su entorno familiar no la frena en sus intentos de autoexploración corporal y sexual.

Un brillante estudio, dirigido por Kleeman (1965), demostró el desarrollo del proceso de apropiación del pene, según la experiencia de un niño de 12 meses. Se observó al niño usando el modo de presión durante momentos de auto estimulación: extendía las piernas y las apretaba, produciendo así potentes tensiones musculares y una erección. Por otra parte, durante el baño, el pequeño veía y tocaba su pene. Como su madre lo dejaba explorar sin intervenir, él pronto reconoció que tocarlo era fuente de excitación y placer, lo cual lo condujo a desarrollar un modo de excitación por fricción. Además, el niño experimentaba con la erección del mismo modo que con las demás actividades del baño, sin darle más importancia. A veces, él miraba y tocaba su pene con placer; en otros momentos, a pesar de la presencia de una erección, él se entretenía más con el juguete que atraía su atención, con la misma expresión de placer. La excitación sexual constituía entonces una experiencia interesante, entre otras, y el hecho de tener toda la libertad para tocarse los órganos genitales no le fomentaba el masturbarse todo el tiempo, contrariamente a la creencia popular.

El desarrollo del modo de frotamiento rápido permite descargas de tensión sexual más fácilmente, ya que la estimulación es más directa y más intensa. Sin embargo, el niño que permanece únicamente en este modo es susceptible de encontrar más tarde dificultades sexuales, porque la utilización del frotamiento rápido se hace conjuntamente con una fuerte tensión del conjunto de los músculos del cuerpo y una respiración bloqueada, produciendo una incomodidad corporal que no puede en sí, ser fuente de placer. Así, el placer experimentado durante el incremento de excitación no es corporal y genital, sino más bien asociado a la anticipación del placer que producirá relajar la tensión. El crecimiento sexual debe entonces proseguir con el desarrollo ulterior de otros dos modos de excitación. Después de haber explorado la utilización de la presión y la fricción rápida, el desarrollo de un tercer modo permite involucrar a los sentidos (en especial el tacto, pero también el oído, el olfato, la visión y el gusto) y de implicar sensualmente a todo el cuerpo, favoreciendo así el incremento del placer en la voluptuosidad. En cuanto al cuarto y último modo de excitación, éste utiliza movimientos de onda corporal[109] en lugar de la tensión muscular, con el fin de incrementar la excitación; lo cual permite unir voluptuosidad e intensidad de la excitación sexual hacia una descarga orgásmica más plenamente satisfactoria y relajante.

Primeras influencias en la identidad sexual

Entre año y medio y dos años, el niño tiene una mejor aprehensión de su entorno; también tiene una mejor conciencia de sí mismo como individuo diferente de su madre y de los demás. Aparece entonces una nueva necesidad en conflicto con la necesidad fusional (o necesidad de fusión): la necesidad de individuación: Mientras que la necesidad de fusión se refiere a la necesidad de sentirse tan cercano al otro, al punto de tener la sensación de ser uno con él, la necesidad de individuación se refiere a la necesidad de afirmarse en su individualidad como persona distinta con características propias, las cuales pueden ser diferentes de las de otras personas. Es por cierto la razón de la famosa fase del no, que atraviesa el niño en esta etapa de su vida[110].

Las necesidades de fusión y de individuación no son en realidad necesidades sexuales. Sin embargo, están intrínsecamente relacionadas al desarrollo de la identidad sexual y al sentimiento de pertenen-

---

109 Este movimiento es similar al arco reflejo ampliamente descrito por Wilhelm Reich (1927). Según Desjardins, el humano no posee naturalmente este arco reflejo y, por lo tanto, debe aprenderlo con el fin de llegar a una descarga orgásmica plena. Sin embargo, hablaremos de movimiento de doble bascula (bascular de la parte superior del cuerpo y de la pelvis), el cual es conscientemente utilizado durante las actividades sexuales. En nuestra opinión, el arco reflejo, siendo *reflejo* no necesita ser aprendido sino más bien *desinhibido*.

110 La aparición de la necesidad de afirmarse como individuo distinto, de *individuarse*, es, sin duda, más cercana a la etapa anal freudiana en la que el niño trata de controlar su entorno.

cia porque se entremezclan con estas últimas. Estas necesidades no tienen, tampoco, porque vivirse como opuestas. No obstante, el niño normalmente las experimenta de esta manera.

De hecho, la necesidad fusional se vive en dos niveles en el niño. Por una parte, tiene necesidad de una persona amorosa (que, la mayoría de las veces, será su madre) para su supervivencia física. Sin alguien que se haga cargo de él, moriría rápidamente y una presencia atenta lo conforta a este respecto. Por otra parte, del lado emocional, él tiene una necesidad de estar íntimamente ligado a esta persona amorosa que lo cuida; además es este sentimiento de estar conectado, por lo menos, con otro ser humano lo que lo conecta al mundo y a la vida... En cambio, cuando él comienza a explorar su entorno, a tomar conciencia de ser él mismo una persona y a reconocerse una existencia propia y separada de la del otro, el niño tiene una necesidad de expresarse en función de su individualidad, de afirmarla, incluso cuando no sabe todavía de qué está y estará hecha. Es entonces que nacen los conflictos internos entre la necesidad de individuación y la necesidad de fusión, creando así inevitables ansiedades.

Al iniciar un movimiento de individuación hacia la afirmación y la autonomía, el niño puede empezar a tener miedo de perder toda posibilidad de responder a su necesidad de fusión porque al alejarse de la persona amorosa, ésta podría "desaparecer" y ya no estar disponible (él sería entonces abandonado), o ya no reconocerlo, a él, como semejante a ella (y, por lo tanto, sería rechazado). Pero por otro lado, si él busca permanecer pegado a ella, él no llegará a desarrollar su personalidad y su autonomía. Su temor puede ser, entonces, nunca lograr realizarse como una persona con individualidad propia.

Es en el transcurso del mismo periodo en el que explora las posibilidades de colmar sus necesidades de fusión y de individuación sin perder ni en un sentido ni en el otro, que el niño inicia el desarrollo de su capacidad de simbolizar[111]. Él observa entonces que existen los

---

111 Por consiguiente, no son las fantasías sexuales las que conducen a los niños a querer explorar los placeres asociados a la excitación sexual. Más bien se trata de un

papás y las mamás, los niños y las niñas, y que él mismo es o una niña como mamá o un niño como papá. Esta constatación pone en marcha el proceso por el cual él podrá desarrollar su sentido de identidad sexual masculina o femenina y, como consecuencia, su *sentido de pertenencia* al grupo de los hombres o al de las mujeres.

Al principio, el niño es necesariamente de sexo masculino o de sexo femenino debido al heterocromosoma (XX en la mujer y XY en el hombre) que se encuentra en cada una de sus células y que es la causa de una primera diferenciación antes incluso del nacimiento. Durante las primeras semanas del desarrollo del feto, no se sabría decir, a partir de la apariencia, si el feto es masculino o femenino porque él está totalmente indiferenciado. Si el feto tiene un cromosoma XY, él comenzará a producir andrógenos hacia la sexta o séptima semana, lo cual transformará al feto en un individuo masculino. Si, para la doceava semana, los andrógenos no se han manifestado — o no han podido hacer su trabajo porque faltaban los receptores a nivel de las células que debían recibir esos andrógenos — entonces, el feto se transforma automáticamente en un individuo femenino, con todas las características biológicas y de comportamiento asociadas a lo femenino.

Hasta hace relativamente poco, toda la comunidad científica, después de las afirmaciones de Money y Ehrhardt (1972), creía que los niños nacían neutros en lo que concierne a los rasgos masculinos o femeninos y que eran la familia y la sociedad lo que los hacía masculinos o femeninos. Sin embargo, hubo que revisar esta hipótesis debido al caso del ahora célebre David Reimer (Colapinto, 2001). Siendo un bebé perdió su pene debido a un error médico. Entonces se le crió como una niña, creyendo que él adoptaría una identidad femenina, pero no fue el caso: David (en ese entonces Brenda) se sentía a pesar de todo niño y, una vez adulto, retomó su identidad masculina. Desde entonces, los investigadores han observado que la gran mayoría de los

---

aprendizaje que comienza a partir de reflejos automáticos y a los cuales se injertan después las fantasías sexuales, cuando tienen la posibilidad de desarrollarse.

niños varones nacidos con malformaciones congénitas y a quienes se les ha transformado quirúrgicamente en niñas desde el nacimiento, se viven y actúan como niños desde su más tierna edad y esto, a pesar de los intentos de los padres de criarlos como niñas. Además, la medicina constata casos de niñas que habiendo sufrido una importante influencia androgénica antes del nacimiento, manifiestan como niñas y después como mujeres, innegables comportamientos masculinos (Diamond *et* Sigmundson, 1997; Hendricks, 2000; Nerli, *et al.*, 2006).

Así que, los andrógenos dictan no solamente la transformación de los órganos genitales, sino que también influyen en el cerebro, diferenciando a los niños de las niñas en lo que se refiere a ciertos rasgos de carácter, intereses y comportamientos. Al nacer, el bebé no es solamente masculino o femenino por el aparato genital, sino que también lo es por una manera de ser diferente. La cultura refuerza y exagera con demasiada frecuencia esta diferencia, llevándola a tal rigidez que aquellos que corresponden menos a las características asociadas a su sexo no podrán totalmente ser ellos mismos sin correr el riesgo de ser socialmente cuestionados o incluso rechazados. Sin embargo, lo cierto es que existe una diferencia entre lo masculino y lo femenino. E incluso cuando esta diferencia es, en resumidas cuentas, relativamente mínima, no puede negarse ni pasarse por alto. Aunque la identidad masculina o femenina sea innata —nacemos hombre o mujer— la *percepción* que el niño tiene de su identidad masculina o femenino no lo es. Esta percepción se construye en función de las características personales del niño y de los mensajes transmitidos por su entorno, así como de su experiencia de las necesidades de fusión y de individuación. Es aquí que su identidad sexual y su sentimiento de pertenencia podrán reforzarse, debilitarse o incluso revertirse.

Para la niña pequeña cuyas características corporales y de personalidad están en congruencia con los estereotipos de feminidad de su medio[112], la necesidad de fusión no está generalmente amenazada

---

112 Que los estereotipos tengan un fundamento biológico no excluye el hecho de que constituyen modelos de generalización de lo masculino y de lo femenino limi-

porque ella es del mismo sexo que su madre. Ella se siente conectada y semejante a su mamá, y como ella no tiene necesidad de volverse diferente a ésta con el fin de sentirse femenina —es decir, sexualmente deseable y capaz de ser madre—[113] la identificación con lo femenino se hace bastante fácilmente para ella. En parte es por esto que las niñas pequeñas son más apegadas a la madre durante más tiempo y se muestran más interesadas en las relaciones interpersonales (un factor biológico juega sin duda aquí). Sin embargo, para la niña, afirmarse como persona diferente y autónoma de la madre produce más ansiedad. Por un lado, ella tiene la necesidad de sentirse semejante a su madre para sentirse femenina y por lo tanto reforzar su sentimiento de pertenencia al grupo de las mujeres. Por otro, ella teme que permitiéndose ser realmente ella misma al individuarse ampliamente, ella se volverá demasiado diferente a la madre y pueda posiblemente ser rechazada o abandonada. Así que, la necesidad de fusión es generalmente la más fácil de colmar para la niña pequeña, mientras que la necesidad de individuación es más fácilmente hecha a un lado porque es amenazante para la consolidación del sentimiento de feminidad.

Esta situación será difícil de vivir para la niña con una fuerte necesidad de individuación, que presente características más *masculi-*

---

tantes y dañinos cuando se toman literalmente porque fomentan que las personas quieran ajustarse al modelo cueste lo que cueste. La exageración de dichos modelos en muchas culturas ha favorecido una discriminación sexista así como una discriminación hacia aquellos que no encajan en el modelo. Quizá llegaremos algún día a aceptar lo masculino y lo femenino y la unicidad del individuo, cada uno en sus características propias, sin sobrevalorar a uno para denigrar al otro.

113 Aunque estas características parezcan extremadamente estereotipadas, invariablemente surgen en la consulta clínica. Sin duda la cultura juega, pero parecería que estas características fueran por lo menos en parte, inherentes a lo biológico. No hay que olvidar nuestro cuerpo de mamífero; la necesidad biológica de reproducción permanece impregnada en nuestros genes, aun cuando seamos una especie inteligente y capaz, hasta cierto punto, de salir de nuestros programas.

noides[114], o que deba diferenciarse mucho de la madre después de una relación, madre-hija, peligrosa. Ella sentirá entonces que sus necesidades de fusión *y* su necesidad de sentirse femenina están en peligro. Aunque esto tampoco es necesariamente más fácil para la niña que tenga una fuerte necesidad de fusión, porque al pegarse demasiado a la madre, tratando de ser como ella, no se permite volverse ella misma y autónoma. De tal suerte que cuando el medio no le fomenta expresamente el independizarse, ésta se convierte con frecuencia en un adulto dependiente[115].

Para el niño pequeño, darse cuenta de que él es de un sexo diferente al de su madre y que él debe diferenciarse de ella para poder expresarse mejor en la masculinidad que lo caracteriza, refuerza su necesidad de individuación, disminuyendo, forzosamente, la satisfacción de su necesidad de fusión. Es preciso para él convertirse en

---

114 Masculinoide/feminoide: poseer características corporales o psicológicas normalmente encontradas en el hombre (masculinoide) o en la mujer (feminoide). Jean-Yves Desjardins (2003) ha propuesto que estos términos reemplacen los términos *masculino* y *femenino* generalmente utilizados para hacer referencia a estas características. Decir que una mujer posee características masculinoides pone menos directamente en peligro su sentimiento de feminidad que cuando se dice de ella que es *masculina*. Lo mismo para el hombre con respecto a las características feminoides que podrían formar parte de su apariencia física o de sus maneras de ser. Decir de él que es *femenino* deja entrever que tiene menos masculinidad; lo cual no es el caso, porque al poseer un cuerpo de hombre, él no puede más que ser *masculino*, independientemente de las características que hacen de él la persona que él es.

115 Las mujeres anoréxicas y las mujeres vagínicas* a menudo permanecen tan ligadas a la madre que ellas no pueden permitirse el ser adultos, porque eso conduciría a la pérdida del lazo fusional con la madre, y ellas simplemente no imaginan que podrían sobrevivir a esta pérdida.
*Proviene de vaginismo dificultad de realizar el coito, debido a la contracción involuntaria de los músculos del tercio inferior de la vagina. La mayoría de las causas del vaginismo son psíquicas.

un hombre fuerte y asertivo, un jefe capaz de combatir y ganar, un superhéroe! Estas características están evidentemente asociadas a la "separación" y a la individuación más que a la "unidad" de la relación de fusión. Es así que el niño que siente una fuerte necesidad de individuarse y de ser el macho que él está biológica y socialmente programado para ser, puede temer perder el lazo fusional con su madre, si él se permite expresar plenamente su individualidad de pequeño macho. Semejante temor le impedirá entonces llegar a ser completamente él y plenamente masculino. En cambio, si la necesidad de individuarse y de definirse como masculino le parece más importante que mantener el lazo de fusión y que las dos necesidades le parecen no poder ser satisfechas por igual, entonces él tenderá más bien a desprenderse del lazo fusional.

Por otro lado, el niño pequeño, que debido a su personalidad, tiende a ser más fusional y por lo tanto más pegado a su madre, corre el riesgo de vivir ansiedades de masculinidad[116] más fuertes. Es decir que él tendrá miedo de no lograr masculinizarse, permaneciendo más bien femenino —como lo es su madre— porque él se disocia menos de ella. Situación altamente ansiógena (productora de ansiedad), porque si él se individuara más, correría el riesgo —o por lo menos así lo cree él— de que su madre corte el lazo de fusión que él vive con ella, que ella "lo abandone" de alguna manera, y este lazo es extremadamente importante para él. En cambio, vivir plenamente su necesidad de fusión lo conserva asociado a lo femenino y le impide realizarse como hombre en devenir. Estos niños más fusionales se encuentran con frecuencia desgarrados entre la necesidad de colmar sus necesidades fusionales y la de realizarse en el plano de la individuación y de una consolidación de su masculinidad.

Además, el niño vive otra necesidad psicológica importante en cuanto a su desarrollo psicosexual: la necesidad narcisista. Se trata

---

116 Crépault (2007, p. 43) definió la ansiedad de la masculinidad como sigue: "temor del niño en cuanto a su capacidad de asumir las exigencias de la masculinidad".

de una necesidad de sentir que vale como individuo, que es amable (en el sentido de tener las cualidades que van a hacer que él pueda ser amado), de sentirse capaz de amar y de ser amado. Es difícil identificar exactamente cuando esta necesidad aparece en el niño. Pero es muy probable que ya esté presente, en estado embrionario, en el recién nacido. Esto podría explicar en parte porque algunos bebés, que no recibían atención afectiva en los orfanatos, se dejaron morir. Sin embargo, es cuando el niño se vuelve capaz de simbolizar y tomar conciencia del hecho de que él es una persona completa, que esta necesidad adquiere toda su dimensión.

La necesidad de sentir que vale como ser humano influye a la vez en las necesidades fusionales, de individuación y de consolidación de la masculinidad o la feminidad. Además, la vivencia y la posibilidad de satisfacer esta necesidad dependen a la vez de la personalidad del niño —una vez más— y de las influencias del medio. El niño que se sabe valorado y amado se siente tranquilo en cuanto a la posibilidad de que su madre —o adulto significativo— mantenga un lazo fusional con él, porque dicho ésta querrá permanecer cerca. Así, él puede permitirse ser él mismo porque, al hacerlo, él se siente aceptado y valorado en lo que él es. Además, sentirse valorado y amado como persona sexuada le abre el camino en cuanto a la construcción de un sentimiento sólido de feminidad o de masculinidad, sólido porque es conforme a su identidad sexual biológica.

Pero, esto es en el mejor de los casos. La mayoría de las veces, el niño vive conflictos y ansiedades en relación con estas diferentes necesidades, no se siente valorado y amado, teme perderse al apegarse demasiado a la madre, teme perderla al afirmarse como individuo diferente a ella, se siente inquieto en cuanto a sus capacidades de responder a los criterios de feminidad o de masculinidad. El niño se cuestiona. Busca comprender quien es él como persona, pero también como niño o niña. Busca además, captar como debe ser y actuar para responder a sus diferentes necesidades sin vivir demasiadas ansiedades. Seriamente en desventaja debido a una experiencia muy limitada del mundo y a capacidades cognitivas inmaduras, él saca conclusiones personales a menudo poco realistas y en gran parte basadas en los conflictos y ansiedades que experimenta. Por lo demás, los malestares generados por estos últimos obligan al niño — o más bien a su inconsciente — a buscar soluciones ¡Que él encuentra! Ahora bien, estas soluciones —completamente imaginarias— serán la base de las fantasías sexuales indelebles que habitarán la sexualidad del adulto en el que el niño se convertirá (Crépault, 1997). Trataremos de nuevo este tema en el capítulo 4.

Las necesidades fusionales, narcisistas y de individuación, aunque no son sexuales, influyen grandemente en el sentimiento de masculinidad o de feminidad y, por consiguiente, la vivencia sexual del adulto en el que el niño se convertirá. Sin embargo, otros factores influyen en el desarrollo del sentimiento de pertenencia y, *por lo tanto,* del sentimiento de feminidad y de masculinidad. Así, el niño cuyas características corporales e intereses de juego correspondan a los estereotipos asociados a su sexo se sentirá más fácilmente pertenecer al grupo al que él está ligado por su sexo biológico. En cambio, un niño que no corresponda a los estereotipos porque tenga un cuerpo menos musculoso, más débil, con más curvas, porque no le guste pelear o correr riesgos o porque prefiera los juegos de niñas, por ejemplo, experimentará ansiedad en cuanto a su capacidad de ser un hombre y tendrá dificultades en desarrollar un sentimiento de masculinidad sólido. Mismo caso para una niña cuyos rasgos físicos, formas corporales e intereses sean socialmente asociados a lo masculino como, por ejemplo, cuando ella ostente músculos particularmente desarrollados y hombros anchos, o que le encante pelear y prefiera los juegos y los deportes de los chicos.

En tales situaciones, lo mejor para los padres, es inducir al niño a sentirse masculino y a la niña a sentirse femenina en lo que ellos son, incluso si esto no corresponde a los criterios sociales de masculinidad o de feminidad. Se trata de estimularlos a ser según su naturaleza, a apreciarse y valorarse en lo que ellos son, en lugar de denigrarlos o de intentar cambiarlos porque no son y no se comportan según expectativas estereotipadas. Además, es necesario señalar el hecho de que su identidad masculina o femenina corresponde a la de su sexo y no a la de sus características morfológicas o psicológicas personales porque asociar estas últimas en exclusividad a lo masculino o a lo femenino refleja una generalización limitante que le impide al individuo ser él mismo.

Obviamente, las actitudes de los padres y del medio hacia el niño como hombre o mujer en devenir, influirán en los sentimientos asociados a la identidad masculina o femenina. Así, la niña pequeña que es valorada en su feminidad incipiente y el niño pequeño que lo es en cuanto a su masculinidad presentarán sentidos de pertenencia más sólidos que los niños que aprenden que es vergonzoso ser de su sexo.

De hecho, la famosa envidia del pene identificada por Freud no es más que eso: las mujeres de su época habían, desde su más temprana juventud, comprendido que el hecho de no haber nacido con un pene las ponía en gran desventaja en una sociedad que valoraba a los hombres y subestimaba a las mujeres, lo cual las hacía sentirse defectuosas en su pertenencia a lo femenino. Ellas "envidiaban" a su padre, a sus hermanos y a su marido por haber nacido "hombres", porque haber nacido mujer significaba no tener acceso a los mismos recursos, derechos y libertades que ellos. Por otro lado, actualmente, muchos hombres se sentirían avergonzados de pertenecer al género masculino, después de haber recibido de su madre y del discurso del medio ambiente la idea de que los hombres son "cochinos", violentos, agresores y poco respetuosos de las mujeres. De tal suerte que varios entre ellos negarán su masculinidad y copiarán los estereotipos de feminidad para sentirse más valorados y amados. Desafortunadamente, en su vivencia sexual, ellos no osarán entonces afirmarse sexualmente con una mujer.

Los amiguitos y los juegos sexuales

Alrededor de los tres o cuatro años de edad, el contacto con otros niños permite los juegos simbólicos que colindan con la identidad sexual. Entre estos juegos, señalemos esos en los que el niño imita a mamá o a papá o se divierte en hacerle del "doctor" o el paciente, lo mismo que los juegos de disfraces que les permiten a las niñas pequeñas pretender que son una bella princesa y a los niños sentirse fuertes y poderosos como los Superhéroes. Estos juegos lúdicos refuerzan el sentimiento de pertenencia del niño permitiéndole jugar un rol asociado a su sexo y a identificarse como niño o niña.

Por la misma época, los juegos de curiosidad sexual compartidos entre niños van también a reforzar el sentimiento de pertenencia y favorecer la continuidad del desarrollo de la capacidad de jugar con la excitación sexual e incrementarla. Estos juegos, cuando los adultos no se meten, permiten a los niños compartir sus descubrimientos y explorar nuevas formas de despertar la excitación, de probar diferentes sensaciones y de incrementar la excitación hasta la descarga de tensión sexual. Impedir este tipo de juegos entre niños de la misma edad puede afectar su desarrollo sexual, puesto que encontrarán menos oportunidades de conocer otra cosa aparte de los modos de excitación por presión o por frotamiento rápido. ¡Además de hacerlos sentir que la sexualidad es algo malo y que debe evitarse!

Entre 6 y 10-12 años, los niños prefieren más a menudo divertirse con aquellos de su propio sexo. Los juegos son diferentes según el género, lo que explica en parte las cosas. Sin embargo, lo más importante a esta edad es confirmarse en su identidad masculina o femenina; ¡y un modo muy eficaz de sentirse formar parte del grupo, es crearse uno que pueda excluir a los miembros del otro grupo! Por otro lado, los juegos sexuales entre jóvenes del mismo sexo no son, de ninguna manera, indicios de tendencias homosexuales, contrariamente a lo que piensan algunos padres angustiados. Sirven para explorar la sexualidad, para reforzar el sentimiento de pertenencia y aprender cosas nuevas. Nuestra función, como adultos, es esencialmente no meternos[117].

La llegada de la pubertad acentúa las diferencias morfológicas entre niños y niñas, al transformarse el cuerpo debido a la acción de las hormonas sexuales. La adolescencia es una etapa de búsqueda y de construcción de identidad; el reforzamiento de su identidad sexual adquiere entonces una gran importancia, probablemente más que en la vida adulta. ¡Es por eso que los jóvenes varones se esfuerzan tanto en probar su masculinidad y las jovencitas en mostrar su feminidad!

La pubertad en los chicos

En los niños, el reforzamiento de la identidad masculina pasa con frecuencia por los juegos de fuerza y resistencia (vencidas, juegos que provocan dolor, equipos deportivos...); por la capacidad de mostrarse fuerte, resistente y de imponerse... para, por último, ganar popularidad entre las chicas. Un adolescente que conocí en la secundaria, muy dotado en masa muscular y que jugaba rugby en el equipo de la escuela, se sentía particularmente orgulloso de que lo apodaran "la bestia" debido a la intensidad con la que se entregaba en cuerpo y alma al juego, al grado de gruñir "como una bestia". Tenía entonces la sensación de ser una fuerza pura y, por consiguiente, extremadamente masculino.

¡La masculinidad así definida excluye paradójicamente a la mayoría de los adolescentes y de los hombres! Únicamente el hombre que logra imponerse a los demás es considerado como realmente viril, lo cual excluye automáticamente a aquellos a quienes él se impone, aunque

---

117 Excepto si los jóvenes en cuestión no son de la misma edad, porque en ese caso, sucede que el mayor obliga al más joven a tener experiencias que éste último no desea. Lo cual puede conducir a situaciones de abuso (Dorais, 1997).

estos también sean hombres. Con semejante definición, la masculinidad se vuelve difícil de establecer y siempre frágil. Por consiguiente, los adolescentes se ven obligados constantemente a probar que ellos son verdaderos machos, sobre todo en esta edad, en que la construcción de la identidad vuelve la demostración de la masculinidad imperativa. Esta situación explica entre otras, porque tantos jóvenes corren riesgos incluso poniendo su vida en peligro[118].

Obviamente, muchos jóvenes no pasan las diferentes pruebas de masculinidad. Entonces tienen la impresión de no tener los atributos necesarios para manifestar virilidad y ser percibidos como viriles, permaneciendo con un sentimiento de masculinidad frágil. Es por esto, por ejemplo, que muchos de mis clientes, me cuentan una adolescencia en la que se sentían faltos de masculinidad: pequeños, sin músculos, sin suficiente vello[119], con acné, tímidos y demasiado gentiles (por lo que las jovencitas los percibían como buenos amigos y confidentes pero no como amantes potenciales, porque su falta de afirmación sexual no despertaba este deseo en ellas). Por lo que fueron profundamente infelices, pues les parecía que todo su futuro se jugaba ahí, en una masculinidad que ellos no lograban construir adecuadamente porque no correspondían suficientemente a las normas. ¡Nada fácil la adolescencia para los chicos!

---

118 Otra razón, igualmente importante, se refiere a los comportamientos biológicamente asociados a los machos, en los mamíferos. Como que se necesitan menos machos que hembras para la reproducción y que es preferible que sólo los machos más adaptados sobrevivan y se reproduzcan, al parecer por instinto —implicando que está inscrito en los genes— los jóvenes machos corren muchos más riesgos que las hembras. Una vez más, el hecho de que seamos inteligentes no nos libera de nuestra programación biológica de *mamífero*.

119 Entre los mayores, ya que ahora el vello es percibido más bien como algo indeseable que hay que eliminar.

Además, es en este periodo cuando los hombres de morfología e intereses más *feminoides*, o incluso con características diferentes a las de los jóvenes de su entorno (Plummer, 1999), serán inevitablemente considerados "maricones", "afeminados", etcétera, y despreciados. Nuestra herencia cultural judeocristiana nos lleva a percibir la homosexualidad como una enfermedad, una falta de masculinidad, un desbordamiento de feminidad, un defecto. Ser hombre, es separarse de la mujer y del niño y es desear a la mujer. Por consiguiente, en el conjunto de las culturas donde se implantó alguna de las religiones monoteístas de origen palestino, es imperativo definirse como no homosexual para ser reconocido como hombre. Es así que el adolescente buscará afirmar su masculinidad proclamando continuamente que no es homosexual y calificando a los otros, aquellos que son diferentes a él o que simplemente lo han frustrado, de homosexuales. Sin embargo, la homofobia no es necesaria para reforzar la identidad masculina; todo lo contrario, más bien es perjudicial, porque induce la duda y una reacción defensiva. Por lo demás, diferentes culturas han estimulado la homosexualidad como fuente de reforzamiento de la masculinidad. La cultura griega clásica es un ejemplo muy conocido.

Por desgracia, el uso de la homosexualidad como criterio de no masculinidad le hace la vida imposible a los adolescentes que descubren en ellos una orientación homosexual, porque entonces empiezan a dudar de su identidad masculina. Lo cual es ya, en sí, devastador considerando que ellos desarrollan la certeza de que jamás podrán ser verdaderos hombres. Lo peor, sin embargo, se produce cuando la orientación homosexual es descubierta por los compañeros, porque estos jóvenes enfrentarán a partir de ese momento el rechazo, la falta de reconocimiento de su masculinidad[120], la denigración, la violencia física y la exclusión del grupo. Esta situación ha incitado a muchos a suicidarse por desesperación ante una situación que les parece sin salida (Dorais *et* Lajeunesse, 2000).

---

120 Sin embargo, indiscutiblemente presente puesto que biológicamente son hombres.

Por cierto, en las sociedades occidentales en las que recientemente se ha desarrollado una tolerancia —o mejor aún una aceptación— de la orientación homosexual, se observa que una vez superada la adolescencia, muchos hombres se sienten lo suficientemente seguros de su masculinidad como para no sentirse amenazados por su orientación homosexual o por la de algún amigo. Algunos heterosexuales presentan, sin embargo, un sentimiento de masculinidad bastante frágil como para sentir amenazada su virilidad por una simple solicitud sexual por parte de un homosexual, como si eso significara que ellos hubieran sido "reconocidos" por el otro como faltos de masculinidad. Otros se sienten amenazados tanto en su masculinidad como en su heterosexualidad por sueños o fantasías de contenido homosexual, incluso si su deseo sexual se dirige normalmente hacia la mujer. ¡Como si la homosexualidad y la heterosexualidad fueran mutuamente excluyentes, y como si la presencia de una mínima huella de deseo de exploración homosexual debiera cuestionar la heterosexualidad de la persona![121]

La gran intensidad de las ansiedades de masculinidad, en la adolescencia, hace con frecuencia aparecer o aumentar la frecuencia de las fantasías sexuales que comenzaron a construirse durante la infancia. Estas fantasías, recordemos, son las soluciones ofrecidas por el inconsciente y sirven para satisfacer las necesidades psicosexuales —entre ellas la referente a la identidad sexual— a la vez que reducen las ansiedades asociadas a éstas. Después veremos con frecuencia,

---

121 Los informes de Alfred Kinsey, de los cuales el primero apareció en 1948, demostraron en los años 50, que la atracción, las fantasías o los comportamientos sexuales de una persona rara vez son totalmente heterosexuales u homosexuales. Así, un individuo de orientación principalmente heterosexual sentirá a veces deseos homosexuales, mientras que otro de orientación principalmente homosexual puede tener deseos heterosexuales. Por desgracia, en nuestra sociedad occidental, la presión social exige que uno se limite a un solo campo. Así, un heterosexual no puede más que ser heterosexual, si no debe clasificarse entre los homosexuales; y un homosexual que se dice bisexual es considerado como un homosexual no asumido.

que la problemática sexual adulta se concretiza a partir de estas experiencias adolescentes, experiencias en las cuales el joven no logró sentirse lo suficientemente masculino. A riesgo de parecer repetitivos, debemos señalar que la ansiedad de masculinidad es particularmente común en una sociedad en la que hay que probar constantemente que uno es hombre para sentirse reconocido como tal.

La pubertad en las chicas

La consolidación del sentimiento de feminidad, en la adolescencia, ciertamente no es más fácil para las chicas y la mayoría deberá enfrentar importantes conflictos entre la necesidad de sentirse sexualmente deseable y la obligación social de seguir siendo "una chica pura[122]". Como hemos visto, la feminidad se define, en nuestras sociedades, a partir de dos criterios principales: la capacidad de ser maternal[123], dulce, y entregarse con generosidad de manera desinteresada, y por la capacidad de ser sexualmente atractiva. Hasta hace muy poco, el reforzamiento de la identidad femenina se hacía según dos pautas: la capacidad de la joven para hacerse cargo de una casa y ser una buena madre, por una parte, y la capacidad de ser bella (por lo tanto sexual-

---

122 Esta noción de pureza varía según el entorno y la familia: en los más restrictivos, esto implica permanecer virgen hasta el matrimonio, mientras que en las familias y los medios más abiertos, esto significa reservarse para un joven del cual se esté verdaderamente enamorada y que haya demostrado su amor.

123 En el sentido de cuidar de otros, ya sean sus propios hijos o los de otro, o incluso adultos necesitados, como los ancianos y los enfermos.

mente atractiva[124]) por la otra. El énfasis en la capacidad —en especial en el deseo— de ser madre ha disminuido mucho con la posibilidad, para las mujeres, de realizarse económicamente a través de un trabajo remunerado. En cambio, las nociones de dulzura, generosidad y "pureza sexual" como cualidades asociadas a la capacidad de ser maternal siguen estando muy presentes, alimentando todavía el prejuicio que opone a la madre y a la puta, prejuicio que valora a la primera y desacredita a la segunda.

Así, las adolescentes se encuentras divididas entre, por un lado, el deseo de posicionarse como sexualmente deseables por los chicos y por el otro, la necesidad de rechazar los avances de estos últimos para responder a las expectativas sociales de "pureza sexual", única manera de preservar su "reputación". Entonces, ellas hacen todo lo que pueden para verse bien y atraer las miradas masculinas con el fin de sentirse femeninas, pero todo logro será enseguida interpretado como un "él sólo me ama por mi cuerpo". Semejante situación es muy incómoda y constituye al mismo tiempo una fuente de conflictos internos a menudo importantes.

Además es interesante notar que los discursos habituales de los sexólogos y otros interventores psicosociales, hacia las jóvenes, giran alrededor de la idea de que es correcto decir no cuando no se sientan listas (estar lista queriendo decir enamorada), mientras que no se les ofrece la posibilidad inversa[125]. No se les dice que es igualmente correcto decir sí cuando se sientan listas (lo cual podría querer decir: cuando sientan el deseo sexual). Otra noción que transmiten estos discursos: los jóvenes no piensan más que en el sexo y presionan a las chicas, mientras que las chicas —las que son sanas, por supuesto— no

---

124 ¡Aunque el lazo, evidente, entre la belleza y su resultado —ser sexualmente deseable— no sea jamás expresamente mencionado!

125 Lo cual se observa en la mayoría de las sociedades occidentales que sufrieron una importante influencia judeocristiana.

se abren al encuentro sexual más que cuando se sienten enamoradas. El joven, entonces, abusa de la chica, que no sabiendo decir que no acepta el acto sexual para darle placer.

Es verdad que el deseo sexual del joven está exacerbado debido a importantes oleadas hormonales, las cuales están programadas biológicamente para la reproducción; el inicio de la vida adulta siendo, desde un punto de vista meramente biológico, una edad absolutamente ideal para reproducirse. Sin embargo, el joven no está desprovisto del deseo amoroso y es igualmente sensible a la calidad de la relación que la joven. Lo que hace que, salvo excepción, los jóvenes no utilizarán a las mujeres para sus propios fines sexuales sin tomar en cuenta sus deseos y necesidades, más que en los contextos culturales donde la mujer y el amor son denigrados en beneficio de un rendimiento sexual masculino impuesto como criterio de masculinidad.

Por otro lado, la joven no es insensible al efecto de las hormonas, ni desprovista de deseo sexual. Así, una clienta, ahora de cincuenta años, me contaba recientemente que a la edad de 14 años, ella varias veces sintió un deseo físico intenso de estar con un hombre, lo cual la hacía retorcerse de deseo en su cama. Ella no comprendía lo que pasaba ni sabía por qué tenía ese deseo. Tampoco tenía una idea precisa de lo que sucedería si ella tuviera un hombre en su cama, ya que las relaciones amorosas eran todavía un misterio para ella ¡que no había ni siquiera besado a un chico!

Como en nuestra cultura no se fomenta el deseo sexual en las mujeres, ni tampoco el aprendizaje sexual durante la infancia —la infancia se supone debe ser inocente, es decir, sin conocimiento de lo sexual— muchas jóvenes no son conscientes de su deseo sexual y no saben cómo vivirlo y disfrutarlo. En tales circunstancias, les puede ser muy difícil reconocer que ellas puedan estar listas para vivir una sexualidad en pareja, mientras que de hecho, ellas estarían listas si su entorno no las amenazara con etiquetarlas como chicas fáciles y putas.

Es por eso que la joven de nuestra época que se permite intercambios sexuales se siente con frecuencia utilizada. No habiendo aprendido a reconocer su propio deseo sexual y, sobre todo, no pudiendo permitirse el dejarse ir en el placer sexual, ella negará sus propias pulsiones y sensaciones sexuales y creerá entonces amoldarse tan solo al deseo de su pareja, impidiéndose así vivir ella misma el placer en el encuentro sexual. Además, intentando inconscientemente responder a su necesidad de sentirse sexualmente deseable y femenina, pero no pudiendo permitirse estar orgullosa de sentirse deseada "por su cuerpo", ella ni siquiera tendrá la posibilidad de reforzar su sentido de feminidad a través de la experiencia. Por último, como se le ha dicho que la sexualidad debía vivirse en el gran amor, ella se sentirá al mismo tiempo decepcionada, culpable y utilizada por su compañero que la ha arrastrado —como se le ha hecho creer— a tener una actividad sexual con ella cuando "ella no tenía ganas de hacerlo". Entre estas jóvenes, algunas, con una gran carencia de valoración narcisista, llegarán al grado de ponerse al servicio sexual de todo chico que lo solicite, deseando así sentirse *cool* y formar parte de la *banda*. Desafortunadamente, además de experimentar un sentimiento de culpa y la impresión de haber sido utilizadas, tendrán la decepción de darse cuenta que la fantasía no se confirma en la realidad, porque, al contrario, ellas serán despreciadas por las otras chicas y por los chicos. Lo cual las conduce ulteriormente a una mayor pérdida de autoestima.

En los últimos años, interventores quebequenses descubrieron que niñas entre 8 y 12 años de edad hacían felaciones y aceptaban penetraciones anales, así como sexo en grupo,con el fin de complacer a los chicos y ser *cool*. Ellos se apresuraron a convertir a las niñas en víctimas de abuso por parte de los chicos y explicar la situación por lo que ellos consideraron ser una banalización de la sexualidad[126]. De inmediato se señaló a la pornografía como responsable, lo cual no es del todo equivocado, ya que ésta se impone a todo internauta carente de un sistema de bloqueo eficaz de ventanas intrusas *(pop-up)*. Pero

---

126 Una interpretación similar está surgiendo en Europa, debido a estas actividades sexuales en niñas pequeñas (Iacub, 2002).

también se acusa, una vez más, a los chicos como responsables de esta situación: utilizando sus privilegios de machos dominantes, ellos obligarían a las niñas a vestirse *hipersexy* y, por lo tanto, a prestarse a los estereotipos de feminidad. Posteriormente, las empujarían hacia la ejecución sexual con el fin de satisfacer sus pulsiones genitales, ellos mismos centrados en el desempeño y no pudiendo más que imponer su propia forma de hacer las cosas (Durand *et* Noël, 2005). Ni por un instante nos imaginamos que las niñas puedan tener por ellas mismas deseos de exploración sexual, que sean capaces de deseo genital y lleguen a encontrar su propio placer en una actividad sexual entre dos. No nos damos cuenta tampoco que, antes de ser estigmatizadas, ellas vivían muy bien la situación. La exploración sexual entre jóvenes podría entonces simplemente formar parte del aprendizaje inherente al desarrollo psicosexual de todo joven, ya sea hombre o mujer.

Al contrario, vamos más bien a denigrar lo genital y acusar a lo masculino de ser la fuente de todo mal. ¡Olvidamos fácilmente que el reforzamiento del sentido de masculinidad o de feminidad forma parte del desarrollo psicosexual normal de los adolescentes *chicos y chicas,* y que los criterios de feminidad y de masculinidad son en parte dictados por la biología, en su aspecto de reproducción, y en parte *impuestos por el conjunto de la sociedad,* es decir, *por los hombres y por las mujeres,* en lo que se refiere a las normas sociales! Es, por lo tanto, biológicamente normal que la joven quiera sentirse femenina por su capacidad de suscitar el deseo sexual (seduciendo así al chico) y que el chico se sienta macho por su capacidad de convencer a una chica de hacer el amor con él (seduciendo así a la chica, aunque de manera diferente). Los criterios de masculinidad y de feminidad no son, contrariamente a lo que el discurso feminista intenta hacernos creer, impuestos por los hombres a las mujeres.

De hecho, los chicos también intentan definirse a través de la mirada de las chicas así como ellas lo hacen a partir de la mirada de ellos. Asimismo, en la realidad adolescente actual, tanto chicos y chicas se encuentran atrapados por los criterios contradictorios y conflictivos

181

en cuanto a la identidad sexual masculina o femenina. Las niñas deben ser sexualmente deseables para sentirse femeninas, pero no deben abrirse a la experiencia sexual fuera del contexto amoroso. Y, los chicos, por su parte, deben mostrarse masculinos afirmándose social y sexualmente, mientras que deben poner en espera sus propios deseos y respetar a las chicas en su aparente falta de deseo sexual.

Una encuesta quebequense (Lavoie *et al.*, 2008) se aplicó en una escuela secundaria para identificar la experiencia de los y las adolescentes entre 15 a 17 años. Según esta investigación, 5% de los jóvenes habían participado en actividades sexuales en grupo, 10% habría hecho *striptease* y 42% baile sándwich[127]. Pero lo más interesante, son las actitudes de los jóvenes participantes en la encuesta: 80% consideraron que "las actividades sociales sexualizadas son un bello ejemplo de relación igualitaria entre chicos y chicas" y 67% pensaban que "entregarse a este tipo de juegos sexuales es normal en las y los adolescentes", mientras que 39% encontraron "deplorable que los bares organicen concursos de *camisetas mojadas* y otras actividades parecidas". Además, la mayoría dijo haberse sentido "como siempre" al día siguiente de participar en tal actividad y de 1 a 11% (excepto para el sexo en grupo donde el porcentaje es de 29%) los jóvenes afirmaron haberse sentido mejor después, mientras que de 10 a 38% según la actividad en cuestión, declararon haberse sentido incómodos después. Por último, la gran mayoría de los jóvenes (55 a 80% según la actividad) admitieron haber tenido deseos de participar en la actividad, y el uso de la coerción parece haberse limitado en ciertos casos, a la presión y al convencimiento verbal para participar. Ahora bien, los investigadores se rehúsan a ver, en estas actividades, un signo de relación igualitaria entre chicos y chicas, así como la posibilidad de que semejante exploración sexual pueda ser normal en la adolescencia. Ellos prefieren enfatizar el malestar de algunas chicas (de 6 a 34% según la actividad), sin tomar en cuenta el

---

127 Baile en el cual tres personas o más bailan muy pegados, frotándose unos a otros y acariciándose mutuamente.

hecho de que la mayoría dijo sentirse tan bien o mejor que normalmente después de haber participado en tal actividad. Así, a pesar de los datos que sugieren otras pistas de comprensión de la problemática, estos investigadores se empeñan en considerar la sexualidad libre como necesariamente anormal en la adolescencia y debiendo ser explicada por "factores de riesgo".

Para volver a las jóvenes disponibles a todo el mundo, es innegable que una sexualidad vivida principalmente en una falta de deseo y disgusto más o menos importantes, no puede ser fuente de satisfacción. Sin embargo, son primero y ante todo los mensajes sociales que identifican a la joven sexualmente disponible con la puta —y por lo tanto a la chica mala— lo que vuelve este tipo de experiencias sexuales tan negativas y que deprimen la autoestima.

En efecto ¿cómo puede una joven sentirse validada con respecto a su sexualidad si todo el tiempo se le está recordando que al volverse "sexual", al transformarse por añadidura en objeto sexual, ella se convierte automáticamente en objeto de desprecio "en menos que nada" a los ojos de la sociedad entera? Su sexualidad se autodefine, a partir de entonces, como fuente de problemas y sufrimientos y, adulta, ella se sentirá más confundida en su sexualidad, puesto que percibirá todo deseo sexual como potencialmente degradante.

Por otra parte, en las investigaciones que han indicado que la falta de autoestima de las jóvenes ocasionaba a menudo actividades sexuales denominadas "precoces", los interventores concluyen que hay que trabajar para mejorar la autoestima de las jóvenes, lo cual las "protegerá" contra ese mal que son las actividades sexuales en la adolescencia y las mantendrá entonces en la autoestima, porque se habrán "respetado" (Durand et Noël, 2005). Sin embargo, una adolescente con una excelente autoestima y que además, está cómoda en su cuerpo y su sexualidad —lo cual desafortunadamente no es muy frecuente en nuestro mundo occidental— estará en condiciones de vivir positivamente el intercambio sexual con un compañero[128], incluso si este intercambio se hace fuera de un contexto amoroso.

En lugar de satanizar las relaciones sexuales entre adolescentes, si ayudáramos a las chicas a reconocer y a admitir su propio deseo sexual, si se les estimulara a sentirse cómodas en su cuerpo y en su sexualidad y si, finalmente, se les dejara libres para vivir actividades sexuales con los chicos sin exigirles que estén enamoradas, la experiencia sexual adolescente se inscribiría simplemente en un desarrollo psicosexual favorable hacia una verdadera madurez sexual, porque estaría libre de conflictos internos entre la necesidad de sentirse sexualmente deseable y la de sentirse moralmente —es decir— socialmente validado. Ni la actividad sexual "precoz" ni una gran disponibilidad sexual conducen en sí a una experiencia negativa de la sexualidad o a una disminución de la autoestima. Pero los mensajes morales que afirman que una buena chica "no hace *eso* con cualquiera" conducen a semejantes resultados, porque llevan a la adolescente a percibirse como mala cuando ella tiene actividades sexuales fuera de las normas. Por consiguiente, eliminar los juicios condenatorios contribuiría mucho más a mejorar la experiencia sexual y la autoestima de estas jóvenes que fomentarles, como actualmente se hace, el rechazar los avances sexuales de los chicos.

La famosa ropa *hipersexy*

La joven tiene el deseo de sentirse sexualmente deseable para consolidar su sentido de feminidad, es por ello comprensible que busque seducir vistiendo de manera sugestiva (escotes, pantalones a la cadera,

---

128 O con varios compañeros, si ella así lo desea y que la situación se preste.

ropa ceñida, blusas transparentes, encajes) y maquillándose para parecer brillando de deseo. Para ella, esto constituye al mismo tiempo una necesidad, una seguridad y un placer. De hecho, se trata de un exhibicionismo sano en el sentido en que la joven se posiciona como mujer y femenina. Si ella ha tenido la oportunidad de aprender a sentirse bien en su cuerpo, cómoda en su sexualidad y en confianza en cuanto a sus recursos para manejar las situaciones de peticiones sexuales potencialmente problemáticas (por ejemplo de acoso), entonces la experiencia no puede ser más que positiva. Si hay un problema con esto es sobre todo debido a un puritanismo que asocia el sexo y la desnudez con el mal y que, como consecuencia, induce a las jóvenes a vivir conflictos internos entre, por un lado, su necesidad de afirmarse como seres sexuados en pleno florecimiento, y por el otro, la necesidad impuesta de alejarse de toda sexualidad no justificada por el "Amor".

Es verdad que actualmente vemos a niñas todavía no púberes usando vestimenta tipo *hipersexy*. Uno se indigna, porque estima que son demasiado jóvenes para manifestar una sexualidad. Pero se nos olvida que la necesidad de expresarse en su feminidad —y por lo tanto de sentirse bella y deseable— juega, desde la infancia un papel en la construcción de la identidad y de la confianza en sí. Antes, se señalaba esta feminidad naciente con vestidos de olanes y accesorios típicamente femeninos. Hoy, las adolescentes copian a las cantantes *sexies* de moda, las cuales se vuelven populares precisamente porque ellas se muestran orgullosas de sus cuerpos e invierten en su capacidad de ser *sexies* y sexualmente deseables. De este modo, las jóvenes de nuestra época han simplemente adoptado otro estilo de vestimenta —igualmente femenina porque pone el acento en la deseabilidad sexual— pero, que no complacerá a las llamadas buenas conciencias porque digamos que muestra demasiada piel. De hecho, este tipo de vestimenta afirma a las jóvenes como seres sexuados y sexuales y eso es lo que molesta, en una sociedad en la que se denigran los aspectos genital y corporal de la sexualidad para sólo valorar el aspecto emocional amoroso. La mayoría de las feministas ven en esto una alienación de la

185

mujer, la cual sería así obligada por el sistema patriarcal a posicionarse como objeto sexual para complacer a los hombres[129].

Sin embargo, la decencia, la modestia y el pudor son esencialmente los productos de una ideología patriarcal monoteísta, creados con el fin de restringir el deseo sexual y su expresión ocultando lo que podría favorecerlos. No obstante, a partir del momento en que la sexualidad es socialmente reconocida como actividad humana amoral, que se promueve como una fuente de placer y satisfacción, y por último, que se vive sin grandes conflictos internos en la mayoría de la gente, la desnudez —parcial o total— no tiene por qué ser desacreditada.

Obviamente puede despertar el deseo sexual cuando la situación se presta para eso, pero no suscita más la avidez sexual que una vestimenta cubriendo todo el cuerpo. Es cuando la sexualidad es prohibida, y por lo tanto, vivida de manera conflictiva que la desnudez y la vestimenta que descubre demasiado pueden plantear un problema. Porque despertaran entonces deseos sexuales que, debido a que son inmediatamente reprimidos para evitar el sentimiento de culpabilidad, tendrán la posibilidad de volver a manifestarse de manera totalmente inadecuada durante momentos de vulnerabilidad física (por alcohol, por ejemplo) o emocional (pasando por un divorcio), estos momentos de vulnerabilidad disminuyen nuestra capacidad de mantener las prohibiciones internalizadas.

Así que, vestirse *hipersexy* no está bien ni mal en sí. No es más que un medio para las chicas, de sentirse femeninas. Medio que ellas tenderán a dejar, una vez adultas y seguras en cuanto a su feminidad, para ya no recurrir a este más que en ocasiones en las que ellas de-

---

129 Esto conduce a comportamientos antisociales, aunque considerados como "hazañas para protestar contra la hipersexualización de la vestimenta, alienante para las mujeres" (Durand, 2005, p. 23). El caso que cita Durand señala a un grupo de feministas noruegas ¡que hacen escándalo con tambores y cacerolas frente a los escaparates de lencería femenina!

seen sentirse especialmente bellas y seductoras. Lo que importa, de hecho, es la percepción que las chicas tienen de sí mismas cuando ellas se visten *sexies*. Si ellas reciben mensajes de desaprobación en cuanto a destacar su cuerpo y lo sexual, no podrán dejar de sentirse desgarradas entre la necesidad de responder a su necesidad de feminidad expresando ésta a través del cuerpo, y la de conservar una imagen de sí positiva permaneciendo como la buena chica que "se respeta". Si por el contrario, las motivamos a sentirse orgullosas de su cuerpo y su feminidad, a sentirse cómodas en la exploración y la expresión de su deseo sexual, y a sentirse en confianza en cuanto a su valor como persona, ellas se sentirán seguras, complacidas y orgullosas de vestirse tan *sexies* como quieran.

La adolescencia se juega entonces alrededor de la construcción de la identidad personal, la cual se realiza, entre otras cosas, a través de un reforzamiento de la identidad masculina o femenina. Chicos y chicas tienen que definirse como seres sexuados y como posibles compañeros sexuales. En un mundo en el que no se percibiera la sexualidad como un mal a evitar, como una actividad genital que los chicos y los hombres les imponen a las chicas y a las mujeres, y como algo que toda mujer que se "respeta" no vive más que en un contexto amoroso, el reforzamiento del sentido de masculinidad o de feminidad sería mucho menos conflictivo y mucho más fácil de concretar.

Además, ya que los aspectos genitales y fusionales de la sexualidad serían ambos considerados como formando igualmente parte integrante de una sexualidad sana y completa, hombres y mujeres estarían en condiciones de vivir sus sensaciones genitales tanto como sus emociones. En última instancia, cada quien podría más fácilmente lograr los aprendizajes sexuales necesarios para una sexualidad más gozosa y satisfactoria, uniendo el placer que se deriva de las sensaciones genitales a una deliciosa voluptuosidad corporal y emocional.

El logro de una madurez sexual y relacional

La calidad de la vida sexual del adulto es tributaria, recordémoslo, del desarrollo psicosexual del niño que él ha sido primero. Y depende de múltiples factores, los cuales se influyen mutuamente: del camino recorrido en los aprendizajes sexuales (desarrollo de los modos de excitación), de la experiencia ligada a las diferentes necesidades psicosexuales, de los mensajes recibidos con respecto a la sexualidad masculina y femenina, así como de la interpretación que se hace de esto y, por último, del grado de sentido de pertenencia logrado. Si, durante los aprendizajes, un niño no tiene la posibilidad de desarrollar un modo de excitación que le permita jugar sobre su excitación sexual, de experimentar las sensaciones de excitación, de sentir placer y de provocar el orgasmo, el adulto en el que él se convertirá conocerá una sexualidad generalmente exenta de placer sexual. El podrá ciertamente conocer un placer emocional amoroso, pero él no se involucrará en el encuentro sexual más que para responder a un deseo emocional de acercamiento o con el fin de complacer a su compañera, su deseo y su placer sexual habiendo sido inhabitados y permanecido fuera del registro del consciente. Cuando la pareja se estabiliza, la sexualidad tiende a disminuir drásticamente, hasta ya no manifestarse más que algunas veces al año y solamente porque hay que hacerlo, para complacer al otro. Notemos además que esa vivencia de deseo amoroso no acompañado del deseo sexual, puede producirse tanto en los hombres como en las mujeres, contrariamente a la creencia general, ya que la fuerza hormonal ayuda, el joven será capaz de tener una erección y de eyacular sin siquiera experimentar sensaciones genitales[130]. Del

---

130 Con el fin de asegurar la función masculina en la reproducción, la erección y la eyaculación fueron "pensadas" para funcionar de manera automática, en el joven, sin que haya necesidad de experimentar sensaciones genitales o incluso placer. Sólo la estimulación genital o fantasmática es necesaria. Cuando un joven no logra mantener

mismo modo, una mujer no consciente de sus sensaciones genitales puede, ella también, llegar a lubricar *sin sentir deseo sexual ni placer*, lo cual se producirá, en especial cuando ella se sienta enamorada y se aproxime al momento de la ovulación!

No obstante, la sexualidad no es únicamente un asunto de aprendizajes que favorecen la funcionalidad sexual. Ésta se construye también a partir de las conclusiones más o menos conscientes que la persona ha desarrollado durante la infancia, la adolescencia y la vida adulta. Conclusiones dirigidas a encontrar respuestas en cuanto a la posibilidad de colmar o no sus necesidades fusionales, narcisistas y de individuación, en cuanto a su capacidad de sostener una identidad de género cómoda y, por último, en cuanto a los tipos de relación que pueda establecer con las personas de su sexo y con las del sexo opuesto.

Un adulto que no ha resuelto el aparente conflicto entre sus necesidades de fusión y de individuación, puede volcarse en las necesidades que le parezca esencial colmar y evitar satisfacer las necesidades opuestas, incluso si las siente. Es el caso de los individuos emocionalmente dependientes, pero también de aquellos que evitan toda intimidad afectiva. Otros tratan de satisfacer por igual los dos conjuntos de necesidades y se sienten entonces constantemente desgarrados entre el deseo de vivir una intimidad con la persona elegida y el deseo de definirse como un individuo fuera de la pareja. ¡Teniendo como resultado que cuando están solos, extrañan a la persona amada, y cuando están con ella se sienten asfixiados!

No obstante, las necesidades de fusión y de individuación no tienen por qué vivirse en oposición. Cuando una persona logra resolver el conflicto entre los dos conjuntos de necesidades, logra permanecer como ella misma incluso al establecer una relación de una

---

una erección o llegar a la eyaculación, es porque vive grandes ansiedades que inhiben la respuesta sexual; puede tratarse de simples ansiedades sobre el desempeño sexual, pero a veces son más profundas y reflejan entonces conflictos generados por las carencias de naturaleza psicosexual.

gran intimidad con otra persona; además posee la capacidad de equilibrar la satisfacción de ambas necesidades. Sabe darse el tiempo y las herramientas para realizarse plenamente como individuo, sin tener miedo al abandono o al rechazo. Además sabe también invertir en su relación amorosa en términos de presencia, tiempos, espacios y sentimientos, sin temor a perderse en ella. Lo que le permite vivir una relación amorosa plenamente madura.

Concedernos el derecho de realizarnos como individuos exige de nosotros que nos reconozcamos como una persona valiosa y amada, lo que concierne a la necesidad narcisista. Igualmente debemos ser capaces de alimentarnos del aprecio y del amor que nos aportan los demás. En efecto, una persona que no cree en su propio valor no verá la utilidad de realizarse como individuo, ya que estima que todo lo que podría hacer o ser de todas formas no tendrá valor. Tampoco logrará creerle a quien afirme amarlo porque, al percibir que no vale nada, no puede imaginar que otro ser humano le encuentre algo bueno y pueda realmente amarlo.

En cambio, muchos hombres y mujeres basan la percepción que ellos tienen de su propio valor sobre lo que los demás parecen concederles a este respecto. Así, ellos piensan que si son amados por otra persona, es que tienen un valor, si no, es que no lo tienen. Estas personas intentan entonces desesperadamente que los amen, adoptando comportamientos y tomando opciones de vida que no necesariamente les convienen, pero que podrían complacer al otro y por lo tanto favorecer su amor. De este modo, ellos no logran ni realizarse como individuos, ni comprometerse verdaderamente en una pareja, porque en una intimidad demasiado grande correrían el riesgo de ser descubiertos. ¡Por lo tanto es difícil, sin una buena autoestima, comprometerse en una relación con el otro y seguir siendo uno mismo!

Por otro lado, nuestra experiencia de las necesidades fusionales y de individuación influye en la percepción que nosotros tenemos de nuestra identidad sexual ocasionando a menudo que experimentemos ansiedad al respecto. Según las normas sociales actuales, por ejemplo, un hombre no puede pretender ser masculino si muestra necesidades fusionales demasiado grandes y una mujer no puede pretender ser femenina si realmente busca *individualizarse*. No obstante, la masculinidad, la individuación y los deseos fusionales pueden ser una buena combinación en un hombre cuando este ha resuelto sus conflictos internos y las ansiedades que los acompañan. Lo mismo para una mujer, que puede muy bien ser femenina, individualizada y fusional, ¡todo al mismo tiempo! En cuanto a la necesidad narcisista, esta se expresa, a nivel del sentimiento de pertenencia, por un sentimiento de orgullo hacia nuestras características y nuestro cuerpo de hombre o de mujer, lo mismo que por la certeza de ser valorado y amado como individuo perteneciente al mundo de los hombres o al de las mujeres.

La percepción que nosotros tenemos de nuestra masculinidad o nuestra feminidad moldea nuestra forma de presentarnos y actuar como ser sexuado. Así, el hombre que se siente masculino y orgulloso de ser un hombre podrá más fácilmente abordar a las mujeres que él desea conocer y encontrar una o más compañeras eventuales. Lo mismo para la mujer que se siente femenina y orgullosa de ser una mujer. Además, sentirse orgulloso de pertenecer a su sexo biológico facilita la participación de los órganos genitales en lo que tienen de específicamente masculino o femenino. Por consiguiente, esto permite sentir placer en las sensaciones de excitación genital durante las actividades sexuales, solo o en pareja. Además, la participación de su masculinidad o su feminidad en concordancia con su sexo biológico, favorece la funcionalidad sexual durante la penetración. Un hombre que se siente verdaderamente masculino a nivel sexual es por lo tanto capaz de intrusión sexual, es decir de penetrar con seguridad y placer. Por su parte, una mujer que se siente segura en su feminidad podrá fácilmente erotizar sus espacios, lo cual la llevará a reconocer mejor y experimentar las sensaciones internas a nivel de su vientre, durante la penetración y por lo tanto a saborearlas en un marco de confianza en sí misma y de placer.

Capítulo 4

Las fantasías sexuales[131]

¿Qué son?

Cuando hablamos de fantasías, normalmente nos imaginamos escenas "atrevidas" como hacer el amor en el campo en pleno día, situaciones más o menos irreales como lanzarnos en el aire con una estrella de cine, o incluso nos referimos a las fantasías reconocidas como tales como: el voyerismo, el exhibicionismo, el fetichismo o el sadomasoquismo, por ejemplo. Además, siendo la vista privilegiada en nuestras sociedades, uno piensa sobre todo en las evocaciones que contienen por lo menos imágenes, sino es que escenarios completos, cortando de tajo otras posibilidades. Limitados por esta comprensión estrecha de las fantasías, muchas personas no reconocen que tengan fantasías sexuales.

---

131 La comprensión teórica en la base de las observaciones desarrolladas en este capítulo provienen esencialmente de la formación en sexo análisis y de la práctica clínica de la autora. Al lector interesado en continuar la lectura en estos temas se le sugiere leer las obras de Crépault (1997, 2007) sobre el sexo análisis y las fantasías sexuales y las de Stoller (1979, 1985) sobre el erotismo.

Sin embargo, hay una infinidad de fantasías eróticas, sobre todo porque no siempre contienen escenas sexualmente explícitas. El imaginario fantasmático puede basarse en otros sentidos aparte de la vista, como en el caso de una evocación de olores, por ejemplo. Puede crearse a partir de impresiones kinestésicas (relacionadas con las sensaciones corporales), como cuando una persona se imagina ser una ballena flotando en la inmensidad del océano. También puede utilizar un soporte abstracto como una cuenta regresiva de 10 a 0. Por otra parte, recordar los detalles más excitantes de nuestro último encuentro sexual real con el fin de elevar nuestra excitación, es también ofrecerse un pequeño regalo del orden de la fantasía sexual. Así que, casi todos, hemos alimentado por lo menos algunas fantasías, aunque no siempre hayamos tenido conciencia de ello.

Por otro lado, cuando hablamos de fantasía sexual, hablamos normalmente de fantasías que nos excitan sexualmente. Sin embargo, algunas personas reaccionan con ansiedad y sin ninguna excitación sexual ante fantasías que no obstante son excitantes para la mayoría de la gente. De modo que, una mujer heterosexual puede desear las caricias del hombre, pero entrar en pánico ante la idea de una penetración, por miedo a que ésta la destruya; lo mismo, un hombre heterosexual puede apreciar la penetración, pero sentirse angustiado ante la idea de una felación, por miedo de que la mujer lo mutile con sus dientes. Es obvio que estas fantasías ansiógenas (generadoras de ansiedad) perturban el bienestar sexual y exigen que uno las trabaje en terapia con el fin de disolver las ansiedades subyacentes.

Algunas fantasías pueden adquirir un poder de excitación tal que se vuelven parte integrante del individuo. Estas se desarrollan muy temprano en la infancia, aunque generalmente el proceso no sea consciente, e impregnan de tal manera el imaginario que realmente no se pueden eliminar después; simplemente pueden ser entreabiertas con el fin de incluir elementos que se juzguen deseables desde el punto de vista de una madurez sexual. Las fantasías voyeristas, exhibicionistas, fetichistas y sadomasoquistas, por no mencionar más que las más conocidas, entran generalmente en esta categoría. En sexo análisis, se les denomina fantasías primarias. En cambio, otras fantasías tienen una existencia mucho más breve. Su contenido sexual es elaborado a partir de estímulos de la vida cotidiana como puede ser el caso, por ejemplo, del deseo de ser acariciado con una pluma o hacer el amor en su nuevo auto. Estos escenarios eróticos pueden ser muy excitantes pero, una vez realizados, pierden una parte de su atractivo. Se trata de fantasías coyunturales, secundarias. Las fantasías primarias se construyeron en el inconsciente como respuestas a las necesidades psicosexuales y su contenido es muy simbólico y cargado de sentido; a la inversa, las fantasías coyunturales tienen la mayoría de las veces una aportación limitada en cuanto a este aspecto. Por consiguiente, si bien unas y otras juegan su parte en un proceso de conocimiento de uno mismo a nivel de la dinámica sexual, las fantasías primarias son las que contienen un material más rico para este efecto.

Luego para complicar las cosas —o explicarlas mejor— es posible situar las diferentes fantasías sobre un continuum que va de las fantasías puramente fusionales a las fantasías completamente antifusionales, pasando por las fantasías afusionales (no fusionales). Además, no es realmente el escenario el que va posicionar a la fantasía sobre semejante *continuum*, sino más bien *el sentido que se le da a la fantasía*, el cual puede variar de una persona a otra.

Continuum fusional-antifusional

Fusional   Afusional (no fusional)   Antifusional

<--->

Las fantasías fusionales (de fusión) evocan el acercamiento emocional y amoroso entre dos personas, por lo general a través de diversos elementos románticos: es el caso de un escenario, por ejemplo, en el cual dos enamorados se besan apasionadamente en una playa desierta.

Estas fantasías pueden o no contener elementos de sexualidad explícita. Pero realmente no importa porque esos elementos no son los que desencadenan la excitación; ésta se nutre más bien de los elementos emocionales de la fantasía, del sentimiento de amar y de ser amado, de hacerse "Uno" con el otro. Hombres y mujeres pueden tener este tipo de fantasías. Pero se les encuentra con más frecuencia en las mujeres, puesto que son fuertemente estimuladas, en occidente, a justificar sus deseos sexuales por una necesaria presencia de amor.

Las fantasías afusionales (no fusionales) ponen el énfasis en una expresión más genital de la sexualidad. Mencionemos, por ejemplo, la felación o el *cunnilingus* que la persona se imagina dando o recibiendo. Aunque estas fantasías pueden contener elementos fusionales, sobre todo cuando la persona se imagina dando placer al otro desde el amor que le tiene, por lo general éstas son no fusionales.

Normalmente, en el marco de tales escenarios, el otro es objetivado —es decir convertido en objeto sexual— porque su rol es dar o recibir placer sexual alimentando así, la excitación sexual de la persona que tiene la fantasía. El lazo entre las dos personas no es entonces de naturaleza afectiva, sino más bien de naturaleza sensual, "animal", porque se trata esencialmente de dejarse llevar por las sensaciones sexuales. Por lo menos, eso es generalmente lo que la persona que fantasea piensa obtener, porque, en general, las fantasías —ya sean fusionales, afusionales o antifusionales— sirven más bien para responder a ciertas necesidades psicosexuales y para reducir la ansiedad subyacente a estas necesidades. Que es lo que veremos muy pronto.

Las fantasías antifusionales, al contrario de las fantasías fusionales, ponen al otro a distancia, lo *despersonifican*, lo hacen otro y lo ponen —o ponen a la persona misma como la fantasía— como objeto de desprecio y odio, a ser utilizado sin consideración, incluso a ser destruido. Las fantasías sadomasoquistas que ponen tanto el énfasis en la humillación son de este tipo. Al igual que las fantasías donde se obliga a un acto sexual que no procura ningún placer. Estas fantasías no son necesariamente el producto de personas malvadas o particu-

196

larmente desequilibradas psicológicamente, aunque si son sinónimos de importantes dificultades en la satisfacción de ciertas necesidades psicosexuales. No obstante, pasar al acto de tales fantasías debe estar prohibido porque puede dañar seriamente la integridad psicológica de la persona que se coloca en el papel de objeto despreciado o utilizado. De modo que, la mayoría de los seres humanos tienen fantasías sexuales, aunque ellos no siempre las identifiquen como tales. Sin embargo, a menudo, las fantasías son reprimidas porque se juzgan incorrectas, inaceptables, inmorales sobre todo en lo que se refiere a las fantasías afusionales y antifusionales. Además, según la creencia popular los hombres alimentan esencialmente las fantasías centradas en lo genital o fundadas en pulsiones de destrucción, mientras que las mujeres se concentran casi exclusivamente en las fantasías fusionales. Sin embargo, tales tendencias —cuando se observan en los individuos de un sexo o del otro— son mucho más el resultado de una socialización que de una diferencia innata en el deseo, porque tanto los hombres como las mujeres son igualmente capaces de sentir tanto deseos fusionales (amorosos) como deseos afusionales (centrados en lo genital) y deseos antifusionales (propulsados por una pulsión de destrucción).

De hecho, aunque algunas observaciones clínicas sostienen la idea de que las mujeres presentan sobre todo fantasías románticas y fusionales, un análisis profundo de la fantasmática de las clientes permite con frecuencia revelar la presencia de fantasías afusionales o antifusionales, fantasías que las mujeres tienden a inhibir para conservar una buena imagen de sí mismas y no ser comparadas con una puta. De hecho, en comparación con hace 20 a 30 años, parece ser que las mujeres están más listas para tomar conciencia de sus fantasías afusionales. Y ahora, les es más fácil admitir, sin sentirse por esto degeneradas, que ellas pueden alimentar un imaginario erótico aparte del fusional; es decir un imaginario que ponga el énfasis en escenas más genitalizadas (centradas en lo genital), o incluso poniendo en acción escenarios de dominación o de sumisión sexual.

La mayoría de nosotros ha desarrollado una sensibilidad más grande ya sea a las fantasías y situaciones de connotación fusional, o a las fantasías y situaciones de connotación genital, y la tendencia a enfocarnos más en un aspecto que en el otro. Con más frecuencia —pero, ya no está tan dividido, ahora que los estereotipos pierden poder— las mujeres van a erotizar sobre todo la intimidad, el amor, las caricias y la ternura, mientras que los hombres erotizarán los movimientos más genitales: la penetración, la felación, el *cunnilingus*. La vivencia sexual estará entonces influida por esta preferencia, habitualmente adquirida a través de nuestra socialización. Una preferencia tal produce siempre un cierto desequilibrio, ya que una sexualidad plenamente libre abarca tanto lo fusional como lo genital en partes más o menos iguales.

Tomar conciencia de nuestras fantasías es un paso precioso hacia el conocimiento de uno mismo a partir del momento en el que, al hacerlo, nos cuestionamos sobre lo que expresan simbólicamente de nosotros y constatamos la importancia relativa de los contenidos fusional/romántico, afusional/genital o antifusional/odio que muestran. Este análisis nos permite entonces reconocer nuestra dinámica sexual y, si es el caso, modificarla con el fin de incluir lo que le falte de fusional o de genital, abriendo así la vía hacia una sexualidad más libre, pues la habremos liberado de algunas inhibiciones. En cuanto a lo antifusional, basta por el momento con mencionar que, en el inconsciente de la persona, constituye una defensa contra los peligros percibidos en relación con lo fusional o lo genital. Tomar conciencia de esto ofrece la posibilidad de cuestionar la realidad de estos peligros y, eventualmente, disolver esta falsa percepción.

También es útil reconocer que incluso si afirmamos una preferencia marcada por uno u otro aspecto —fusional *vs.* genital— la mayoría de nosotros alimentamos, de todos modos, fantasías que pertenecen a la otra categoría. Comprender que este otro aspecto nos pertenece a pesar de que nos lo hayamos ocultado hasta ahora, nos permite con frecuencia volver a asumirlo.

El desarrollo de las fantasías sexuales

Veamos entonces como las fantasías nacen en nosotros. Ya en el capítulo anterior, habíamos abordado los elementos más importantes pero ahora profundizaremos en la cuestión.

Recordemos que el niño conoce primero los placeres del aumento de la excitación sexual y probablemente de la descarga de tensión sexual, incluso antes de poder simbolizar. Lo que le permite, cuando el medioambiente no lo impide, realizar sus primeros aprendizajes con las sensaciones genitales. Después viene la capacidad de simbolizar y la constatación de que el mundo de los humanos se compone de papás y de mamás, de niños y de niñas y que él mismo forma parte de un grupo y no del otro. En un mismo movimiento, gracias a un primer desarrollo de su capacidad de razonar, el niño comienza a cuestionarse en cuanto a sus posibilidades de satisfacer sus necesidades de fusión, individuación, narcisistas y de pertenencia a su sexo biológico, cuestionamientos que estarán influidos al mismo tiempo por los conflictos que él vive con respecto a estas necesidades, por su personalidad y por el medioambiente parental.

El niño se pregunta, por ejemplo, cómo ser cercano a su mamá[132] y seguir recibiendo su amor sin que esto lo ponga en peligro de ser "tragado" por ella. Pero también, cómo desarrollarse como individuo autónomo con sus cualidades, aptitudes, habilidades y sus intereses propios —los cuales no son necesariamente similares a los de mamá— sin que ella lo abandone o lo rechace debido a estas diferencias. Él se cuestiona también en cuanto a su valor como persona, es decir si merece el amor de los demás. Y, sobre todo, cómo obtener este amor de parte de sus seres cercanos y cómo expresar el amor que él siente por ellos. En lo sexual, el niño busca saber cómo hacer para sentirse lo suficientemente válido como ser sexuado específicamente masculino

---

132 O a la persona que cumple esa función.

o femenino, pero sobre todo para ser apreciado(a) como hombre o mujer en devenir tanto para aquellos del otro sexo como para los de su mismo sexo.

Enseguida el niño se cuestiona sobre su capacidad para responder a los criterios de feminidad, si es una niña o de masculinidad, si es un niño. La niña se pregunta entonces: ¿Soy femenina? ¿Soy deseable? ¿Seré capaz de seducir? ¿Seré capaz de ser dulce, gentil, maternal? ¿De ser como mamá? ¿De ser como las mujeres de mi entorno? Y el niño se preguntará: ¿Soy masculino? ¿Voy a ser lo suficientemente fuerte, valiente y asertivo? ¿Voy a ser capaz de enfrentar la competencia? ¿De encontrar mi lugar, es decir de estar entre los mejores? ¿De conquistar el mundo? ¿De conquistar a una mujer? ¿De ser como papá? ¿De ser como los hombres de mi entorno?

Por último, el niño busca evaluar sus posibilidades de establecer y mantener una relación amorosa feliz y, sobre todo, de saber cómo hacer para que esto suceda, y lograr en una relación semejante, satisfacer sus necesidades sin toparse con la ansiedad. Lo cual hace a partir de las conclusiones a las que llega en cuanto a sus posibilidades de satisfacer sus necesidades psicosexuales, y de las que ha sacado de lo que ha podido observar de la relación entre sus padres.

Obviamente, el niño no se plantea estas preguntas de manera consciente. Éstas se forman en su inconsciente como reacción a lo que él vive en su vida cotidiana y en función de sus necesidades psicosexuales, necesidades que él se siente más o menos capaz de satisfacer. Por otra parte, él no tiene todavía más que una experiencia limitada del mundo así como recursos cognitivos muy inadecuados. Por un lado, estas preguntas no se formulan conscientemente —de hecho él ni siquiera sabe que se las plantea— y por el otro lado, él no tiene la capacidad de encontrar las respuestas adecuadas. Pero así de limitado como está, el niño tiene de todos modos una necesidad imperiosa de respuestas y él se desarrolla entonces una percepción de sí mismo así como del mundo masculino, del mundo femenino y de las relaciones hombres-mujeres que será muy probablemente bastante inexacta. Inexacta y además generadora de ansiedad, puesto que él no tiene los recursos cognitivos y emocionales necesarios para manejar adecuadamente lo que él vive y comprende de sí mismo y de los demás (de hecho, muchos adultos jamás llegan a desarrollarlos...). El inconsciente llega entonces al rescate para tranquilizar al niño en cuanto a su capacidad de responder a sus necesidades, lo cual hace negando que pueda tener algún problema... al mismo tiempo que propone una solución.

Ahora bien, el inconsciente se sirve de imágenes y de símbolos para traducir su experiencia del mundo, como uno lo constata regularmente en los sueños. Es así como la excitación genital se asocia a un simbolismo sexual cuya función es tranquilizar al niño —y luego al adulto en el que se convertirá— en cuanto a su capacidad para colmar sus necesidades fusionales, narcisistas, de individuación y de consolidación de la identidad de género. La pulsión sexual se conjuga a partir de entonces con un simbolismo sexual, uno o varios escenarios se establecen gradualmente con el fin de responder a las preguntas que conciernen la capacidad de satisfacer las necesidades psicosexuales y la necesidad de reducir las ansiedades correspondientes a un mínimo. Esta fantasía no se hace consciente generalmente antes de la adolescencia, cuando el joven se vuelve más directamente solicitado en su relación con el otro y en su sexualidad, sino que aparece en el niño pequeño (de cinco o seis años).

Por otra parte, cuando la toma de conciencia de su imaginario erótico engendra una culpabilidad demasiado grande y le produce el sentimiento de ser inadecuado, malo o perverso, sucede a menudo que la persona reprime la fantasía sexual. Sin embargo, puede descubrirla repentinamente cuando se produzcan los eventos propicios en su vida, que le permitan la toma de conciencia y la aceptación de esta fantasía a nivel del consciente. De este modo, algunas personas tomarán conciencia de sus fantasías gracias a una lectura o a una película[133] o

---

133 Que ni siquiera tiene que ser de contenido sexual explícito. Una persona con una fantasía sadomasoquista, por ejemplo, puede sorprenderse al sentir excitación sexual

incluso, después de conocer a alguien que tenga una fantasía similar o complementaria y que los invite a explorar la fantasía en cuestión. Otras personas, se sorprenderán enormemente, a veces incluso se sentirán momentáneamente paralizadas, cuando tomen conciencia de las particularidades de su imaginario erótico durante el trabajo analítico o sexo analítico.

Comprender el simbolismo de nuestras fantasías

Es importante reconocer que nuestro imaginario sexual nos pertenece y que constituye la respuesta original que creó nuestro inconsciente para tranquilizarnos cuando éramos niños, en cuanto a nuestra capacidad de satisfacer nuestras necesidades psicosexuales, pero también para calmar ciertos conflictos internos y reducir nuestras ansiedades. No se trata de juzgar nuestras fantasías como correctas o no correctas, como virtuosas o perversas, puesto que son parte de nosotros. Más bien, debemos intentar descifrar lo que se expresa detrás del simbolismo utilizado, para poder ser capaces de reconocer como vivíamos nuestras necesidades psicosexuales y como intentamos, de manera más o menos adecuada, satisfacerlas. Esta toma de conciencia nos permitirá, después, encontrar las soluciones más adecuadas ahí donde no lo fueron.

Sin embargo, no se trata de interpretar la fantasía literalmente: de modo que, una mujer que fantasea con ser violada por el jefe de una banda de motociclistas no significa de ninguna manera que ella desee esto en la realidad. Si eso le ocurriera en verdad, es muy probable que la experiencia no la excitara en absoluto, porque ella temería demasiado por su vida. En cambio, un análisis de la fantasía podría descubrir al-

---

ante una escena violenta de flagelación cuyo objetivo era castigar a la persona flagelada y no excitarla.

gunos elementos significativos *simbolizando* la satisfacción de ciertas necesidades psicosexuales y la tentativa de reducir la ansiedad.

Entonces una mujer que tuviera tal fantasía, llamémosla Annie, puede utilizar el símbolo "jefe de una banda de motociclistas" para personificar al hombre macho y viril, el macho bruto que toma su placer sin sentimentalismos y que, como jefe, se posiciona como el macho dominante que tiene derecho a la mejor opción. Al elegirla, a ella, él le reafirma su cualidad de ser deseable sexualmente, la reafirma en su feminidad. "El jefe de una banda de motociclistas que la viola", como escenario de una fantasía sexual, constituye entonces una respuesta del inconsciente de Annie ante su inquietud de no ser lo suficientemente femenina. En la fantasía, ella es altamente deseable —a tal punto que el hombre dominante, respondiendo a sus instintos primitivos, la toma sin siquiera pedir su permiso. Al evocar esta fantasía, Annie no tiene que preocuparse de si es deseable sexualmente o no. Todo lo contrario, imaginar esta fantasía la reafirma —durante el tiempo limitado en el que ella imagina este escenario— en cuanto a su irresistible feminidad.

Annie hubiera podido imaginar miles de otros escenarios para afirmarse en su feminidad. Entonces ¿por qué eligió la violación? Es porque al ser forzada a una relación sexual, Annie no es responsable del deseo y del placer sexual que el hombre le impone y ella no puede más que perderse en éste. Como ella no es responsable de lo que le sucede, ella sigue siendo una "buena" chica aunque ella se "hunda" en un placer salvaje, genital, "animal", que no tiene ningún fundamento en una intimidad amorosa. De esta forma, Annie mantiene su valor de virgen y evita sentirse mala y puta: no es su culpa si ella ha tenido placer en un contexto no amoroso. De esta forma ella puede satisfacer su necesidad narcisista y, al mismo tiempo, seguir percibiéndose como una persona valorada y amada. Por otra parte, la fantasía, mientras que no constituya más que un escenario excitante utilizado sin tomar conciencia del simbolismo subyacente, permite a Annie negar su deseo sexual afusional, es decir su deseo de una sexualidad experimentada simplemente en el placer genital.

Tomar conciencia del sentido simbólico de la fantasía puede, entre otras cosas, permitir a Annie tomar conciencia de los conflictos internos que la desgarran entre el deseo que ella tiene de ser sexualmente deseable y el de ser una mujer respetable y respetada por ser "virgen" y no "puta". El siguiente paso es consolidar su sentido de feminidad al tiempo que satisface su necesidad narcisista de ser una mujer "correcta", a partir de un trabajo analítico y cognitivo sobre la percepción que ella tiene de sí misma. El objetivo de semejante trabajo es llevarla a vivir con orgullo su deseabilidad sexual y a asumir conscientemente el placer sin culpa o ansiedad alguna. Reconocer el simbolismo de la violación, en esta fantasía, le ofrecerá además la ocasión de admitir la presencia de deseos sexuales afusionales en ella, de deseos de placeres asociados al cuerpo, a la excitación sexual genital y a las sensaciones que le son asociadas, en la ausencia misma de toda intimidad amorosa. Lo que podrá finalmente llevarla a reapropiarse de su propia genitalidad y por consiguiente, a vivir su sexualidad con facilidad y placer —ya sea en un contexto amoroso o no.

Evidentemente, todas estas tomas de conciencia no borrarán la fantasía, ya que forma parte de la dinámica sexual de Annie. Ésta conservará entonces todo su poder de aumentar la excitación durante la masturbación. Por otra parte, si ella así lo desea y encuentra un compañero para representarla, Annie tendrá también la posibilidad de montar la escena en un juego de roles potencialmente muy excitante. Las tomas de conciencia ayudan, si ella llega a embarcarse realmente en el juego y a estar ahí con plena conciencia, tal simulación podrá por último revelarse muy enriquecedora en lo que le aporta para reconocer su propio poder sexual femenino y experimentar su capacidad de abandono al placer sexual fuera de un contexto romántico previo.

Las fantasías y la realidad

El inconsciente no hace diferencia entre imaginación y realidad. De modo que, cuando crea un escenario simbólico en respuesta a las necesidades psicosexuales vividas por el niño, lo posiciona como la solución para aplicar en la realidad. Para la persona que tiene la fantasía, esta se convierte a menudo en una especie de promesa: vivir una situación —o incluso toda su vida sexual— como en el escenario no podrá más que satisfacer sus necesidades de placer sexual al tiempo que arregla de una vez por todas sus dudas y sus cuestionamientos. Los cuales se refieren a su identidad de género, a su valor como persona, a los medios para lograr la unidad con el otro sin perderse ahí, o incluso a los medios de afirmarse como individuo sin ser abandonado o rechazado.

¡Inevitablemente, como la realidad presenta contingencias de las cuales el imaginario no puede tener conocimiento, la fantasía rara vez puede sostener sus promesas cuando la persona decide aplicarla en el mundo concreto! Eso es evidente en el caso de Annie. Aunque ella se sienta irresistiblemente femenina y se deje arrastrar por la excitación y el placer sexual sin sentirse responsable/culpable cuando ella imagina su fantasía, en la realidad, si ella fuera violada por un criminal, ¡para nada se sentiría embargada por un sentimiento de ser sexualmente irresistible! Más bien se sentiría invadida por el temor de ser lastimada, contaminada por el sida o incluso asesinada, y permanecería super vigilante con el fin de evaluar sus posibilidades de salir de la situación. ¡Lo cual no es en absoluto propicio para dejarse llevar por el deseo y el placer sexual!

Semejante observación sobre las fantasías puede hacernos pensar que el paso a la acción es, en el mejor de los casos, decepcionante y en el peor destructivo. Es verdad que, de manera general, actualizar una fantasía sin reconocer lo que simboliza y sin tener conciencia de las necesidades que se supone colma refuerza las ansiedades subyacentes, ya que no colma las necesidades en cuestión al tiempo que hace creer que debería hacerlo. Además, sucede con frecuencia que la realización de una fantasía lleva a la persona a vivir otras emociones desagradables; emociones que la fantasía había ignorado puesto que sólo se había centrado en los aspectos de la situación evocada, que respondían a las necesidades por colmar. De hecho, Annie temería por su vida si ella viviera una situación similar a la de su fantasía.

Por su parte, Brian, tiene la fantasía de ofrecer sexualmente a su esposa a unos hombres y verla gozar durante la interacción sexual con ellos. Cuando él imagina la fantasía, esto lo excita al máximo. Él se siente entonces tan orgulloso de ser el hombre envidiable y envidiado porque fue elegido por esta mujer, tan bella y sexualmente deseable; tan orgulloso también de mostrar a otros hombres cuán afortunado es él de ser el esposo y a qué grado su unión demuestra que él es realmente viril, susceptible de ser amado y seductor, por encima de ellos. Además, como beneficio narcisista secundario, él se siente muy generoso de permitir a su mujer tener amantes y permitir a otros hombres tener acceso a momentos privilegiados de placer con ella.

Sin embargo, en los hechos, Brian tiene una baja autoestima y duda de su virilidad. Cuando su mujer y él tienen un primer encuentro con un hombre conocido por Internet, ¡él rápidamente se decepciona! Más que sentirse orgulloso, generoso y viril, él se siente lamentablemente amenazado cuando al hacer a un lado la timidez, los dos compañeros de ocasión comienzan a dejarse llevar por el placer de un intercambio apasionado de caricias mutuas. ¿Y si su mujer prefiriera a este hombre más que a él? ¿Quizá este otro hombre fuera más viril, más capaz de hacerla gozar? Que su mujer acumule éxtasis sobre éxtasis, en la fantasía, demostraba la deseabilidad sexual de ella y, por lo tanto, la virilidad de él. Pero en la realidad, si ella tuviera tanto placer en los brazos de otro hombre sería quizá porque éste último lo supera a él en la cama; por consiguiente, su mujer podría preferir a este hombre y dejarlo a él. No es sorprendente entonces, que la excitación sexual de Brian caiga ante la realidad de semejante situación cuando era tan intensa al sólo imaginarla.

Como podemos observar, pasar de la fantasía a la realidad puede conducir en ocasiones a graves desencantos. Lo cual llevará a algunas personas a decirse que no es muy brillante intentar discernir sus propias fantasías, su propio imaginario erótico, ya que uno será necesariamente decepcionado después. Antes que nada, señalemos que no es necesario concretar las fantasías para vivir una sexualidad plena.

A menudo, el simple hecho de evocar mentalmente la fantasía o de compartirla verbalmente con otra persona durante la actividad sexual basta para propulsarnos a un mundo de excitación y voluptuosidad —*siempre y cuando uno no se aferre a la idea de que hay que necesariamente, un día, vivir el escenario en cuestión para conocer el éxtasis supremo.* Porque es al aferrarse a semejante esperanza que uno se crea dolorosas expectativas, que nos empujan a probar la fantasía en la realidad y nos vuelve así vulnerables a posibles decepciones.

Como quiera que sea, la identificación y el análisis de las propias fantasías sexuales son una vía interesante para quien quiere conocer su dinámica sexual y trabajarla con el fin de enriquecer su sexualidad transformando el modo "defensivo" en un modo "completivo"[134].

---

134 Una sexualidad defensiva sirve para reafirmarse a nivel de las propias ansiedades, mientras que una sexualidad completiva sirve más bien para nutrirse a nivel de nuestras diferentes necesidades psicosexuales. La diferencia no es evidente, sobre todo cuando las mismas actividades sexuales pueden servir tanto a una sexualidad defensiva como a una sexualidad completiva. Inicialmente, para pasar de una a la otra, es necesario tomar conciencia de nuestras ansiedades y comprender que sólo nosotros podemos disminuirlas o incluso disolverlas. Nada, al exterior de nosotros, ni siquiera una puesta en escena de nuestras fantasías exitosa más allá de toda expectativa, lo puede hacer por nosotros. No es más que a partir de esta toma de conciencia esencial que se vuelve posible para nosotros vivir una sexualidad la mayoría de las veces completiva. Obviamente, siendo humanos, nos podrá todavía suceder, en momentos de vulnerabilidad, el recurrir a una sexualidad defensiva para tranquilizarnos. Tomar conciencia de esto con frecuencia basta para transformar el encuentro sexual y volver la sexualidad completiva, es decir enriquecedora más que destinada a callar nuestras ansiedades. Si este no es todavía el caso, ¡bueno pues que así sea! Siempre podremos

Además, el hecho de reconocer el simbolismo detrás de la fantasía sexual puede permitirnos el trabajar en nuestras ansiedades y eventualmente, en ciertos casos, volver la fantasía tan satisfactoria en la realidad como en el imaginario. Entonces, si Brian llega a reconocer sus sentimientos de insuficiencia en cuanto a su valor como persona y como hombre y logra después elevar su autoestima y su sentimiento de masculinidad de tal modo que sienta confianza en sí mismo, su pareja (si ella tiene todavía ganas de explorar el trío) y él podrían vivir juntos momentos sexualmente interesantes y excitantes en compañía de otros compañeros.

El hecho de que algunas fantasías, cuando se actualizan, conduzcan a situaciones peligrosas no significa que así sea para todas. Algunos escenarios fantasmáticos, incluso cuando hacen promesas que no pueden cumplir en la realidad, de todos modos son, por su parte lúdica y su potencial de placer, interesantes a realizar. Además, pueden, llevar a un mejor conocimiento de uno mismo cuando la persona al ponerlas en escena es capaz de introspección. De tal forma que la experiencia de la fantasía en la realidad, junto con un análisis, cuando esta experiencia es juego y placer, no puede más que enriquecer la vida de la persona que se la permite. Pensemos un poco: si jugar a las cartas con un grupo de amigos constituye una actividad social considerada agradable, interesante y a fomentar por aquellos que aprecian este tipo de actividad, ¿por qué entonces una fantasía de sexo entre varios no habría de considerarse si las personas involucradas en el encuentro obtienen placer?

Por el contrario, el paso a la acción debe ser prohibido y el análisis debe bastar en todos los casos en los que la fantasía constituye un peligro psicológico o físico por lo menos para una de las partes, como en el caso de la pedofilia, la agresión sexual, el exhibicionismo, el voyerismo y la sofocación, por ejemplo. De hecho, en estos casos, el análisis se convierte en un paso obligado para ayudar a la persona a encontrar so-

---

volver a una sexualidad no defensiva una vez que haya pasado el episodio que nos puso emocionalmente vulnerables.

luciones más adecuadas en cuanto a la satisfacción de sus necesidades psicosexuales y en cuanto a sus ansiedades.

La fantasía sexual expresa simbólicamente nuestra dinámica sexual. Por lo tanto, no debe ser negada, despreciada o condenada, incluso si produce un escenario potencialmente perjudicial cuando se pone en escena. Todo lo contrario, debemos reconocer su existencia, acogerla como parte integrante de nosotros, y reflexionar sobre lo que expresa de nuestras necesidades y ansiedades. De este modo, se vuelve posible para nosotros modificar nuestra dinámica sexual para vivir una sexualidad más adecuada y, sobre todo, para no imponernos o imponer a otros experiencias destructivas.

Además, y dependiendo del escenario imaginado, la fantasía puede ser una fuente interesante de excitación sexual y de placer cuando se pone en escena en la realidad. Por lo tanto, no constituye necesariamente un problema y muchas personas van, de hecho, a encontrar placer y gratificación en la puesta en escena de sus fantasías más secretas. Sin embargo, para muchos, ahí donde la fantasía sexual se vuelve un problema es porque resulta ser la única fuente posible de excitación.

La fantasía como única forma de excitación

Para Carlos, la única manera de sentirse excitado y de gozar, es ver, tocar, lamer, las zapatillas de tacón alto que lleva una mujer. De modo que, para sentirse sexualmente excitado, él tiene la absoluta necesidad de que Diane, su pareja, se ponga zapatillas de tacón alto y le deje tocarlas, sin hacer eso, él no logra tener una erección, aunque está completamente enamorado de ella y la desea[135]. A Diane le gusta usar

---

135 Veremos más adelante que este deseo es de naturaleza fusional y que es muy real. Pero como no está alimentado a nivel genital, la erección es difícilmente sostenida, so-

tacones alto, ¡pero está muy lejos de ser una fantasía para ella y le gustaría también hacer el amor sin tener forzosamente que usarlos!

Para poder excitarse, Carlos le pide a su pareja que se ponga tacones altos cada vez que están por hacer el amor. La primera vez Diane aceptó jugar el juego, ella se sintió muy sexy con sus hermosas zapatillas de tacón alto y agradablemente excitada por la situación, pero no pasó mucho tiempo antes de que ella empezará a tener la impresión de que en realidad, su pareja hacia el amor con sus zapatillas más que con ella. Muy pronto, Diane ya no se siente deseada. Y en cierta forma tiene razón. Porque aunque Carlos la desea a nivel amoroso y fusional, él se ve obligado a centrar su atención en los tacones más que en ella, para poder alimentar su excitación sexual. Por consiguiente, él ya no es capaz de alimentar el vínculo privilegiado entre ellos, puesto que su atención está en otra parte, en su imaginario y, por lo tanto en su mente. De tal forma que es completamente cierto que, en esta situación, Carlos "hace el amor" con los tacones más que con la mujer que él ama. Con el tiempo, esta situación contribuye a crear una pérdida de deseo sexual en alguno de los dos (el que intenta complacer al otro), además de aislar a los dos amantes cada uno en su burbuja, ya que el hecho de verdaderamente compartir el deseo y el placer sexual no se puede realizar. Pues el hombre está en su imaginario, por tanto no está ahí con su pareja y ella lo siente.

Obviamente no se trata de condenar ni a la fantasía ni al hombre que la tiene. Lo cual, desafortunadamente, muchos interventores hacen espontáneamente. Sin embargo, esta situación es muy limitante, eventual fuente de sufrimiento e incluso de ruptura de la pareja. Por otro lado, no es posible disolver la fantasía; pertenece al inconsciente de Carlos y permanecerá ahí hasta el fin de su vida. No obstante, un análisis de la fantasía le ayudará a comprender el simbolismo en esta y a identificar las ansiedades que llevaron a su inconsciente a crearse

---

bre todo cuando el hombre envejece y ya no puede producir una erección únicamente a través de la imaginación.

ese escenario con el fin de satisfacer sus necesidades psicosexuales. Un trabajo cognitivo y corporal a nivel de su genitalidad completará estupendamente bien el análisis, ofreciéndole así la posibilidad de ampliar sus códigos de atracción de tal forma que él pueda llegar a desear sexualmente a su pareja sin que haya necesidad de tacones altos para suscitar la excitación y el placer sexual. Carlos encuentra ahora placer en hacer el amor con Diane lleve ella puestos tacones altos o no, los dos compañeros podrán más fácilmente recurrir a la inspiración espontánea en una variedad de caricias amorosas y sexuales. Lo que no impedirá incluir, en ocasiones, esos tacones excitantes.

La compulsión sexual

Con frecuencia se observa, en las personas que no logran erotizarse más que a través de una fantasía precisa, el desarrollo de una compulsión en lo que respecta a esta última. Como hemos visto antes, la fantasía sexual es un escenario creado por el inconsciente como una solución a las ansiedades vividas por el niño. La fantasía "promete" entonces, de una cierta forma, la satisfacción de las necesidades que son la causa de las ansiedades y, por consiguiente, la desaparición de estas últimas.

Ahora bien, cuando el individuo lleva su fantasía a la realidad, él no tiene conciencia de los riesgos psicosexuales que están en juego. Él no hace más que probar, de manera muy momentánea, la impresión de haber alcanzado el súmmum del placer; lo cual no es del todo falso en la medida en que el placer se encuentra *en la percepción* de haberse liberado de todas sus ansiedades y de haberse realizado plenamente, habiendo colmado, al parecer, las necesidades psicosexuales en juego. Esta percepción sin embargo, se revela sin fundamento en la realidad puesto que la persona se encuentra con las mismas ansiedades psicosexuales una vez que se alcanza el orgasmo, siendo la fantasía solamente una ilusión.

Las personas que necesariamente tienen que evocar una fantasía precisa con el fin de erotizarse no tienen acceso más que a esta última como única fuente posible de satisfacción de las necesidades puestas en juego. Ahora bien, como hemos visto, las necesidades en cuestión no son vividas más que en el marco de la sexualidad. La necesidad de sentirse masculino o femenina, por ejemplo, es una necesidad muy presente en nuestras interacciones sociales, porque se deriva de nuestra identidad sexual de género. El individuo es entonces vulnerable a diferentes circunstancias que van a despertar sus miedos de no ser suficientemente masculino o femenino y es entonces que las ansiedades suben a la superficie y crean un malestar lo suficientemente grande para movilizarlo y llevarlo a intentar deshacerse de éste.

Ya que la fantasía ofrece una promesa de disminuir la ansiedad, el ser humano llega a considerar realizarla para disminuir su malestar. Sin embargo, él no conoce las motivaciones ocultas detrás de esta fantasía e ignora por que él se siente empujado a realizarla. Él simplemente está convencido de que se sentirá mejor si la lleva a cabo. Así, él va creyendo que podrá de esta forma liberarse de su malestar. De tal forma que desde el momento en que él planea vivir su fantasía, el individuo ya no se siente ansioso. La esperanza de liberarse de sus malestares los "disuelve" mágicamente. Además, como a nivel consciente, él está anticipando el placer, ya hay algo que es suficiente para dejar de lado sus ansiedades. No obstante, la ansiedad no siendo concientizada, no puede ser enfrentada conscientemente. Así que de inmediato vuelve una vez que el paso a la acción ha terminado (en las horas, los días o las semanas que siguen, dependiendo de la intensidad de la ansiedad). Además, esta intensidad es con frecuencia asociada con eventos que se están produciendo en ese momento en la vida de la persona, los cuales pueden volverla más vulnerable a la satisfacción de aquellas necesidades psicosexuales que son más frágiles en ella, y que parecen ilusoriamente colmadas por la fantasía. Así cuando la ansiedad ha retomado una intensidad tal que es de nuevo fuente de gran malestar, la persona se siente irresistiblemente empujada hacia repetir de nuevo la fantasía con la esperanza de liberarse del sufrimiento. Desafortunadamente, como la persona no tiene jamás conciencia de lo que verdaderamente causa el malestar —a menos que analice la fantasía— ella no puede realmente confrontar el malestar y aportarle soluciones que le garanticen de manera más segura la satisfacción de las necesidades que son la causa y que disolverían, por consiguiente, el recurso compulsivo a la fantasía.

Todas las fantasías pueden volverse compulsivas si la ansiedad que se supone deben disminuir se vuelve demasiado fuerte como reacción a ciertos eventos de la vida. En muchos casos, la compulsión pasará por el paso a la acción. Pero cuando la fantasía no puede ser puesta en escena en la realidad, la persona la evocará masturbándose, la mayoría de las veces leyendo textos o viendo imágenes en Internet, ahora que se puede encontrar ahí casi lo que sea. La compulsión será entonces a menudo percibida, por el esposo o la esposa, como siendo causada una por la utilización de pornografía o, a veces, simplemente por la accesibilidad del internet (en el caso en el que la imaginería no sea de carácter realmente sexual, o incluso cuando se trate más bien de coqueteo virtual). Sin embargo, el internet no constituye más que la ocasión de desplegar una compulsión, que ya estaba presente en el individuo, aunque a veces solamente en estado embrionario.

Eventualmente, *el ciclo compulsivo deviene fuente de sufrimiento cuando su objetivo mismo era disminuir el sufrimiento.* Entonces es necesario hacer un trabajo sobre uno mismo con el fin de identificar la fuente del malestar, de confrontar en su realidad de adulto las ansiedades que se expresan a través de la fantasía, y luego encontrar soluciones más constructivas que las propuestas por esta última. Liberada de sus malestares y capaz de responder mejor a sus necesidades psicosexuales, la persona no tendrá ya necesidad de recurrir a su fantasía de manera compulsiva. Sin embargo, ésta conservará toda su capacidad de excitación, porque forma parte para siempre de su inconsciente y permanece como el escenario mágico que "disuelve todos los problemas y conduce al éxtasis". Además, después de asumirse

213

a nivel sexual así como a nivel de la satisfacción de sus necesidades psicosexuales, la persona será capaz de conocer una sexualidad más enriquecedora. Porque, hay que señalar, que la sexualidad vivida de modo compulsivo nunca es enriquecedora.

Lamentablemente, algunas fantasías, debido a que socavan la integridad o van en contra del libre consentimiento de, al menos una de las partes, se vuelven categóricamente inaceptables al pasar a la acción y se vuelven fuente de gran sufrimiento para la persona que las vive y/o para las personas que sufren este paso a la acción.

Veamos la historia de Fabien. Atrapado en una fantasía exhibicionista, vino a consultarme después de su segundo arresto. Su fantasía comenzó a tomar forma en el curso de su infancia por un deseo de ser sorprendido por los padres —especialmente por la madre— cuando él se masturbaba en su cama, en la noche. Después en la adolescencia, Fabien desarrolló el hábito de masturbarse tarde en la noche, en el patio trasero de su casa, imaginando que las mujeres que pasaran por la calle podrían verlo (pero hasta ese momento, él no se dejaba ver). En el transcurso de los años que siguieron, la fantasía perdió intensidad, pero reapareció alrededor de los 25 años, mediante el paso compulsivo al acto. A pesar de él y a pesar de una moral sexual más bien rígida —la única sexualidad aceptable para él era una sexualidad vivida en pareja amorosa y comprometida, sexualidad que comprendía caricias, penetración, felación, *cunnilingus* y masturbación mutua únicamente en un contexto amoroso/fusional y no en ningún otro— Fabien se sentía empujado a exhibirse cada vez más regularmente aunque sentía vergüenza de hacerlo. Se paseaba en su carro, con las puertas cerradas (porque él no quería ninguna interacción real con el otro), y cuando una mujer joven se encontraba en la esquina de una calle mientras el semáforo estaba en alto, él le mostraba su "gran" pene erecto al tiempo que se masturbaba.

Mientras se paseaba así en su auto, en búsqueda de una oportunidad para pasar al acto, mi cliente se sentía en una especie de estado de gracia, de un momento desprovisto de ansiedad. No pensaba en "nada", se sentía bien. Sin embargo, cuando aparecía la oportunidad y comenzaba a masturbarse, sentía que la culpa aumentaba, lo cual lo llevaba a terminar precipitadamente provocando enseguida la eyaculación. La misma sensación de calma y relajación que sentía justo antes de pasar al acto, se convertía en culpa justo después y se prometía no volverlo a hacer jamás. Sin embargo, la ansiedad recuperaba su poder sobre él rápidamente y él se veía de nuevo empujado a hacerlo en las siguientes 24 a 48 hrs. Miserable y sintiéndose muy culpable de este paso compulsivo al acto, se las arregla finalmente, más o menos inconscientemente, para hacerse notar, esperando que esto lo forzará a parar, porque él no se siente capaz de hacerlo por él mismo.

Un análisis permitió, en el caso de Fabien, identificar la necesidad de reconocerse y de sentirse reconocido como hombre y masculino. De niño, él había entendido (por una interpretación errónea de un evento) que tener un pene y mostrarlo le aseguraba regalos y atención. De modo que, para ser y sentirse amado, él tenía que ser masculino y mostrarlo. En el transcurso de la adolescencia, él tuvo que pasar por un duro periodo de cuestionamiento de su identidad personal (y por lo tanto de su masculinidad), a semejanza de muchos adolescentes, por cierto. La ansiedad en cuanto a sus capacidades futuras de tener éxito en las tareas de hombre lo llevó a elaborar una fantasía sexual en la que él imaginaba que en el fondo, las mujeres lo reconocían como masculino y por ello estaban contentas.

Más tarde, como adulto, Fabien se vio enfrentado a sus criterios personales de masculinidad, según los cuales ser hombre significa tener un trabajo que le permita tener un buen estatus y ganar más dinero que su pareja (ya que como hombre, es su responsabilidad primera mantener a su familia, ser el proveedor principal). Pero Fabien carecía de autoestima y confianza en sí mismo y pronto se sintió inadecuado en su trabajo. Lo cual hizo resurgir la compulsión, aunque al principio fue controlada. Sin embargo, cuando se ve sin empleo, Fabien pierde el control de su compulsión aún cuando el hecho de que lo despidieran no tuviera nada que ver con sus habilidades personales y profesionales. Esta situación se reproduce más tarde en varias ocasiones en su vida profesional, y, en cada ocasión, Fabien se encuentra de nuevo atrapado en su compulsión.

Es interesante notar que una vez, cuando él se encontraba en una de esas situaciones decepcionantes de empleo, él conoció una mujer con quien formó una pareja. Ahora bien, la compulsión se calmó durante los seis primeros meses de la relación amorosa. Siendo la razón muy simple. Aunque su trabajo no lo satisfacía en términos de salario y de estatus, Fabien se sentía entonces plenamente amado por una mujer, y por lo tanto reconocido como masculino. No estando, por consiguiente, abrumado por los malestares debidos a las ansiedades, él no tenía necesidad de recurrir a la fantasía para afirmar su masculinidad.

Antes de tomar conciencia de las necesidades (sentirse masculino por un lado, y susceptible de ser amado, validado y deseable, por el otro) y de las ansiedades subyacentes a éstas (miedo de no serlo suficientemente), Fabien, vivía un desgarramiento interior que lo empujaba al exhibicionismo sin que él mismo supiera por qué. Y al no reconocer las necesidades en juego, evidentemente él no tenía idea alguna de cómo responder más adecuadamente a éstas últimas. Lo que sucedía, en el fondo de él, era que cuando se sentía menos masculino, él comenzaba a sentir el malestar de la ansiedad, y su inconsciente le proponía de inmediato una solución (solución de infancia, hay que recordarlo). La cual consistía en mostrar a las mujeres que él tenía un pene, un hermoso y grande pene, además, de esta forma, las mujeres no podrían más que reconocerlo como masculino y él se sentiría por fin verdaderamente masculino. De hecho, cuando una mujer jugaba el juego de admirar su pene en la esquina de la calle (sin buscar entrar en el auto), Fabien se sentía particularmente satisfecho. Además, esta admiración reforzaba la promesa ofrecida por la fantasía y lo empujaba aún más a creer que el paso al acto era, en efecto, la solución a sus ansiedades. Esto a pesar del hecho de que, la mayoría de las veces, lo que se producía era más bien lo contrario: la mujer lo despreciaba, mostrando asco o miedo.

216

Así se forma un círculo vicioso común a las compulsiones, basado en la convicción de que pasar al acto constituye realmente la solución, a pesar de que la realidad demuestra lo contrario. En Fabien, la fantasía prometía que exhibirse le procuraría el sentimiento de masculinidad plena que le faltaba; lo cual no se concretaba en la realidad, porque la mayoría de las veces él se sentía rechazado por las mujeres que lo veían hacerlo. Por otra parte, inevitablemente, tampoco le iba mejor en el trabajo; lo cual reavivaba sus ansiedades de "masculinidad". A pesar de todo, la fantasía persistía en sostener que esto debería haber funcionado y que sólo había sido aplazado; que la próxima vez, seguramente todo iba a funcionar bien y las mujeres lo reconocerían totalmente en la fuerza de su virilidad y que entonces, por fin, él iba a sentirse validado como hombre, plenamente masculino. *Esta obstinación del inconsciente en sostener que la solución fantasmática es "la" solución a pesar de lo que pasa en realidad, es lo que conduce a la compulsión.*

Ahora, y contrariamente a la creencia popular, las personas atrapadas en una compulsión sexual[136] no son "genitales" en su sexualidad. ¡Todo lo contrario! La fantasía se vive en la imaginación, a nivel mental. Además, su objetivo es reafirmar emocionalmente a la persona ante ansiedades inmediatas.

Ahora bien, las mentalizaciones se centran a nivel de la cabeza, mientras que las emociones y las ansiedades se viven en la parte alta del cuerpo, a nivel de la caja torácica, ¡*y no en el sexo*[137]! Cuando la

---

136 Ya sea mostrando sus órganos sexuales y masturbándose en público, espiando a las personas mientras se desvisten o hacen el amor, recurriendo a la violencia sexual hacia otro individuo, entregándose a un comportamiento pedófilo, o incluso masturbándose varias veces al día utilizando pornografía, por ejemplo.

137 Es bien sabido que una persona ansiosa respira únicamente a nivel del pecho, contrariamente a una persona serena que presenta una respiración principalmente abdominal. Esta observación es aún más evidente cuando una persona normalmente

persona se encuentra inmersa en su fantasía, ella está centrada en su imaginario y en sus emociones; por lo tanto sólo está en la parte superior de su cuerpo. Por eso tiene que estimularse genitalmente, porque no está realmente atenta, puesto que toda su atención se encuentra concentrada en su fantasía. La masturbación o la actividad sexual se hace entonces buscando una descarga de tensión y no procura, de hecho, *ningún placer sexual* porque las sensaciones sexuales no son sentidas, tomadas en cuenta, apreciadas en un marco de voluptuosidad. En efecto, el "placer" que se experimenta no es para nada sexual o genital, a pesar de las apariencias. Está más bien asociado al descanso emocional y mental que resulta de dejar momentáneamente a un lado las ansiedades, así como a la relajación física que sigue a la descarga de tensión.

La compulsión masturbatoria en los niños

En los niños que se masturban muchas veces al día, al grado de causarse a veces irritaciones genitales, encontramos un esquema bastante parecido, aunque la masturbación no necesariamente se base en una fantasía. En este caso[138], el niño se siente regularmente invadido por ansiedades que le hacen vivir tensiones psicológicas. Evidentemente, estas tensiones son incómodas y el niño busca entonces disminuirlas. Ahora bien, su experiencia sexual le ha enseñado que la estimulación genital, cuando es acompañada de una descarga de tensión sexual, le procura una sensación de relajación. Rápidamente, deduce que al mas-

---

serena enfrenta una situación de emergencia y modifica inconscientemente su respiración, volviéndola torácica hasta que la situación regresa a la normalidad.

138 Lo que sigue es también cierto para algunos adultos en los que la masturbación compulsiva está desprovista de evocaciones fantasmáticas.

218

turbarse, puede relajarse; así que él utiliza esta solución. Sin embargo, la tensión que él vive es emocional mientras que una estimulación genital vivida bajo el modo de presión o de fricción sólo produce una relajación a nivel de la tensión sexual, mientras que la tensión emocional permanece intacta. La relajación asociada con la descarga de tensión sexual no produce entonces el efecto deseado, porque la tensión emocional no disminuye jamás; cuando mucho, es temporalmente relegada a un segundo plano mientras la actividad de estimulación genital retiene la atención del niño. Esta tensión emocional vuelve a ser el centro de la atención del niño una vez que la actividad sexual termina, y el niño, no aliviado por ésta, es llevado a masturbarse otra vez en un nuevo intento de disolver la tensión.

La escalada fantasmática

Mucha gente cree que permitirse realizar sus fantasías[139] necesariamente conduce a desear siempre más. A querer, de hecho, ir siempre más lejos en la exploración de la fantasía en cuestión, incluso a desarrollar una ambición de explorar "todas" las fantasías imaginables, un poco como lo haría una droga. Esto, supuestamente, porque la experiencia ya vivida perdería su potencial erógeno y entonces, haría falta siempre más para conservar su excitación y alcanzar el mismo placer. Esta percepción del actuar fantasmático no es más que parcialmente cierta, así como en lo que concierne al uso de las drogas, además… la escalada fantasmática está lejos de ser inevitable. Así muchas personas siguen representando su fantasía cada año, sin que esta se modifique realmente, y sobre todo, sin que conduzca a un peligroso paso a la acción para ninguna de las personas involucradas.

---

139 Excepto los escenarios fusionales, considerados normalmente como inocentes.

En cambio, se puede observar una escalada fantasmática en las personas que, debido a que el paso al acto no colmó sus expectativas, deducen que debe haber sido porque no llevaron la fantasía al límite y, entonces, hay que ir más lejos en la exploración de dicha fantasía con el fin de lograr la plena satisfacción. La escalada se convierte entonces en un proceso similar al de la compulsión, ya que la persona ha tomado la fantasía como la solución a sus malestares existenciales y, ante la constatación de que este no es el caso, regresa a la fantasía convencida de que "más" deberá solucionar el problema. Ahora bien, como hemos visto, las ansiedades concernientes a la capacidad de ser masculino/femenino, de ser validado y amado, o de satisfacer las necesidades de fusión o de individuación sin peligro, no son en lo más mínimo disminuidas después de llevar a cabo la fantasía. Porque la puesta en escena no permite, como tal, tomar conciencia de las necesidades por satisfacer y éstas siguen esperando ser colmadas en la vida real. Entonces, no es el contenido afusional o antifusional de la fantasía lo que conduce, en ciertos casos, a una escalada fantasmática, es más bien la certeza de que llevarla a cabo en la realidad va a resolver mágicamente todas las dificultades.

Además, algunos hombres y ciertas mujeres se encuentran atrapados en un síndrome de "siempre más". Ellos creen, por ejemplo, que necesitan un vibrador cada vez más grande, perderse en una orgía sexual entre varios (porque con dos no hay suficientes caricias dadas y recibidas), probar todo en términos de posibilidades sexuales o, incluso, dominar técnicas cada vez más refinadas. Lo cual les permitiría vivir cada vez mayor placer y alcanzar por fin el éxtasis.

En su caso, el problema reside en parte en su intento por vivir el placer a partir de lo que ellos creen que ese placer debería ser. Centrando su atención *en la fantasía de placer* que ellos buscar realizar, *no ponen ninguna atención al placer que está ahí*. Es decir que su búsqueda de placer es mentalizada y no sostenida por las sensaciones corporales y genitales, a pesar de la intensa estimulación, ya que su atención está centrada en un imaginario y en sus expectativas emocionales de éxtasis, en lugar de en las sensaciones corporales. Lo cual no significa que las sensaciones estén ausentes, al contrario, simplemente que estos "buscadores compulsivos de placer" no centran su atención en éstas y, por lo tanto, no son capaces de disfrutarlas y apreciarlas. Entonces se quedan con la impresión de que les falta algo y de que si llegaran a encontrarlo, alcanzarían una plena satisfacción sexual. Sin embargo, su error es creer que ellos encontrarán una respuesta al exterior de ellos mismos, en un "siempre más" que, finalmente, los dejará siempre parcialmente insatisfechos.

Algunas fantasías inusuales

Una copa de vino

Gabriela no se deja llevar fácilmente por el deseo sexual. Lo logra cuando es llevada sutilmente, sin verlo realmente venir, desde una situación romántica y fusional. Cuando ella tiene la impresión de que su pareja "piensa" en sexo, ella pierde su deseo, aun cuando él la ama profundamente y también aprecia las cenas y los escenarios románticos. Además, ella se siente incómoda con los juegos sexuales que ponen el énfasis en el placer sexual genital y ella querría poder vivir su sexualidad de pareja únicamente como expresión emocional de amor. El orgasmo es difícil de obtener, pero cuando ella lo siente venir y se dice a sí misma que es momento de dejarse ir, se manifiesta espontáneamente una imagen fugaz: una copa de vino de corte redondeado, enganchada del plafón de una barra de bar y colocado por encima de ella.

Antes de hablar de esto en una entrevista, Gabriela no tenía conciencia de todo el escenario que abarcaba esta imagen y mucho menos del simbolismo asociado a ésta. La copa de vino de vidrio recordaba, para Gabriela, una forma de útero, agradable al tacto, que ofrecía sensaciones agradables cuando uno frotaba el borde y que, por tanto, evocaba sensualidad y caricias. En cuanto a la base de la copa de vino, sugería, siempre de manera muy simbólica y por lo tanto no expresada conscientemente, el pene mismo que, de hecho, se fusionaba con el útero, es decir con el elemento receptor de la mujer. Todo evocaba la sensualidad, el placer de los sentidos, la idea misma de vibrar de placer. Todo eso conjugado con un sentimiento de vivir un estado de gracia fusional durante la penetración, ya que ésta reúne al hombre y a la mujer en lo que hay de más íntimo en ellos, así como la base de la copa y la parte ancha de esta forman un todo indisociable.

¿Pero por qué una barra de bar? Una extrapolación de la fantasía hizo aparecer una gitana, que lleva un vestido negro con los hombros totalmente al descubierto. Ella está de espaldas a la barra, ligeramente inclinada hacia atrás. Un hombre desnudo se inclina sobre ella. Los dos personajes se están acariciando y besando con pasión. Tienen poco tiempo de conocerse, pero se sienten mutuamente muy atraídos. La gitana desea a este hombre y expresa su deseo apasionadamente. Ella es una mujer libre y sensual, que hace el amor porque siente deseo y se siente apreciada por el hombre. Un análisis de este escenario pone de relieve elementos fusionales (espacio romántico, sentimiento de respeto mutuo, sentimiento de volverse momentáneamente uno con el otro) y elementos afusionales (sumergirse en el deseo sexual en un contexto no amoroso; pero también dejarse ser un objeto de deseo para el otro, y colocar al otro como objeto de su propio deseo). Además, la gitana representaba a la mujer en su más alto grado de feminidad, dando plenamente prueba de autonomía y libertad sexual. Lo cual contrastaba con la percepción que Gabriela tenía de sí misma: ella no se sentía femenina, a pesar de su excepcional belleza y su evidente capacidad para resaltarla; tampoco se sentía libre de dejarse ir por el deseo y los placeres sexuales.

Entonces, para ella la fantasía constituía una autorización —casi inhibida, ya que ella no se permitía ser consciente de esto— de sentirse bella, apreciada por su belleza y orgullosa de ser sexualmente deseable (satisfacción de la necesidad de sentirse femenina). Una autorización también para vivir activa y simultáneamente una gran sensualidad, un sentimiento de Unidad fusional y un deseo sexual en su aspecto genital, a través de la posibilidad de afirmar libremente su deseo más que de fingir no tenerlo. Un trabajo terapéutico llevó progresivamente a Gabriela a darse cuenta que ella tenía el derecho de expresar su deseo sexual y de explorar las sensaciones genitales vividas durante la excitación sexual, lo que le permitió sentirse más cómoda con la sexualidad e incluso llegar a tomar la iniciativa con orgullo y placer, en un contexto romántico o no.

Mover el dedo como si…

En cuanto a Heather, ella disfruta muy fácilmente a través de la estimulación clitoriana utilizando un movimiento de frotamiento rápido. Cuando se masturba, no hay problema. Pero cuando su pareja la acaricia de manera manual u oral, ella necesita reproducir el mismo movimiento de frotación rápida con su dedo sobre una parte de su cuerpo (una pierna, la cadera o el vientre), para poder llegar al orgasmo. Este movimiento constituye una fantasía, en el sentido en que evoca el aumento de la excitación sexual hasta el orgasmo, tal como la conoce Heather. En su caso, se realizó una estrecha asociación entre el movimiento que ella debe hacer para estimular su clítoris hasta el orgasmo y la estimulación misma del clítoris. Es por ello que se volvió necesario para ella "hacer" el movimiento incluso en las situaciones en las que ella no se estimula a sí misma.

Este tipo de fantasía ciertamente no tiene ninguna conexión directa con las necesidades psicosexuales de Heather sino que más bien muestra el aprendizaje que ella hizo del modo de excitación por frotamiento rápido. No obstante, le es muy útil para ocultar sus ficciones eróticas personales, percibidas como inquietantes. Ya que la necesidad de concentrarse en este movimiento anulaba la posibilidad de evocar sus otras fantasías durante el aumento de la excitación hacia el clímax ¡ahí donde éstas son a menudo, justamente, lo más cercano a nuestra dinámica sexual personal!

En el caso de Heather, la tarea terapéutica era ampliar los modos de excitación con el fin de permitirle suscitar el aumento de su excitación sexual sin que ella tuviera necesidad de una estimulación clitoriana por frotamiento rápido ni una evocación de éste[140]. Lo que le permitió añadir un medio de alcanzar el orgasmo al que ella ya conocía, además de llegar al orgasmo durante la penetración.

Vampiros por siempre

Joaquín es un hombre joven establemente enamorado de su compañera de siempre; él la ama desde los 17 años, actualmente tiene 24. Cuando está solo, él se excita a menudo con una fantasía que tiene desde que tenía 9 o 10 años. En su fantasía, una joven y bella vampiro, con quien el comparte un amor absoluto, lo muerde en la yugular. Expresando así su voluntad de permanecer unida a él para siempre, ya que por este gesto y según la ley de los vampiros, los dos quedan irremediablemente unidos. Joaquín entonces se convierte él mismo en vampiro, condenado a vivir eternamente en un mundo paralelo y en la noche, en la soledad y en una obligatoria renuncia a la vida. Sin embargo, él acepta serenamente su nueva condición, porque así él asegura su unión eterna con la mujer vampiro.

A través de este escenario, Joaquín expresa un deseo fusional exacerbado y la necesidad de sentirse asegurado en cuanto a la posibilidad de poder siempre satisfacerlo. Al punto en que, en la puesta en escena fantasmática, él afirmará aceptar renunciar a su individuación (renunciando a la vida misma) con tal de garantizar el poder satisfacer por siempre su necesidad fusional. En su vida de pareja, él quisiera estar siempre con su compañera aunque esto lo lleve a sentirse asfixiado, porque entonces no puede realizar sus propias actividades. También

---

140 Se trata del modo de excitación sexual en olas, el cual utiliza conscientemente el movimiento del arco reflejo descrito por Reich y conceptualmente desarrollado por Desjardins (2003).

le es difícil afirmarse, porque teme perder a su pareja. Así que acumula las frustraciones hasta el momento en que estalla en cólera hacia ella. Esta ira expresa entonces la falta de respeto a su necesidad de individuación, falta de respeto que él mismo ha favorecido al privilegiar desmesuradamente su necesidad fusional.

En el plano sexual, el deseo de volverse uno con su pareja lo lleva a centrar su atención y su placer en las reacciones y el placer de ella. A tal punto que después de un tiempo, le sucede a menudo eyacular desde el inicio de la penetración. Al centrarse tan totalmente en su amada, él no tiene la posibilidad de ser consciente de su nivel de excitación, ni de experimentar el placer sexual que produce esta excitación, ya que él está totalmente volcado en el placer emocional fusional. Así que no puede tampoco modular su excitación, porque no sabe dónde está en este nivel. Lo cual aleja de él toda posibilidad de elegir el momento del éxtasis final, ya que la eyaculación se produce en el momento en que la tensión sexual es lo suficientemente importante para alcanzar el punto de no retorno.

Para solucionar sus dificultades relacionales y sexuales, Joaquín tuvo primero que tomar conciencia de que él tenía la posibilidad de responder al mismo tiempo a sus necesidades fusionales y a sus necesidades de individuación en su relación de pareja, después aprender a vivir por sí mismo en la vida cotidiana y también continuar invirtiendo energía en la pareja. En el plano sexual, inicialmente tuvo que aceptar el vivir y alimentar sus propias sensaciones genitales de placer; lo cual constituía en sí una individuación. Para constatar después que le era posible mantener el contacto con sus propias sensaciones y al mismo tiempo permanecer conectado al placer de su pareja, y por lo tanto mantener un sentimiento de fusión emocional con ella.

Arenas movedizas y botas ajustadas

Desde que tenía 6 años, Karl está fascinado por los terrenos fangosos de su región. Siente placer de hundirse en ellos hasta las rodillas —y en

225

ocasiones un poco más— cuando se aventura allí. Le encanta también llevar botas largas y ajustadas de mujer. Además, desde que vio películas en las que el héroe o la heroína deben salir de las arenas movedizas, él imagina escenarios en los que él —o una mujer— se hunden en las arenas movedizas y son rescatados justo en el momento en que las arenas movedizas les llegan al pecho. Lo que le excita, es sentir las arenas movedizas pegarse estrechamente al cuerpo, ciñéndolo. Tres momentos pueden disparar el orgasmo: cuando las arenas movedizas superan el nivel de las botas femeninas que él lleva puestas, porque es el momento en el que las arenas movedizas ejercen verdaderamente su "dominio" sobre él; cuando las arenas movedizas superan el nivel de los pantalones (símbolo de un tocar extremadamente estrecho); o cuando las arenas movedizas llegan a la altura del pecho, el *súmmum* del placer de la unión entre las arenas movedizas y la persona siendo así alcanzado. Es también el momento en el que el rescate de la persona se vuelve imperativo, porque de otra forma, la fantasía pierde su cualidad erógena para convertirse en ansiógena.

Karl con frecuencia se ha divertido en los terrenos fangosos de su región pero jamás, evidentemente, lo ha "intentado" en arenas movedizas, pues es demasiado peligroso. Si él viene a consulta es porque, desde hace años, ha desarrollado una compulsión en internet: él busca mujeres vestidas con ropa ajustada (mismo símbolo que las arenas movedizas que se pegan al cuerpo), pero también historias, imágenes y videos fantasmáticos que ponen esta fantasía en escena. Al hacerlo, él invierte menos tiempo en las relaciones sexuales con su pareja y ella le ha exigido que entre a terapia.

Muy pronto se hace evidente que la fantasía expresa el conflicto que vive Karl con respecto a sus necesidades de fusión y de individuación. Por un lado, él desea estar "pegado, pegado" hasta el punto de volverse uno con el otro[141] y es esta necesidad de fusión total la que

---

141 Lo cual es aún más evidente en las historias de arenas movedizas, encontradas en internet, y donde la persona se hunde por completo.

él busca inconscientemente satisfacer a través del simbolismo de la fantasía. Por otro lado, la idea de hundirse completamente es ansiógena para Karl: después de todo, él quiere conservar su individualidad. Quiere disfrutar la fusión, pero no al punto de perder allí la vida, de perder lo que hace de él un individuo distinto. Hundirse en las arenas movedizas transformaría su cuerpo en una materia indiferenciada de las arenas movedizas, simbolizando el hundimiento y la pérdida entonces inevitable de su individualidad. No deseando en absoluto semejante fin, él lo expresa a través del rescate *in extremis*.

Pero ¿por qué las botas de mujer? Como para la mayoría de los niños, la madre es el objeto de los deseos fusionales de Karl. A él le encantaría poder pegarse a ella y no tener que separarse irremediablemente de todo lo que es femenino, porque de otro modo, estaría obligado a renunciar a sus necesidades de fusión, las cuales son importantes para él. Ahora bien, él es un chico y no quiere perder su identidad masculina. Ponerse las botas de mamá, o de otra mujer, le permite sentir la proximidad femenina, literalmente pegada a su piel, y al mismo tiempo conservar su masculinidad.

Inevitablemente, los mismos conflictos entre lo fusional y la individuación se expresaban exacerbados, en su relación de pareja. Él quería estar siempre con su esposa, a quien amaba profundamente y con quien sentía una gran complicidad; sentirse tan profundamente unido a ella lo enriquecía mucho. Pero después de un cierto tiempo, él se sentía asfixiado y quería tomar su propio espacio, pero no sentía que tuviera derecho a hacerlo. Sin embargo, él se daba un poco de este espacio, "se individualizaba", de manera inadecuada, sin embargo, al pasar tiempo sólo consigo mismo en la red buscando placeres más bien personales. Al hacer conciencia del conflicto, Karl fue capaz de vivir por sí mismo —actividades deportivas, salidas con sus amigos sin su esposa, desarrollando intereses personales— y al mismo tiempo disfrutando más plenamente los momentos que pasaba con ella, puesto que ya no se sentía asfixiado.

Algunas fantasías mediatizadas

El Fetichismo

En términos "médicos", el fetichismo es una atracción sexual por un objeto o un conjunto de objetos más que por una persona. Como tal, el fetichismo puede referirse a una infinidad de objetos: las zapatillas de tacón alto, las botas, la ropa de piel o látex, la ropa interior son frecuentemente usados como objetos fetichistas, pero en última instancia cualquier objeto puede ser investido eróticamente. El fetichista atribuye un sentido simbólico a menudo personal al objeto de su fetiche, aunque diferentes fetichistas del mismo objeto con frecuencia atribuyen un mismo sentido al objeto en cuestión.

No necesariamente es un problema erotizar un objeto y mucha gente lo hace sin siquiera darse cuenta. Lo cual es el caso, en particular, de los románticos que serían más susceptibles de dejarse llevar por el deseo sexual si el incienso, las velas, la música lánguida y las sábanas de textura suave forman parte integrante de la cita… Una vez más, el problema no es ese, sino que el objeto fetiche se vuelva absolutamente necesario para el deseo, el placer y el orgasmo. Y esto es igualmente cierto para la ropa de látex como para el ambiente romántico, al contrario del juicio social que tiende a despreciar el primero y fomentar el segundo.

Por otro lado, hay parejas cuyo conflicto sexual principal gira alrededor de la obligación, impuesta la mayoría de las veces por la mujer, de crear un medio ambiente "romántico", sin el cual el deseo sexual permanece ausente. Aunque no sea identificado como tal, el ambiente romántico sirve entonces como objeto fetiche. Simbolizando el amor, la ternura y la sensualidad, permite negar los propios deseos sexuales ocultándolos detrás de los deseos fusionales, considerados más "dignos" y sinceros que los deseos sexuales.

Travestismo

El travestismo es el hecho de encontrar placer en usar prendas de vestir del sexo contrario, al grado de tener una franca preferencia por estas vestimentas. Existe un travestismo fetichista, en el cual vestirse con ropa del otro sexo forma parte de una fantasía sexual, aumenta la excitación y normalmente conduce al orgasmo. El travestismo no fetichista en cambio, se expresa como una preferencia de usar, en la vida cotidiana, prendas de vestir del sexo opuesto con las que uno ya no se siente uno mismo; sin embargo, esto no necesariamente conduce a la excitación sexual. Para los hombres en esta situación, usar ropa femenina y maquillarse, es permitirse experimentar y expresar en la cotidianidad una sensualidad, una dulzura y una belleza de otra forma inaccesibles a los hombres (Allen, 1989)[142].

En nuestras sociedades, a las mujeres se les permite vestirse como hombres, así que no es fácil reconocer las tendencias fetichistas en las mujeres que las tienen. Uno simplemente asume que ellas "se afirman" adoptando atributos tradicionalmente masculinos. En cambio, cuando a un hombre se le ocurre vestirse de una forma "más femenina", es generalmente condenado al ostracismo tanto por los hombres como por las mujeres. Aquí hay una discriminación basada en el sexo... Por otra parte, es importante señalar que el travestismo no implica en absoluto que la persona sea homosexual; de modo que muchos hombres travestis son heterosexuales.

Esta es la historia de uno de ellos. A los ocho años de edad, Lucien descubre un interés por los brasieres, las medias de nylon y los tacones altos que él contempla en los catálogos de venta escondido en

---

142 Los lectores interesados en aprender más sobre el travestismo no fetichista y, sobre todo, en leer testimonios de personas que viven el travestismo, la obra de Mariette Pathy Allen (1898), *Transformations : Crossdressers and Those Who Love Them (Transformaciones : travestis y los que los aman)* es un documento muy ilustrativo y conmovedor.

el armario y encuentra placer en ponerse las botas de su mamá. En la adolescencia, se masturba y llega al orgasmo después de vestirse como mujer. Se casa a los 20 años pero la relación es distante y él no siente deseo sexual por su esposa, aunque está contento de que una mujer se interese en él y esto es lo que él aprecia del matrimonio. Su cónyuge descubre su travestismo y lo echa de la casa. Angustiado ante la perspectiva de la soledad, se relaciona rápidamente con otra mujer: mismo escenario. Después de varias relaciones "amorosas", Lucien se da cuenta de que, aunque no tenga deseo sexual por la mujer, él necesita siempre estar en pareja con una mujer. Decide entonces vivir dos años sólo con su fantasía. A los treinta años, conoce a una mujer que sabe tomar la iniciativa sexual —lo cual no era el caso de las otras mujeres que había conocido— y, por primera vez, él llega a experimentar un fuerte deseo amoroso durante los momentos de intimidad con ella. Él le habló de su travestismo desde el principio de su relación y ella trató de comprender, pero no quiere ser testigo de ello. Lucien se siente atorado, no quiere perderla y decide ir a terapia.

Lo que excita a Lucien, es sentirse mujer, es sentir que posee las formas corporales y la delicadeza de una mujer, gracias a la ilusión que proporciona la vestimenta femenina. Le encantaría tener un dispositivo que le permitiera intercambiar temporalmente su cuerpo con el de una mujer, para regresar a su cuerpo de hombre inmediatamente "después" (es decir después de terminar la masturbación); lo que le daría la posibilidad de ir de compras, probarse muchos vestidos, valorarse como mujer y sentirse sexy.

El análisis revela un deseo de "no ser como su padre", quien era alcohólico y violento hacia su madre y la forzaba a una sexualidad que ella no deseaba. Desde los ocho años de edad, él se pone del lado de su madre y entra en complicidad con ella, contra la violencia del padre. Es también el momento en el que él comienza a interesarse en la lencería femenina. Sobre todo no quiere ser macho. Se siente poco masculino y no quiere afirmar su masculinidad porque eso significaría ser violento y abusador. Por otra parte, él cultiva una delicadeza, una gentileza y una dedicación que él asocia a lo femenino y que son, para él, cualidades mucho más positivas que las asociadas a lo masculino. Aunque él no pueda permitirse desear a la mujer sexualmente —porque entonces, habría el riesgo de no respetarla— él tiene necesidad de sentirse apreciado por ella; es por eso que, adulto, formará parejas sin sentir deseo sexual por ellas. Es gracias al encuentro de una mujer capaz de reconocer su propio deseo al tomar la iniciativa, que él logra por fin permitirse vivir momentos intensamente fusionales con una mujer *exterior a él*, y luego desarrollar deseo sexual por ella. Estos primeros logros le permiten establecer una relación con la mujer posicionándose como hombre y no como un ser asexuado que él quiere afirmar presentándose como semejante a ella.

Por otra parte, su espalda ancha y su fuerte musculatura natural, forrados de intereses fuertemente asociados a lo masculino (deportes, autos, mecánica, etcétera), le indican que él es, a pesar de un deseo de feminización, hombre y masculino. E, inconscientemente, no solamente él lo sabe, sino que busca preservar esta masculinidad a pesar de la definición negativa que tiene de ello; lo cual se ve claramente en el deseo que tiene de regresar a lo masculino una vez que la descarga de tensión sexual es obtenida. De hecho, en su caso, es como si él sólo pudiera vivir su sexualidad bajo un modo femenino porque de ser hombre sería macho y abusador y, por lo tanto, portador de ansiedades narcisistas. Gracias a condiciones propicias (esposa sexualmente abierta y que aprecia lo masculino en él, rasgos masculinos de los cuales él podía estar orgulloso), pero también gracias a un trabajo de valoración de lo masculino y de la genitalidad, Lucien, logra gradualmente sentirse sexualmente atraído por los juegos de seducción de su pareja, desearla sexualmente, tomar la iniciativa y sentirse orgulloso de ser masculino en su sexualidad con ella.

Obviamente, no todos los travestis fetichistas heterosexuales viven su travestismo de la misma forma que Lucien. Sin embargo, hay muchos casos clínicos parecidos: un deseo de ser cómplice y apreciado por la madre ocultando las características masculinas, las cuales permanecen, no obstante, presentes bajo la vestimenta femenina. Lo cual explica la heterosexualidad a pesar del deseo aparente de feminización. El hombre desea, de hecho, ser eventualmente reconocido y apreciado como hombre masculino y es el peligro percibido de ser etiquetado como agresor lo que lo lleva a negar sus características masculinas —aun cuando éstas son evidentes— y asumir características femeninas.

El intercambio de parejas y el sexo en grupo

Ya sea un encuentro sexual entre tres o cuatro personas en un marco de privacidad (una casa o un motel) o una orgía de varios en un lugar semipúblico (las instalaciones de un club), los intercambios de pareja poseen un atractivo innegable para muchos. En ciertos casos, constituye una fantasía primaria. Por este hecho, poseerá un gran poder erógeno, pero también será más susceptible de decepcionar cuando se ponga en escena sin un análisis previo, debido a las falsas promesas que contiene. Pero, para un buen número de personas involucradas en el intercambio de parejas, éste constituye primero y ante todo una actividad sexual *especial*, que aporta variedad a las experiencias, que permite "ir a ver a otra parte" en un marco conocido y claramente definido por la pareja y que, en última instancia, la nutre. El intercambio de parejas evoca a menudo, en los que lo viven o desean vivirlo, la apertura y la libertad sexual fuera de un mundo represivo, la posibilidad de disolver los tabús y las inhibiciones limitando su propia expresión sexual, la liberación de prohibiciones cuestionables, ya que se basan en falsas premisas (sexualidad = pecado, degradación). Por otra parte, el intercambio de parejas se vive con frecuencia como una situación que favorece el dejarse llevar totalmente por las sensaciones sexuales ya que la intensidad de la situación —debido al hecho de que somos acariciados por varios al mismo tiempo que nosotros acariciamos a otros— es tal que sólo el momento presente existe. Algunos incluso se sienten sumergidos en un agradable sentimiento fusional de unidad con el grupo, contradiciendo así la afirmación "bien-pensante" según la cual el intercambio de parejas sólo es placer genital. E incluso, si así lo fuera ¿por qué habría de ser necesariamente un problema?

La fantasía y el interés por el intercambio de parejas es tanto de hombres como de mujeres (Comte, 2001), aunque el discurso sexológico actual pretende que se trata principalmente de un asunto de hombres. Quienes se encenderían por la ambición de hacer el amor con una infinidad de mujeres e intercambiar la suya por una más bella, la transacción llevándose a cabo entre hombres. Y una situación semejante, obviamente, conduciría a una cosificación de la mujer (Dallaire, 2005). Sin embargo, una exploración de la fantasmática femenina revela un interés, similar al de los hombres, por los intercambios sexuales entre varios. Solo que, impregnadas por una moral cultural que asocia el amor a la feminidad, denigrando el sexo, las mujeres se sienten incómodas de admitir este tipo de fantasía. El hombre, en cambio, tendría el "derecho" de expresar tales fantasías, y es por eso que la iniciativa de la primera salida de intercambio se hará generalmente, en las parejas heterosexuales, bajo la sugerencia del hombre. Lo que es interesantes es que, entre las mujeres que aceptan la propuesta, un buen número de ellas expresan el deseo de repetir la experiencia. Porque una vez que se rompe el hielo, ellas encuentran placer en la experiencia y, sin necesariamente darse cuenta, ellas cumplen algunas de sus propias fantasías personales.

Al igual que en cualquier fantasía, el intercambio de parejas puede contener diferentes simbolismos y responder a diferentes necesidades psicosexuales. Por ejemplo, en los hombres la posibilidad de dar placer a muchas mujeres puede alimentar el sentido de masculinidad, mientras que en las mujeres, ser el centro de interés de los hombres, sentirse bella y deseable, puede alimentar su sentido de feminidad.

Saborear nuestro sentido de masculinidad o de feminidad en un escenario de intercambio entre varios no constituye en absoluto un problema cuando uno se vive como plenamente masculino o femenino en la totalidad de nuestra vida ¡todo lo contrario! La situación de intercambio se vuelve simplemente una situación, entre otras, en donde uno encuentra placer en sentirse plenamente hombre o mujer. No obstante, si la validación de nuestro sentido de masculinidad o de feminidad está condicionado a lo que sucede durante el intercambio, entonces vamos hacia el desastre. Primero porque una fantasía no puede mantener la promesa hecha de la satisfacción plena de nuestras necesidades, ya que la realidad es, a menudo, diferente del escenario imaginado[143]. Pero también porque las dudas que nosotros alimentamos en cuanto a nuestra masculinidad o feminidad nos llevan, por un lado, a dudar de nosotros en todas las situaciones en las que podríamos, en efecto, sentirnos masculinos o femeninos y nos llevan, por otro lado, a centrarnos en todo lo que podría cuestionar nuestra identidad sexual, como cuando nuestra pareja parece sentir más placer con el otro(a) que con nosotros. De hecho, son estas dudas las que conducen a los celos, que son simplemente una manifestación del miedo de no tener lo que se necesita de valor personal y de masculinidad o feminidad para retener a la pareja.

He aquí una anécdota interesante al respecto: en sexo análisis, a menudo, llevamos a los clientes a construir un escenario imaginario describiendo la historia de un rey o de una reina. Frecuentemente, veremos que el rey o la reina —que personifica generalmente al cliente mismo— tiene varios compañeros sexuales y al mismo tiempo forma una pareja con una persona en particular. Ahora bien, cuando esta última, por inducción del sexo analista, llega a tener relaciones sexuales con otros compañeros, el rey o la reina en general no lo aceptará y lo castigará. Invariablemente, el cliente (hombre o mujer) explicará de la misma manera esta situación de desigualdad entre el personaje principal y el cónyuge. El cliente hombre dirá (al igual que la mujer, sólo modificando los géneros involucrados): "Yo sé cómo estar con diferentes compañeros, soy dueño de la situación. Pero cuando es mi cónyuge el que tiene otros compañeros, pierdo el control de la situación, ya no sé qué pasa… Ella (él) podría muy bien preferir al otro en vez de a mí si él (ella) resulta ser más viril (femenina) que yo". Esta interesante

---

143 Lo cual testimonia la historia de Brian que examinamos antes.

observación nos permite constatar que las fantasías extramaritales conciernen tanto a los hombres como a las mujeres. ¡Pero también que el deseo de exclusividad sexual sirve sobre todo para reafirmarse uno mismo!

Como ninguna fantasía, *incluida la de la exclusividad sexual,* puede disolver las ansiedades que constituyen su base, no podemos descartar el intercambio de parejas sobre la base de esta deficiencia. Sin embargo, nuestra sociedad pretende que el amor y el respeto mutuo únicamente sean posibles en una relación de pareja basada en una exclusividad sexual, valida la creencia de que los celos son una prueba de amor[144] y afirma que cada uno en la pareja es responsable de las ansiedades del otro[145]. Por consiguiente, el intercambio de parejas sólo puede ser percibido como una situación anormal y peligrosa para la pareja, porque va directamente en contra de las definiciones actuales del amor, de la sexualidad y de la pareja y porque cuestiona las creencias asociadas a estas definiciones. Por lo tanto, no es sorprendente que la argumentación contra el intercambio de parejas se base generalmente en esas

---

144 Mientras que los celos más bien revelan una falta de confianza en uno mismo, y por lo tanto, dudas en cuanto a la propia capacidad de retener el amor del otro. En situaciones extremas, puede incluso, llevar a un esposo(a) posesivo(a) a tratar de controlar al otro impidiéndole salir y conocer otras personas, hombre o mujeres. Semejantes maniobras sirven para afirmarse en cuanto a su valor personal acaparando el amor del otro incluso si, uno mismo no necesariamente siente amor por él (ella).

145 Cuando uno es el único responsable de su experiencia emocional. Ver Lucien Auger (1974; 1997; 2001), un excelente autor en este tema. El otro no es responsable de despertar mis angustias de abandono o mis ansiedades de feminidad, por ejemplo. Me toca a mí hacer conciencia de las ansiedades que se manifiestan en mí, como reacción a mi interpretación del comportamiento del otro. Posteriormente, podría enfrentar estas interpretaciones y ansiedades en el camino hacia la madurez emocional, desarrollando una forma que me permita permanecer sereno y entero, sin importar el comportamiento de los demás —incluyendo el de mi cónyuge— y ante cualquier evento de mi vida.

mismas creencias y sostenga que las personas que viven el amor, la pareja y la sexualidad de manera diferentes son seres egoístas, perversos e inmorales.

Sin embargo, el intercambio de parejas no es un remedio para las parejas frágiles, ni —como hemos visto— para aquellas cuyos miembros son presas de dudas sobre su valor personal o sexual. Porque en semejante situación, el intercambio sólo acentuará la dificultad misma que la pareja busca resolver. El intercambio exige, de hecho, una gran madurez emocional y sexual; por eso no es para todos. Pero esto no significa, que constituya en sí una práctica a prohibir.

La dominación-sumisión y el sadomasoquismo

Fantasía actualmente muy mediatizada, el BDSM (*Bondage, Domination, Submission and Sadomasochism*) cubre una multitud de escenarios diferentes, en los cuales nos encontramos primero elementos de dominación y de sumisión sexual, pero también ya sea fetichismo, humillación, "ataduras" (situación en la cual la persona sumisa es atada), dolor físico o incluso una combinación de estos elementos. Aunque la fantasía inicial esté, a menudo, centrada exclusivamente en la sumisión o en la dominación, muchas personas explorarán eventualmente el otro rol; así, el sumiso adoptará a veces el papel dominante y viceversa.

El BDSM es una fantasía tanto de hombres como de mujeres; además, parece que la asignación de los roles de dominación o de sumisión se hace de manera bastante igualitaria entre los sexos. Es de notar también que la dinámica de la puesta en escena BDSM exige que la persona dominante respete el escenario, así como los límites de la persona sumisa, si no esta última se retirará de la relación BDSM e irá simplemente a encontrar otra pareja. Por consiguiente, y muy paradójicamente, es mucho más la persona sumisa que la persona dominante la que, en última instancia, tiene el verdadero control en cuanto al escenario representado.

236

Aunque las fantasías BDSM identificadas como tales y puestas en escena no conciernen más que a una ínfima parte de la población, la observación clínica muestra que muchas personas tienen fantasías relacionadas: fantasía de sumisión (ser obligado por el otro, por la situación, a vivir el placer) o de dominación (sintiéndonos amo, ama, de la situación por nuestra capacidad de afirmación o de seducción); sueño de ser atado (y por lo tanto de tener que abandonarse al placer que uno le "inflige"); placer de ser mordido, arañado, de morder o arañar (intensidad del deseo del otro o por el otro, intensidad de sus propias sensaciones). El BDSM es una exacerbación de pulsiones ya presentes en el ser humano, exacerbación que no es más que una respuesta a las ansiedades experimentadas por el niño que fue el adulto que vive actualmente la fantasía.

Los escenarios BDSM varían considerablemente de un individuo al otro y las diferencias simbólicas asociadas al escenario implican una coloración personal, aunque se relacionan invariablemente a las ansiedades psicosexuales. Para muchas mujeres y un buen número de hombres, dejarse dominar por un hombre o por una mujer[146], es ser asumido y no tener que cuestionarse sobre las propias características (cualidades, habilidades, intereses y gustos personales), o hacer el esfuerzo de posicionarse como individuos distintos. Así como el niño pequeño que, atrapado en un conflicto fusión-individuación, escoge individualizarse tan poco como sea posible para evitar el rechazo y el abandono de la madre, estos hombres y mujeres sumisos escogen dejarse dominar —y definir por el otro para no ser abandonados. De tal manera que, en su caso, someterse al otro es, para usar la jerga se-

---

146 En el caso de muchas parejas cuya fantasía es de dominación-sumisión, uno de los miembros siendo sometido y el otro dominante, se fijan un acuerdo denominado 24/7, según el cual, la persona dominante controla la totalidad de las interacciones y de las actividades de la persona, día y noche, siete días a la semana. Sin embargo, por lo general, esto excluye las interacciones sociales relacionadas con la profesión, la familia y, según el caso, los *hobbies* que no involucran a la pareja.

xológica, encontrar la seguridad de la fusión en un estado de preindividualización, y nunca más vivir las ansiedades inherentes al proceso de individuación.

En los hombres temerosos de desagradar a la mujer o no estando seguros de su grado de masculinidad, la sumisión a la mujer tiene por función afirmar su rol de hombre. De esta forma, ellos creen que al amoldarse a las exigencias de su pareja, no corren el riesgo de lastimarla o desagradarla, y ella sólo podrá apreciarlos cada vez más. De este modo ellos podrán sentirse validados y masculinos, disminuyendo el riego de ser rechazados. En cambio, para algunas mujeres, la sumisión al otro es una forma de delegarle su proceso de individuación y evitar así las ansiedades. La sumisa se confía al compañero dominante[147], el cual, tomándola a su cargo, afirmándola, empujándola a hacer lo que ella quisiera hacer pero no se atreve —tanto en lo sexual como en lo no sexual— la obligará paradójicamente a individualizarse. Él la forzará, además, a desarrollar plenamente su feminidad, cosa que ella jamás se sintió capaz de hacer por ella misma. Es que al posicionarse como sumisa, la mujer ya no tiene que preguntarse si las prácticas sexuales a explorar son "correctas" o no, ya que el otro decide por ella. Ser "obligado" a hacer estas cosas a la vez tan excitantes y aterradoras que ella no se atrevería pero quisiera hacer[148], le da permiso a hacerlas, disuelve la ansiedad asociada con la acción y evita la culpa. El problema, es que al representar la fantasía de tiempo completo y delegando al otro la definición de lo que ella es, la persona sumisa no puede responder a sus propias necesidades de individuación. En lugar de reconocerse y de afirmarse en lo que ella es como persona, ella se define en función y a partir de la mirada del otro. Las ansiedades vinculadas a la necesi-

---

147 El cual a veces puede ser una mujer.

148 Recordemos que en una relación BDSM considerada como sana por el entorno, la persona dominante respeta el escenario fantasmático y los límites de la persona sumisa.

dad de individuación son por consiguiente reprimidas, pero éstas permanecen muy vivas en el inconsciente de la persona.

En cambio, el papel de dominación sirve frecuentemente para afirmarse en su valor como individuo, como el que exige, el que sabe, el que controla, el que impone. Si el otro se somete, es necesariamente porque la persona dominante vale la pena, porque el otro lo aprecia, lo valora. En su rol de dominante el hombre toma la iniciativa sexual, demostrando así plenamente su masculinidad. Lo cual le permite sentirse tranquilo, porque ya no tiene que cuestionarse en cuanto a ella (¡por lo menos durante el tiempo del juego fantasmático!). Por su parte, la mujer como dominante, se sabe sexualmente deseable y por lo tanto femenina, porque para obtener sus favores, el sumiso acepta muchos sufrimientos y humillaciones (un escenario frecuente es hacer languidecer al sumiso ofreciéndole favores sexuales con mucha parsimonia). Lo cual tranquiliza a la mujer sobre su propia feminidad.

En la mayoría de las relaciones BDSM, está presente una neurosis complementaria que se revela cómoda, aunque ninguna de las personas logra realizarse plenamente así, puesto que callan ciertas necesidades con el fin de no enfrentar la ansiedad. Desafortunadamente, en algunas relaciones, la persona dominante realmente abusa psicológica, sexual y físicamente de la persona sumisa, lo cual no puede más que ser muy destructor para ésta última, aun cuando esto forme parte de su propia fantasía de abuso.

En cambio, en otras relaciones, la pareja se pone tácitamente de acuerdo para utilizar la fantasía de manera constructiva al mismo tiempo que lúdica, estableciendo una relación de amo(a)/esclavo en la que la persona dominante juega un papel de profesor y de guía con respecto a la persona sumisa. La persona en control emprende entonces la tarea de hacer crecer al otro, de "forzarla" a asumirse a nivel de su propia individuación y de su propia sexualidad. Lo cual hace obligándola a desarrollar su confianza en sí misma y a independizarse, a hacer lo que ella tiene que hacer para realizarse a nivel personal, social, profesional (e incluso a veces a nivel espiritual). Pero para que este tipo de relación tenga éxito realmente, es necesario que la persona en el papel dominante haya, ella misma, logrado llegar ahí donde quiere llevar a la persona sumisa. Que sea capaz, también de identificar claramente las debilidades y las fortalezas de su protegida(o), y que la(o) empuje a hacerse cargo de sí misma(o) por completo. ¡Semejante situación es, sin embargo, relativamente rara en una sociedad como la nuestra donde, debido a que no favorece el logro de semejante nivel de actualización de sí mismo, son pocas las personas con ideas afines!

Bestialismo, bestialidad. Zoofilia y zoofilia erótica[149]

Hablar de sexualidad con los animales, es abrir un tema tabú fuertemente cargado de negatividad. Como prueba está la dificultad para encontrar un término adecuado, no estigmatizado, para nombrar el fenómeno, los especialistas no se ponen de acuerdo sobre los términos apropiados[150]. Digamos, sin embargo, que el fenómeno cubre varias posibilidades: puede ser un comportamiento, una fantasía o al mismo tiempo ser fantasía y comportamiento. En efecto, sucede que algunas personas tengan un comportamiento de naturaleza sexual con un animal sin que se trate de una fantasía primaria. Esto puede producirse, por ejemplo, cuando parece no existir la posibilidad de actividades

---

149 De acuerdo con diversas fuentes, el término bestialidad se refiere a los actos sexuales con animales; fuertemente condenado por la moral, el término tiene una gran carga negativa. El término bestialismo, aunque se refiere a la misma noción parece tener una carga menos negativa. Quizá es porque bestialidad se refiere también a los comportamientos "indignos del ser humano por ser salvajes, instintivos, sin inhibiciones", diferente a bestialismo, el cual es un nuevo término con sentido científico. Por último, el término zoofilia se refiere a una atracción hacia los animales considerada como desmesurada. Cuando esta atracción es sexual, hablamos entonces de zoofilia erótica.

150 Quizá por lo delicado del tema.

sexuales con un hombre o una mujer en un futuro más o menos cercano. O incluso, cuando una situación inesperada y, en apariencia, sin peligro lleva a la persona a decidir, sin reflexionar demasiado, "jugar" con el animal ahí presente y explorar así nuevas sensaciones.

De joven, tuve un amigo, Michel, que nació y pasó toda su infancia en una granja en Quebec. Muy pronto él aprendió que para ser un hombre, tenía que saber seducir y hacer el amor con muchas mujeres. Pequeño, no veía el momento en que esto pudiera por fin suceder y se preguntaba con angustia cuál sería la sensación de la penetración, pero también si sería capaz de penetrar a una mujer llegado el momento. Al principio de la adolescencia, aprovechando un momento en que se sabía solo, decidió probar con la cabra.

El momento fue interesante y agradable, pero después Michael se sintió culpable y cargó este evento como un gran secreto hasta el momento en el que me lo contó a los 20 años. Personalmente, me pareció bien que eso no le hubiera quitado nada de sus cualidades humanas y para mí que él se angustiaba por nada. Ahora como sexóloga, podría decirle que realmente él no es el único en intentar con un animal en la adolescencia. En efecto es algo relativamente poco raro en el campo donde los animales de granja son siempre más numerosos que los hombres y, sobretodo, que las mujeres. En semejante situación, la persona no necesariamente desarrolla una atracción por los animales, pero como no hay nada más y las necesidades sexuales se vuelven urgentes —o quizá obsesivas como en el caso de mi amigo— la persona ensaya con lo que hay cerca, es decir el animal de la granja.

Otra situación revelada en una entrevista: los juegos sexuales con las mascotas. Paul vino a consulta porque estaba muy preocupado por su integridad psicológica después de que él se dejó lamer el sexo por su perra, dos años antes. Él había tomado, estaba solo y tenía ganas de sexo. Se masturbaba cuando su perra mostró interés en lo que él hacía. Así que se le ocurrió aprovechar la ocasión para ver que se sentiría, en ese momento las sensaciones fueron en efecto agradables. Después, le pasó por la mente repetir la experiencia, pero la culpa lo roía literalmente. Se sentía nulo, menos que humano, y esto adquiría proporciones gigantescas, al punto que él se preguntaba si debía deshacerse del animal. Además, ya no tenía deseo sexual por su pareja con la que él vivía desde hacía un año. Yo lo tranquilicé en cuanto a su integridad psicológica, al explicarle que él simplemente había explorado sensaciones que, en el momento, habían parecido interesantes. Pero, sobre todo, que la perra no había sufrido ningún trauma y que probablemente, ella ni siquiera hubiera percibido el evento como siendo de naturaleza sexual, ya que ella no recibió ninguna estimulación sexual; y como ella lo lamía, seguramente para ella fue como lamerle la mano o la cara, con ese mismo gusto. Por fin Paul se sintió tranquilo y recuperó su deseo sexual por su pareja, deseo que había perdido como resultado de una percepción altamente negativa de sí mismo que él había desarrollado a partir de este evento aislado. Además, al disolverse la obsesión de la falta, la fantasía también se disolvió, puesto que no se había construido en la infancia, sino que se derivaba más bien de un evento aislado. Para Paul, el evento se había transformado en un miedo obsesivo de ser perverso, infame e indigno de humanidad. ¡Así las reglas sociales de moralidad son a veces mucho más perjudiciales que el acto que prohíben!

Algunas personas desarrollan una fantasía de zoofilia erótica, la cual puede constituir un todo en sí misma, o formar parte de una fantasía más general de dominación/sumisión. El significado de una fantasía tal puede ser múltiple. De modo que imaginar hacer el amor con un caballo evoca a menudo la idea de un pene gigantesco que desfonda y simboliza la intensidad de la sensación sexual en un imaginario evocando la potencia: este *súmmum* de virilidad que evoca el semental lleva al hombre que penetra a sentirse completamente masculino o a la mujer penetrada a sentirse completamente femenina. Fantasear que uno se deja lamer por un perro puede, en cambio, simbolizar una situación en la que hay ausencia de presión en el desempeño sexual, ya que el perro no exige ningún desempeño y estando ahí para nuestra total satisfacción sexual, contrariamente a un compañero hombre o mujer. Esta situación imaginaria nos tranquiliza en cuanto a nuestro sentido de masculinidad o feminidad a partir de un engaño: si yo estuviera con un hombre o una mujer, yo sería evidentemente hábil, pero para qué me hago la pregunta ahora si estoy con un perro, no con un ser humano.

Por otra parte, un escenario fantasmático de zoofilia puede servir de invitación para dejarse llevar por las sensaciones sexuales "como lo haría un animal no teniendo que tomar en cuenta un código moral restrictivo". De tal manera que se vuelve posible hacer un corto circuito temporalmente en una moral literalmente castradora a fuerza de denigrar lo genital, y de oponerlo a lo fusional, supuestamente más humano y fuente de dignidad. En cuanto a la fantasía de zoofilia asociada con la de BDSM, puede tratarse de un deseo de superar los tabús, de ser obligado a hacer algo humillante o de explorar sensaciones siempre nuevas y por lo tanto de probar *todo* lo que se pueda presentar. Desde el punto de vista de las necesidades psicosexuales, esta fantasía sirve a menudo para afirmarse narcisistamente en cuanto al valor de humano, lo sexual estando de manera fantasmática asociado al animal y disociado del resto de la persona.

La homosexualidad

La mención de la homosexualidad en un capítulo sobre las fantasías corre el riesgo de perturbar a muchos homosexuales. Sin embargo, la homosexualidad tiene su lugar ahí. Diferentes estudios le proponen un origen biológico y esto es sin duda verdad en un cierto número de homosexuales, los juegos hormonales durante el desarrollo del feto y una cierta herencia habiendo participado también. En cambio, la atracción exclusivamente homosexual entre los homosexuales reconocidos, así como las fantasías homosexuales en una persona heterosexual pueden también ser una respuesta del inconsciente a las famosas ansiedades psicosexuales vividas durante la infancia.

Puede, por ejemplo, tratarse de un miedo a no poder jamás llegar a ser suficientemente masculino o femenina. La solución aparentemente ganadora sería entonces adoptar los estereotipos asociados al otro sexo, pareciendo estos más fáciles de representar o más interesantes de vivir, o incluso nutrirse de la masculinidad o de la feminidad del otro del mismo sexo, o ambas posibilidades. También puede tratarse de la búsqueda de un padre del mismo sexo, con el fin de intentar "curar una herida" de infancia que se produjo con ese padre. Por otra parte, puede tratarse de un intento por no "traicionar" al padre del sexo opuesto. Es el caso de los homosexuales que idealizan a su madre y no pueden reconocerla como ser sexuado —y por lo tanto, a ninguna otra mujer— porque entonces el amor fusional que ellos experimentan por ella corre el riesgo de convertirse en un deseo sexual incestuoso (Crépault, 1997). Algunos hombres y mujeres, además, desarrollan una importante fobia por las personas del otro sexo y están profundamente persuadidos de que un contacto heterosexual los mancharía, los degradaría en su masculinidad o feminidad, los destruiría hasta en su integridad. Por lo que se vuelve imposible para ellos desarrollar algún deseo heterosexual.

En nuestras sociedades, la homosexualidad es con frecuencia percibida como una enfermedad potencialmente contagiosa (Plummer, 1999), lo cual lleva a muchos hombres a evitar a los homosexuales por miedo a volverse homosexuales. ¡Sin embargo, es evidente que la herencia y las hormonas, o las fantasías desarrolladas en la infancia, son eminentemente personales y no susceptibles de transmisión! La homosexualidad es además, a menudo comparada a una tara, una debilidad, un defecto de fabricación. Sin embargo, los homosexuales no son en nada diferentes a los heterosexuales en cuanto a las habilidades necesarias para tener éxito en las diferentes esferas de la vida privada o social; únicamente el objeto de atracción sexual es diferente.

Este miedo a la homosexualidad lleva con frecuencia a las personas heterosexuales a cuestionarse ansiosamente sobre su orientación sexual cuando tienen sueños eróticos con personas del mismo sexo, o, peor aún, cuando se sienten excitados al imaginar tales actividades. ¡Como si el hecho de erotizar los intercambios sexuales con personas del mismo sexo bastara para destruir la orientación, por lo general heterosexual, de la persona! De hecho, y Kinsey lo explicó a partir de su escala de orientación sexual, aunque muchos presentan una atracción exclusiva por un sexo; muchas personas, aunque sean principalmente heterosexuales u homosexuales, experimentarán un cierto atractivo por los intercambios homosexuales (para los heterosexuales) o heterosexuales (para los homosexuales). Por ejemplo, en la escala de Kinsey, una persona hacia el punto 2 tendría una orientación sobre todo homosexual y algunos deseos eróticos heterosexuales, y una persona hacia el punto 6 tendría sobre todo una orientación heterosexual, con algunos deseos eróticos homosexuales; en cuanto a la bisexualidad, con una atracción similar tanto por hombres como por mujeres, se situaría en el número 4 de esta escala. Por lo tanto, es normal que los heterosexuales tengan a veces sueños o fantasías homosexuales y viceversa, en las personas homosexuales. Utilizando la escala de Kinsey, podríamos decir de estas personas que ellas se sitúan entre el 6 y el 7 para los primeros, y entre el 1 y el 2 para los segundos.

Escala de Kinsey

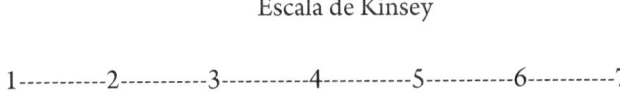

1----------2----------3----------4----------5----------6----------7

exclusivamente bisexual
exclusivamente homosexual
heterosexual

Finalmente, aclaremos la diferencia entre identidad y orientación sexual, que muchos confunden. La identidad sexual corresponde al propio sexo: macho o hembra. Un hombre homosexual posee, entonces, necesariamente una identidad sexual masculina (¡aun cuando él lo dude!). Por otra parte, la orientación sexual designa nuestra atracción por las personas de nuestro sexo, por los del otro sexo o por los de ambos sexos. La identidad sexual no puede ser más que hombre o mujer, femenina o masculina; no puede ser homosexual o heterosexual. En cambio la orientación sexual puede ser homosexual, heterosexual o bisexual.

Sin duda es esta confusión entre la identidad y la orientación sexual la que vuelve sospechoso todo sueño o fantasía homosexual en una persona cuya atracción es principalmente heterosexual. O, incluso, que vuelve profundamente amenazantes para los heterosexuales inseguros de su identidad, todo avance o todo coqueteo proveniente de una persona homosexual. Además, es bien sabido que las personas que se dicen bisexuales son generalmente percibidas por su entorno como personas que no se han enraizado ni en un campo ni en el otro, ya sea por miedo a declararse abiertamente homosexuales, ya sea por rechazo a circunscribir su sexualidad sólo a la heterosexualidad, considerada "normal". Sin embargo, estas personas pueden en verdad sentir una atracción tanto por los hombres como por las mujeres. Además, aunque haya una cierta preferencia por uno u otro sexo, la atracción *por uno o por otra* permanece siendo real y no tiene por qué ser juzgada de manera negativa.

Una fantasía prohibida de pasar al acto: la pedofilia

Existen otras fantasías a las que se prohíbe pasar al acto porque son susceptibles de dañar la integridad psicológica o física del otro. Podemos mencionar el exhibicionismo, del cual analizamos un ejemplo anteriormente, el voyerismo, la agresión sexual, el incesto y la pedofilia. Nos centraremos aquí en un caso de pedofilia relativamente "inofensivo" (en el que no hubo paso a la acción), siempre recordando que aunque existen casos similares a este, también los hay mucho más graves.

246

El objetivo de nuestra exploración no es resumir la totalidad del discurso actual sobre la pedofilia, sino demostrar que los pedófilos no son todos "irremediablemente enfermos", a los que hay que aislar, castigar y excluir socialmente. Y, en última instancia, reconocer que la fantasía pedófila, como todas las demás busca reducir ciertas ansiedades psicosexuales. Mientras la persona tenga conciencia de lo inadecuado de su fantasía y busque ayuda en lugar de pasar al acto —o de mantener un actuar sexual inapropiado— vale la pena recibirla positivamente, comprenderla como persona angustiada y ayudarla sin juzgarla moralmente.

Raquel era una bella y menuda mujer, de alrededor de veinticinco años cuando vino a consultarme, preocupada por un eventual paso al acto desde que se relacionó en pareja con un hombre que tenía una pequeña hija de cuatro años. Siendo la menor de una familia de seis niños, ella siempre se sintió el bebé, la muñeca de sus hermanos y hermanas, pero también de los amigos y amigas de éstos últimos. Colmada de atención jugando este papel, ella rápidamente comprendió que debía mantenerlo. La adolescencia llegó y los hermanos y hermanas comenzaron a irse uno a uno de casa, privándola de la atención que ella había recibido siempre. Cuando ella se convirtió en una mujer sexualmente deseable, ella comprendió que su disponibilidad sexual le devolvería quizá la atención. Desafortunadamente, al presentarse como una niña pequeña ingenua y poco afirmada y no sabiendo cómo tratar a los jóvenes de su edad, ella se encontró en varias situaciones en las que, éstos últimos, solos o en pandilla, simplemente se servían sexualmente de ella para enseguida mandarla a su casa sin ofrecerle más atención.

Rápidamente, Rachel se refugió en una fantasía de pedofilia; ella se imaginaba ser una maestra de escuela que ofrecía a los niños recompensas en forma de placeres sexuales. Como maestra de escuela, ella estaba segura y en control: la gente, hombres y mujeres, no podían abusar de ella porque ella misma era la adulta. Asimismo, ella se identificaba también con los niños de su fantasía, porque esto la regresaba a lo que ella había sido y amaría seguir siendo, pues la felicidad estaba ahí. Así, al recibir a la vez atención y placeres sexuales por parte de un adulto no amenazante sino maternal, estos niños imaginarios simbolizaban el deseo que ella tenía de recibir este tipo de atención por parte de un hombre, de la misma forma en que un niño recibe sin tener que dar nada a cambio.

Además, Raquel se sentía seriamente incapaz, en cuanto a su desempeño sexual. Ella no lograba sentir deseo, placer y orgasmo en compañía de un hombre o de una mujer. Además no lograba sentirse femenina. Pero como ella quería serlo, se forzaba a jugar un papel de mujer femenina, lo cual reforzaba aún más su sensación de fracaso. Estar con un hombre pondría en evidencia esta incompetencia (o por lo menos eso creía ella), mientras que con los niños, ella no tenía que cuestionarse. Por un lado, ella no les pedía caricias, lo cual disimulaba su "frigidez" y, por el otro, su inocencia y su curiosidad de niños los volvía receptivos a las nuevas experiencias que ella les proponía. Ellos no juzgaban. Por otra parte, la maestra de escuela era también símbolo del adulto que permite al niño aprender y desarrollar una habilidad. Así, la fantasía ofrecía otra solución simbólica a Rachel (además de posicionarla como niño que recibe sin preocuparse de tener que dar). Al imaginarse ella misma como una niña pequeña, ella era a quien se le enseñaba lo que tenía que aprender sobre el sexo con el fin de convertirse en una mujer adulta sexualmente competente y feliz en la experiencia sexual. Además, como ella era también la maestra, ella era quien escogía las experiencias de aprendizaje; ella estaba entonces segura de que nada malo podría sucederle a los niños, es decir, simbólicamente, a ella misma.

Rachel también tenía fantasías heterosexuales que sólo involucraban adultos. La más excitante para ella, era una en la que se imaginaba en los brazos de un hombre fuerte, redondo, jovial y todo caricias tiernas, un hombre al que ella percibía como un enorme oso de peluche gentil, tranquilizador y protector. De modo que ella había investido la heterosexualidad en su aspecto fusional, aunque posicionándose todavía como una niña pequeña y exigiendo al objeto de deseo poseer características maternales. Sin embargo, ella permanecía alejada del intercambio genital. Ella sabía masturbarse y llegar a la descarga orgástica, pero en la relación sexual con el cónyuge, sólo el deseo amoroso podía ser investido, y por consiguiente, tomar el lugar del deseo y del placer sexual.

Un trabajo analítico sobre los diferentes símbolos de la fantasía, la toma de conciencia sobre el carácter inadecuado de la solución "permanecer como niña pequeña" que ella había adoptado hasta ese momento, el enfoque en el aspecto genital y el desarrollo de un sentido más sólido de feminidad permitieron a Rachel entregarse más plenamente a su pareja y a una sexualidad heterosexual agradable y satisfactoria. Pero también alejarse de todo paso al acto hacia los niños, una vez decodificada la fantasía ya no podía hacerla creer que la solución a sus ansiedades se encontrara en la realización del escenario.

Por su parte, Steve llegó a mi oficina en estado de pánico. Dos semanas antes, él había escuchado un documental en el cual los trabajadores sociales afirmaban haber constatado abusos sexuales en bebés de apenas cuatro meses, los padres abusadores habían aprovechado la fuerza de succión de la boca del bebé como fuente de estimulación sexual. Ahora bien, Steve tenía un hijo de dos meses y, después de esta emisión, no podía evitar ver al niño imaginando que le hacía eso. Lo cual lo llenaba de horror. Él no comprendía lo que le sucedía, porque nunca antes había tenido fantasías o sueños pedófilos. Sobre todo, no quería ser como esos hombres perversos, él no sentía más que desprecio por sí mismo y prefería morir. Pero él comprendió de los mensajes recibidos que cualquier hombre podría ser pedófilo y eso lo obsesionaba. ¿Podría ser que a pesar de toda su buena voluntad él fuera uno? Por desgracia, mientras más miedo tenía de ser uno de esos hombres abusadores, más obsesivas se volvían las imágenes de abuso sexual de su bebé. Ya no se atrevía a acercarse a su hijo, cargarlo o incluso hablarle.

Después de una evaluación exhaustiva, se hizo evidente que Steve no tenía ninguna atracción pedofílica, ni siquiera en estado embrionario. Si él se encontraba obsesionado por una fantasía incestuosa, era por miedo obsesivo a convertirse en uno de esos hombres despreciables, ya que todos los hombres —según los mensajes que él recibió e integró desde la infancia— son susceptibles de ser unos "cerdos", violentos y abusadores. De modo que la única verdadera causa de estas imágenes angustiantes había sido el miedo intenso de convertirse en un padre abusador, cuando él deseaba tanto ser un buen padre. Cuando Steve se tranquilizó en cuanto a su normalidad, la fantasía desapareció y pudo, de nuevo, acercarse a su hijo, tomarlo en sus brazos y ocuparse de él como lo hace todo buen padre de familia.

Este conmovedor ejemplo demuestra, una vez más, a qué punto los mensajes acusadores y sexistas —actualmente contra los hombres— pueden ser una fuente tan grande de traumatismos como los que ellos buscan de manera torpe denunciar. Si Steve no hubiera venido rápidamente a verme, él se habría alejado de su hijo y lo habría privado de una presencia y de un amor paternal esenciales, cuando él quería y podía ser un padre amoroso. O quizá la obsesión lo habría llevado eventualmente a pasar al acto, lo cual habría destruido su integridad como hombre y padre y habría manchado para siempre su relación con su hijo.

Una fantasía antifusional: la violación

La fantasía de agresión sexual o de violación forma parte evidentemente de las fantasías prohibidas de pasar al acto por razones obvias. Además, los que alimentan este tipo de fantasías teniendo una percepción exacta de los límites sociales al mismo tiempo que un deseo sincero de no dañar a nadie, se sienten incómodos con esta fantasía. Y, aunque la evoquen más o menos regularmente para alimentar su excitación sexual, jamás osarían reconocerla ante nadie y mucho menos llevarla a cabo. Se sienten mal, culpables de imaginarse violando a alguien, no comprenden como ellos han podido desarrollar una idea tan inaceptable. Vincent era uno de ellos y se sentía narcisistamente aniquilado por su fantasía.

Esencialmente, lo que Vincent imaginaba en sus fantasías era obligar a una mujer a hacerle una felación o penetrarla a la fuerza por vía vaginal o anal. Las fantasías BDSM tenían un cierto interés para él, pero la excitación estaba en su máximo cuando la chica era forzada más que aceptando someterse. Además, las pocas veces que él había jugado BDSM con una chica que voluntariamente aceptaba, él se había sentido culpable de "golpearla" —con un látigo— incluso cuando eso era lo que ella quería. También había notado que la penetración anal era el elemento más excitante de la fantasía y de la relación sexual porque entonces él se sentía en control, al "lastimar" a la mujer que se sometía. Sin embargo, el contacto BDSM y la penetración anal degradaban irremediablemente, ante sus ojos, a toda pareja que se sometiera; incluso cuando él había estado hasta entonces muy enamorado de ella. Porque la bien amada no podía ser ya una compañera con la que él pudiera compartir una vida de pareja puesto que ella se transformaba en una puta de servicio desechable tan pronto terminaba la prestación del servicio.

Un análisis de la infancia de Vincent hizo evidente un gran enojo contra su madre, la cual se había encargado de denigrar continuamente la masculinidad de su padre, así como hacia una hermana mayor, que había repetido el ejemplo de la madre atacándolo continuamente a él, en su propia masculinidad. Por lo tanto, Vincent se sentía obligado, por las mujeres de su familia, a negar su masculinidad. Ahora bien, la ira desarrollada hacia ellas gradualmente se extendió hacia todas las mujeres, quiénes, según lo que su inconsciente había concluido, buscaban castrarlo negándole su masculinidad. Además, a los 15 años, una novia con la que él había hecho el amor, le repitió durante un mes que estaba embarazada de él y que tendría que asumir su responsabilidad. Finalmente él descubrió que ella se estaba burlando de él. Pero Vincent todo el tiempo se había sentido atormentado por la preocupación y cuando comprendió que había sido engañado, decidió "nunca más" dejar que ¡"una vagina lo controlara"! De modo que la fantasía le servía en varios niveles: por un lado, él expresaba la rabia acumulada contra su madre, su hermana y esta exnovia, haciendo pagar a la mujer por todos los sufrimientos soportados; por el otro, al obligar a ésta a sufrir el acto sexual, él la obligaba a constatar que él era plenamente hombre —siendo la prueba de esto la erección y su capacidad de utilizarla— en una situación donde ella misma, por ser obligada, no podía de ninguna forma castrarlo.

Por otra parte, Vincent aspiraba a una relación fusional, que él quería fuera armoniosa, enriquecedora y plena con una compañera de vida de la cual él estuviera enamorado. Por lo tanto, por un lado, él alimentaba una fantasía de violación, expresión de masculinidad pero también de rabia hacia las mujeres castrantes, mientras que por otro lado, él tenía el inmenso deseo de un amor compartido con una mujer amable y amorosa y por lo tanto no castrante. Intentar vivir la fantasía con una mujer amada —incluso si ella misma alimentaba una fantasía complementaria— constituía entonces un lamentable error. Porque, al hacerlo, el inconsciente de Vincent identificaba a la mujer amada con la mujer castrante, que él necesitaba alejar y despreciar con el fin de protegerse a sí mismo del desprecio de esta última, y por lo tanto, preservar una imagen narcisista positiva de sí mismo.

Hacer conciencia del sentido simbólico de la fantasía abrió a Vincent primero a la posibilidad de reconocerse como ser humano "correcto" y amable, aun cuando él se excitara imaginando violar a una mujer. Identificar las razones y los objetos originales de su rabia le permitió después ya no sentirse amenazado por las mujeres, que hasta ese entonces le habían parecido ser potencialmente castrantes, pero también de ya no generalizar su ira hacia todo el género femenino. Por último, constatar todo esto le abrió progresivamente las puertas de la intimidad y le permitió realizar su sueño de unidad fusional con una mujer, cosa que él no había podido hacer antes.

Vincent por fin ha logrado establecer y mantener una relación amorosa con una pareja a quien él ama y por quien él se siente amado, relación que ha revelado ser muy satisfactoria desde el punto de vista sexual, aunque desprovista de toda huella de fantasía de dominación sexual. Lo cual no le impide, gracias a un acuerdo con su bien amada, pero en su ausencia, tener encuentros ocasionales con mujeres interesadas en representar la fantasía con él, ser capaz de jugar al hombre dominante sin sentirse culpable, por eso fue un paso importante para Vincent y explorar, de vez en cuando, esta libertad le parece reafirmante para su autoestima. Claro, muchos hombres y mujeres exigen exclusividad sexual, por lo que este tipo de arreglo no es posible para todo mundo, en este caso es preferible limitarse a ocasionales masturbaciones alimentadas por la evocación de la fantasía.

En conclusión

Probablemente existan tantas variantes de las fantasías sexuales como hay seres humanos y nosotros no hemos explorado en este capítulo más que unos cuantos casos entre todos los escenarios posibles. Además, el lector se habrá dado cuenta, seguramente, que las fantasías expuestas aquí provienen de personas ni más ni menos neuróticas que la mayoría de nosotros. También podemos constatar que las fantasías que difieren del ensueño puramente romántico son frecuentes en el ser humano "normal". De hecho, no hay por qué juzgarlas automáticamente como perversas, ni como el fruto de una imaginación malsana o de un individuo particularmente enfermo.

Al contrario, deben ser tomadas en cuenta y consideradas como una expresión de nuestra mitología personal que tiene algo que decir de nosotros mismos, del mundo y de nuestra sexualidad. Para luego poder ser decodificadas y transformadas, de estrategia defensiva ante nuestras ansiedades, a una sexualidad verdaderamente completiva en términos de las necesidades que satisface. Por último, la pertinencia de explorarlas a través de una puesta en escena en la realidad debe ser evaluada, cuando tal exploración parece presentar un interés lúdico o de crecimiento personal. Algunas fantasías pueden en efecto contribuir a enriquecer la sexualidad de las personas involucradas y, en ese caso, ¿por qué no? Sin embargo, es muy evidente que desde el momento que una persona corre el riesgo de ser perjudicada en su integridad física o psicológica, deberá tener sus reservas, como en el caso de algunos escenarios BDSM, pero sobre todo una prohibición total a todo paso al acto en todos los casos en los que no haya consentimiento por lo menos de una de las partes involucradas.

Señalemos también que los casos expuestos en estas páginas no son graves porque provienen de personas en el fondo buenas y sensibles a la experiencia de los demás. Sin embargo, existen muchos casos que sí lo son. Hombres y mujeres a menudo emocionalmente muy inmaduros, incluso antisociales, a veces los dos, no tendrán la capacidad de juicio necesario para comprender que un deseo pedófilo necesariamente perjudicará al niño si ellos pasan al acto. O para darse cuenta que el odio y la rabia alimentados contra el otro, como en ciertos casos de exhibicionismo y violación, no deben ser actualizados sobre nadie. Haber discutido a profundidad de estos casos habría aumentado inútilmente nuestra ya larga exposición, pero no hay que olvidar que estos casos existen y deben ser detenidos una vez identificados, y después ayudarlos en la medida de lo posible, en un *marco que incluya la compasión.*

En efecto, nuestra sociedad occidental, está más bien inclinada al juicio, a ofrecer tratamientos represivos y basados en el desprecio de las personas con un comportamiento sexual desviado. Esta actitud está presente ante algunas de las fantasías descritas aquí, pero lo es aún más en los centros de tratamiento de delincuencia sexual. Tendremos entonces tendencia, por una parte, a humillar a los infractores, a imponerles la vergüenza y a llevarlos a percibirse como desechos sociales. Lo cual en última instancia, no puede más que ser contraproducente, porque las heridas narcisistas y la falta de autoestima están en parte en el origen de las fantasías y los comportamientos desviados, mientras que la humillación en sí produce nuevas heridas narcisistas.

Además, generalmente se utilizarán técnicas de reforzamiento negativo que se suponen inducen el abandono del deseo y del comportamiento fantasmático[151]. Lo cual en general no funciona más que por muy poco tiempo, porque es imposible disolver la fantasía. Todo intento de provocarle un corto circuito, sin comprender la simbología, no hará más que reforzar la compulsión de pasar al acto una vez que las ansiedades subyacentes a la fantasía vuelvan a la superficie, volviéndose aún más intensas.

En algunos casos, se recomienda que el infractor tome un medicamento que inhiba la excitación sexual (lo cual se denomina una castración química), para impedirle actuar en respuesta a sus pulsiones sexuales. Sin embargo, el tratamiento no da en el blanco, porque la fantasía sexual es esencialmente sostenida por una carga emocional y no por pulsiones genitales fuertes. Además, aun cuando el medicamento disminuya el aumento de la excitación sexual, no impide que aparezca la fantasía. Por consiguiente, aunque la ausencia de excitación sexual pueda a veces bastar para inhibir el comportamiento desviado, no siempre es el caso; todo depende de la carga emocional y de la intensidad de las ansiedades implicadas.

El tratamiento ideal, entonces, integrará un análisis de la simbología de la fantasía, una búsqueda de soluciones más adecuadas en cuanto a la satisfacción de las necesidades psicosexuales[152], pero también una ampliación de los códigos eróticos hacia comportamientos sexuales más aceptables, lo mismo que la consideración del aspecto

---

151 La, muy reveladora, película inglesa *Naranja Mecánica*, realizada en 1971 por Stanley Kubrick, es un buen ejemplo de esta técnica de comportamiento, salvo que el asco normalmente no es inducido por una sustancia química, sino por inducciones fantasmáticas degradantes ("soy un enfermo repugnante por querer eso") o generadoras de ansiedad ("Y si me descubre mi esposa, mis hijos, mis amigos, la policía...").

152 Estos primeros objetivos terapéuticos corresponden esencialmente al enfoque sexo analítico, mientras que los posteriores corresponden al enfoque sexo corporal.

genital. Esto último con el fin de asentar la experiencia sexual en la realidad del cuerpo y de las sensaciones genitales, en lugar de dejarla perderse en este conjunto de falsas soluciones existenciales que constituyen las fantasías compulsivas.

Capítulo 5

Sexualidad y espiritualidad

La importancia del cuerpo en el camino espiritual

Hablar de libertad sexual sin hablar de espiritualidad estaría incompleto en el marco de la autorrealización. En primer lugar porque los últimos niveles de esta autorrealización son los de la realización espiritual (Maslow)[153], pero también porque la espiritualidad no puede realizarse plenamente en una negación del cuerpo y de la sexualidad.

Por un lado, todas las experiencias que tenemos del mundo pasan obligatoriamente por nuestros sentidos y nuestra envoltura carnal. Todo lo que pasa al exterior de nosotros así como al interior de nuestro cuerpo, debe ser recibido por uno u otro de nuestros sistemas sensoriales y en seguida decodificado por nuestro sistema nervioso para que podamos tener la experiencia. Así, para apreciar los maravillosos colores de una hermosa puesta de sol, debemos ser capaces

---

153 Abraham Harold Maslow (1954, 1971, 1956) identificó primero cinco necesidades humanas, que él esquematizó en una estructura piramidal, colocando en la cima la necesidad de la autorrealización. Después de haber estudiado las experiencias pico (*peak experiences*), él reconoce enseguida la necesidad de la superación de sí mismo. Esta sexta necesidad se refiere directamente a la realización espiritual.

de ver con nuestros ojos. Es gracias a diferentes procesos corporales internos que sentimos el placer del movimiento, la tensión sexual, la euforia y el bienestar pero también, el hambre, el agotamiento y la enfermedad. Y es también a través de diversas reacciones corporales que sentimos y expresamos la experiencia mental o emocional que estamos viviendo. Cuando pienso en mi amante, por ejemplo, se despierta todo un sistema hormonal que favorece el apego[154], lo cual me empuja a querer estar cerca de él. Al mismo tiempo, mis ojos y mi cara se iluminan por la acción del sistema nervioso actuando en mis pupilas, mis capilares y mis músculos faciales, expresando así la alegría que siento al pensar en él. Mientras estemos encarnados, toda experiencia debe pasar por el cuerpo para poder ser percibida y sentida, y no podría ser de otra manera en lo que concierne a la experiencia espiritual. Ésta debe pasar por el cuerpo, los sentidos y el sistema nervioso para poder ser percibida, decodificada y vivida como tal.

Por otra parte, la experiencia de éxtasis sexual es hermana gemela de la experiencia de éxtasis espiritual. No sólo las sensaciones corporales y la experiencia emocional son similares, sino que cada una puede y debe abrir el camino a la otra. Los tantras han enseñado, desde hace mucho tiempo, el vínculo entre los dos tipos de éxtasis, por eso la sexualidad —evocada o en el acto— en lugar de ser abandonada, forma parte integrante de diversas prácticas de meditación. Por su parte, en Occidente, Teresa de Ávila[155], religiosa mística del siglo XVI,

---

154 Se trata de la oxitocina, hormona secretada en abundancia por la madre en contacto con su recién nacido, pero también por dos personas apegadas una a la otra. De hecho, esta hormona permitiría al ser humano desarrollar una actitud de confianza hacia los demás.

155 Teresa de Ávila, bautizada como Teresa de Cepeda y Ahumada, es la más conocida de estas místicas de la Edad Media que vivieron éxtasis espirituales evocando, a nivel de la imaginación así como de la experiencia corporal, una experiencia semejante a la experimentada durante un éxtasis sexual. Diferentes documentos de la época demuestran además, que ella no fue la única.

describió sus experiencias de éxtasis espiritual en términos totalmente asociables a los de un profundo gozo sexual implicando todo el cuerpo. He aquí un ejemplo:

> Vi en la mano (del ángel) una larga lanza de oro, en la punta de la cual se podría decir que había un pequeño fuego. Me pareció que él la hacía entrar de vez en vez en mi corazón y que ésta me atravesaba hasta el fondo de las entrañas; cuando él la retiró, me pareció que con ella se llevaba mis entrañas y me dejaba en fuego con un gran amor de Dios. El dolor era tan grande que me hacía gemir; y sin embargo, la dulzura de este dolor excesivo era tal, que me era imposible querer librarme de él. El alma no satisfecha en un momento semejante más que por Dios y sólo por él. El dolor no es físico, sino espiritual, incluso si el cuerpo participa. Es una caricia de amor tan dulce que se hace entre el alma y Dios, que ruego a Dios en su bondad hacerla probar a quien crea que miento (Capítulo XXIX, 17a. parte).[156]

Una escultura de mármol que se encuentra en la capilla de Santa María de la Victoria, en Roma, la representa en éxtasis místico. La posición de su cuerpo y la expresión de su cara son exactamente similares a las producidas durante un momento de éxtasis sexual, lo cual demuestra bien la naturaleza similar de las dos experiencias. Es revelador además constatar que a pesar de una prohibición muy estricta del cuerpo y de lo sexual, ambos no dejan de ser plenamente involucrados durante la experiencia mística.

---

156 Cita proveniente de la autobiografía de Teresa de Ávila, publicada bajo el título *La vida de santa Teresa de Jesús (1515-1582), una mística enclaustrada, carmelita descalza, reformadora y religiosa (1622).*

La búsqueda de Unidad

Pero ¿qué es la espiritualidad? *Spiritus*, en latín, se refiere a los espíritus, es decir a las energías psíquicas que sostienen el mundo material. El término entonces hace referencia a la parte intangible del mundo, la cual se manifiesta a veces en nuestra experiencia humana, en forma de arquetipos, de ciertos sueños iluminadores o experiencias transcendentes[157].

Realizarse espiritualmente es, entre otras cosas, constatar la Unidad de todo lo que existe, sentirse "uno" con el universo y no separado de él. Pero para llegar a esto, es necesario unificar el ser (mi encarnación actual) con el Ser (mi Esencia profunda, la cual es de naturaleza deica, perfecta) y, en última instancia, reconocerse a sí mismo como siendo la manifestación de esta Esencia profunda.

En cambio, cuando uno se cree diferente a su Esencia profunda, uno crea una ruptura artificial entre el ser y el Ser, lo cual induce inevitablemente a una búsqueda existencial para intentar recontactar el Ser del cual uno se separó. Pero cuando hemos logrado experimentar, aunque sea por momentos fugaces, esta Unidad entre el ser y el Ser, entonces nos es posible constatar que estamos también en Unidad con todo lo que existe, porque nuestra Esencia no es para nada diferente o separada de la Esencia profunda —igualmente perfecta y deica— de cada ser vivo o psíquico que se manifiesta en el universo. La iluminación es la total realización de esta Unidad; es la constatación inquebrantable de que "todos somos Uno".

Encontramos, descrito en términos sexológicos, una misma búsqueda de la experiencia de Unidad en el marco de nuestro desarrollo psicosexual, como lo atestiguan, en particular, las necesidades narcisistas y fusionales. Como sabemos, el niño experimenta, desde

---

157 Ver los escritos de Carl Jung, así como las nociones de *experiencia pico* y de *experiencia transpersonal* desarrolladas por Maslow. *Ver nota 154.*

su nacimiento, una necesidad de fusión, la cual se expresa como una necesidad de una gran proximidad física con una persona amorosa.

Más tarde, el niño constata que él posee una individualidad encarnación obliga y desarrolla por consiguiente una necesidad de individuación, la cual es totalmente sana desde el punto de vista de la encarnación ya que es lo que le permitirá tener sus experiencias personales de la vida. Desafortunadamente, las necesidades de fusión (sentirse en Unidad con el Otro) y de individuación (realizarse a partir de lo que caracteriza la originalidad de su encarnación) se viven en aparente contradicción: ¡es difícil sentirse uno con el otro permaneciendo uno mismo! Lograr, en la vida adulta, la integración de las dos necesidades en el marco de la relación de pareja constituirá así, en la mayoría de la gente, uno de los retos de la madurez sexual.

Asimismo, la necesidad narcisista es definida, en el marco del sexo análisis, como una necesidad de sentirse aceptado y amado, capaz de amar y de ser amado (y por lo tanto de sentirse en conexión, ligado al otro). Cuando me siento aceptado y amado (o perfecto y deico, según las filosofías orientales), no tengo dificultad en amarme. Me permito entonces ser yo mismo, conectarme con el Ser, y ser uno con mi Esencia profunda. A diferencia de una persona que, sintiéndose nula, culpable y avergonzada de ser lo que es —o de lo que piensa que es— y que, por lo tanto, no podrá más que rechazarse ella misma, cortando así su propia esencia espiritual. Además, el hecho de saberme aceptado y amado me lleva a admitir como verdadero el amor que otros me profesan, y esto, sin falsa pretensión. Lo cual me permite abrirme a ellos y disolver las barreras creadas por las ansiedades y otras percepciones erróneas que tengo de mí mismo y de mi universo. Esta apertura hacia los demás se traduce, en la relación amorosa, por la posibilidad nueva de abrirme al otro, de amarlo y sentirme amado(a); y así, colmar mi necesidad de fusión a través de la experiencia amorosa y sexual.

La experiencia espiritual ocurre en este nivel. Cuando una persona llega a reconocer *su valor intrínseco como persona*, ella se vuelve capaz de reconocer el valor intrínseco de cada ser humano que ella encuentra. Lo que le permite sentirse conectada con él, en lugar de mantener la percepción de una separación, y después desarrollar amor universal y compasión. Cuando además, ella llega a *sentirse capaz de fusión con el otro pero sabiendo que está en condiciones de permanecer siendo ella misma, puesto que está plenamente individualizada,* ella pueda abrirse a la experiencia de Unidad con el Otro. Lo cual abre la posibilidad de vivir una experiencia espiritual a través de la experiencia sexual compartida.

La religión y la espiritualidad

La realización espiritual se concreta cuando uno adquiere la conciencia *de que la deidad está al interior de uno mismo* y no en un exterior separada. Sin embargo, la Unidad primordial del ser con el Ser y la totalidad de lo vivo y lo espiritual, es una noción contraria a los preceptos enseñados por las religiones. En efecto, éstas nos llevan a creer en uno o varios dioses exteriores a nosotros, negando la deidad interior. Se imponen en seguida en calidad de intermediarios entre nosotros y el o los dioses exteriores. La palabra *religión* viene del latín *religare,* que significa reunir. Ahora bien, la religión hace lo contrario, separa. Separa el ser del Ser, para luego pretender que ella es el camino que nos permite "re-unir".

El objetivo de la religión no es fomentar la experiencia espiritual, sino imponer un código de leyes y comportamientos supuestamente dictados por Dios (o dioses, en el caso de las religiones politeístas), confiriéndole así, fraudulentamente, un significado absoluto e indiscutible. Nos incita por consiguiente, a proyectar la responsabilidad de nuestro código moral hacia un dios exterior a nosotros —el cual es mítico— en lugar de estimularnos a entrar en contacto con nuestro Ser interno, que sería de hecho el más probable a guiarnos hacia una decisión ética, siendo su esencia deica. Contrariamente a las leyes religiosas, el camino espiritual fomenta el contacto con una verdad interior proveniente de nuestra naturaleza deica y el asumir la responsabilidad de nuestras decisiones, más que basar nuestras elecciones de vida y de comportamientos en una "verdad" exterior pretendidamente dictada por el o los dioses. Una "verdad" que en realidad es mitología creada por personas buscando imponer una ideología y un sistema de leyes sirviendo a sus propios intereses y no al objetivo de desarrollar una verdadera conciencia espiritual[158].

Es así como las religiones monoteístas, creadas para afianzar el poder de los patriarcas y de certificar la descendencia masculina, se orientaron a restringir la sexualidad femenina pero también, en una cierta medida, la del hombre. Mientras que antes, la experiencia de Unidad como fin último de la encarnación, era reconocida como pudiendo ser experimentada tanto a través de la experiencia del orgasmo como a través de la del éxtasis meditativo, la nueva religión operó una fractura entre sexualidad y espiritualidad, condenando la puerta que constituye el éxtasis sexual. Una vez más, en lugar de "reunir" como su nombre lo indica, la religión opuso la experiencia de los placeres

---

158 La escala del desarrollo moral de Lawrence Kohlberg (1981, 1984), construida a partir de observaciones científicas a la manera de Piaget, es interesante a este respecto. Según esta escala, los primeros niveles son egocéntricos (yo elijo mis comportamientos en función de lo que me conviene), los siguientes niveles son convencionales (elijo mis comportamientos con el fin de satisfacer las expectativas del medio ambiente y de responder a las reglas y a las leyes sociales), mientras que los penúltimos niveles son pos convencionales, es decir que la ética emana de uno y privilegia principios éticos universales de justicia. El último nivel es más místico, basado en la comprensión del hecho de que, en el absoluto, no existe ni el bien ni el mal. Notemos que la religión responde a los primeros niveles para aquellos que imponen sus creencias, y exige el mantenimiento del desarrollo moral en los niveles convencionales para aquellos que se ven o se creen obligados a conformarse a los preceptos religiosos. En cuanto al camino espiritual este fomenta el desarrollo moral en los niveles pos convencionales y místicos, los cuales son más cercanos a una verdadera autorrealización —para retomar los términos de Maslow— y más propicios para la realización espiritual. Ver: *http://droitsante.wordpress.com/2008/11/30/les-stades-de-developpement-du-jugement-moral-de-kohlberg/*

del cuerpo a la de los gozos "espirituales" renombrados por ser del más allá, es decir exteriores a uno mismo e inaccesibles a los mortales. Además, ha sostenido esta oposición proclamando falsamente que el sufrimiento terrestre asegura la felicidad *post mortem* mientras que el gozo terrestre conduce directo al infierno y al sufrimiento eterno.

No obstante, la sexualidad es un medio entre muchos otros —un medio privilegiado, eso sí— de vivir una experiencia de Unidad, de comunicación entre el ser y el Ser, entre el ser y el Otro, entre el ser y lo más grande que el ser. Además, el proceso orientado a llegar a esta experiencia última, fuente de realización de que "Todo es Uno", debería consistir naturalmente en fusionar las dos experiencias de éxtasis sexual y éxtasis meditativo, en otra que sería más grande que la suma de sus partes[159]. Si la religión "reuniera" como pretende hacerlo, consagraría lo esencial de sus esfuerzos en proporcionar los medios para actualizar semejante unión. Pero hace exactamente lo contrario. Opone las dos experiencias pretendiendo que una destruirá inevitablemente a la otra, volviendo así imposible la progresión hacia el éxtasis total.

También es interesante observar que en el esoterismo cabalístico, la estrella de David representa una fusión tal entre la experiencia sexual, representada por el triángulo que apunta hacia arriba, es decir hacia el cielo y el mundo espiritual, y la experiencia espiritual, representada por el triángulo que apunta hacia abajo, es decir hacia la tierra y el mundo material. Separados, el triángulo apuntando hacia arriba se posiciona esquemáticamente sobre el sexo y simboliza la aspiración del mundo material a unirse al mundo espiritual, mientras que el que apunta hacia abajo, por encima de la cabeza, simboliza la experiencia espiritual buscando encarnarse. La reunión de los dos triángulos, después de la subida de uno y el descenso del otro, se sitúa en el corazón, lugar de la inteligencia compasiva (Bédard, 2005).

Estas observaciones indican que la religión es fundamentalmente diferente de la espiritualidad. Por tanto, es siempre motivo de gozo ver

---

159 Que es lo que intenta hacer el tantra sexual (Bédard, 2006).

que algunos individuos logren como sea realizarse espiritualmente en un marco religioso porque este no se presta espontáneamente a ello, ¡sino todo lo contrario! De hecho, sólo algunos enfoques esotéricos (entre ellos el tantra, el chamanismo, el sufismo y la francmasonería) mantienen la noción de Unidad en la encarnación. Y por tanto se oponen a las posturas defendidas por las instituciones religiosas y es la razón por la que con frecuencia son reprimidos.

La abstinencia sexual

La noción de oposición entre sexualidad y espiritualidad sostenida por la mayoría de las religiones actuales no hace más que perjudicar una eventual autorrealización. Exigirles a las personas que restrinjan la expresión sexual al marco formal del matrimonio y que el acto no se realice más que con pudor en la más grande contención, es negar la parte biológica de la expresión sexual en el ser humano, y es hacer infelices a muchas personas. En cuanto a la exigencia de abstinencia total para los sacerdotes y monjes, va radicalmente en contra de la naturaleza humana. Semejante restricción favorece el desarrollo de conflictos internos, inevitables fuentes de neurosis compensatorias que conducen con demasiada frecuencia a los abusos sexuales.

Es ahora de todos bien sabido que muchos sacerdotes católicos, en diversos países, han abusado sexualmente de los niños a su cargo, y que muchos otros lo siguen haciendo todavía... Observamos un fenómeno parecido en los monjes budistas también sujetos a esta misma obligación de abstinencia sexual[160]. Pero no sólo los sacerdotes y los monjes sexualmente reprimidos recurren a los niños para intentar

---

160 En Sri Lanka, por ejemplo, se denuncian ahora cada vez más abusos sexuales por parte de monjes budistas hacia jóvenes. *http://www.bishop-accountability.org/ news2005_01_06/2005_05_16_Senanayake_BuddhistMonk.htm*

calmar pulsiones sexuales obsesivas. En Estados Unidos existe una región muy religiosa llamada *Bible Belt* (literalmente *cinturón de la Biblia*), que condena claramente la sexualidad y cada una de sus manifestaciones. Ahora bien, es también una región en donde las autoridades policiacas han deshecho una gran red de prostitución juvenil en 2005[161]. Entonces, reprimir la sexualidad no la hace desaparecer. Al contrario, ¡la pervierte!

Estos monjes, sacerdotes y cristianos rígidos viviendo aparentemente como "ciudadanos honestos" y abusando sexualmente de niños, no son necesariamente más malos o viciosos que sus conciudadanos. Sin embargo, viven graves conflictos entre las pulsiones sexuales que experimentan y lo que la religión les dicta que deben vivir. Pero en lugar de tomar conciencia de lo inadecuado de la exigencia religiosa, ocultan el conflicto, y prefieren seguir creyendo que la abstinencia sexual es la vía a seguir. Sin embargo, la necesidad se vuelve urgente, puesto que ha ganado fuerza por el hecho de haber sido negada y reprimida, y no puede más que manifestarse muy poderosamente, de manera compulsiva, una vez que la oportunidad se presenta. Es así que se manifestará de manera inadecuada[162] en las situaciones en donde el otro, ya sea niño, mujer o prisionero, está en una posición de vulnerabilidad tal que no puede impedir los actos sexuales que se le imponen, ni denunciarlos después.

---

161 *http://www.freerepublic.com/focus/f-news/1609050/posts.*

162 Toda emoción y necesidad reprimidas en el inconsciente, ganan fuerza por el hecho de que permanecen presentes sin que uno las tome en cuenta. Una vez que se vuelven intensas, provocan una reacción automática, con frecuencia desproporcionada y generalmente inadecuada, cuando un elemento del medio ambiente las solicita y que el contexto parece menos peligroso comparativamente al contexto original. La única forma de realmente controlar estas reacciones inadecuadas, es reconocer la emoción y la necesidad que busca expresarse, como siendo primero y ante todo legitimas. Entonces se vuelve posible elegir, de manera responsable, una solución adecuada a la emoción y a la necesidad que emergen y exigen ser reconocidas.

Ciertamente hay hipocresía entre los sacerdotes y cristianos rígidos que mantienen una vida sexual secreta inadecuada e inaceptable, y al mismo tiempo conservan un discurso extremadamente puritano y totalmente reprobatorio ante lo sexual, pero esta hipocresía no es el punto central del problema. No es más que una respuesta obligada al conflicto desgarrador vivido entre la necesidad de un desahogo sexual y la moral que lo prohíbe. Algunos argumentarán que no todos los monjes y los sacerdotes cometieron abusos. Lo cual es totalmente cierto. Sin embargo, durante el siglo XIX y la primera mitad del siglo XX, a los religiosos católicos se les aconsejaba el uso de los bromuros, producto que se sabía, en esa época, disminuía el deseo sexual. Lo cual indica que el deseo no estaba ausente. ¡Pero también que la pulsión sexual no se controla por la simple voluntad, sobre todo si ésta se basa en la negación o en la represión!

Sin embargo, es verdad que algunas personas llegan a reprimir sus pulsiones sexuales a tal grado que logran ya no tener conciencia de ellas. A este respecto, las mujeres tienen ventaja ya que sus órganos sexuales son internos y pueden fácilmente negar la presencia de una excitación sexual, en comparación con el hombre en quien la erección es difícil de ocultar. Los seres humanos tienen historias de vida y personalidades diferentes; lo que probablemente explica por qué algunos llegan a actuar de manera inadecuada y otros no, cuando hay un conflicto psíquico con respecto a la sexualidad.

Por otra parte, sí es posible vivir positivamente una abstinencia sexual en el marco de un camino espiritual o de un proceso creativo. Sin embargo, para llegar ahí es fundamental no juzgar la expresión sexual como negativa, mala o menos elevada que la experiencia espiritual. Es, por lo tanto, indispensable haber vivido ya experiencias sexuales positivas, porque de otro modo, el deseo de abstinencia es muy probablemente un escape. Además, es necesario mantener la puerta abierta, en un futuro definido o no, en cuanto a la posibilidad de volver a vivir la experiencia sexual, si esto nos parece apropiado en el momento en que la ocasión se presente. Esto con el fin de no limitarse a una posición rígida que no logrará más que crear conflictos internos y alimentar la ansiedad cuando atravesemos periodos más vulnerables de nuestra vida. No debemos negar nuestras pulsiones y deseos sexuales, ni intentar reprimirlos. Es preferible reconocerlos, saborear las sensaciones corporales y emocionales que producen, para después optar por dejarlos disolverse sin pasar por el orgasmo. Con frecuencia, en tal situación, llegamos a acumular la energía sexual (vivida en el cuerpo como una cierta tensión que empuja a actuar) y a utilizarla como fuente de inspiración creadora o como base para la meditación. Así llegamos a sublimar la pulsión sexual para transformarla positivamente en pulsión creadora o en ocasión propicia para la experiencia espiritual gracias a la meditación[163].

Como vemos, negar la pulsión sexual no favorece la experiencia espiritual, más bien conduce a una represión que contiene en sí el potencial de transformarse eventualmente en el acto compulsivo, incluso en un comportamiento sexualmente abusivo hacia las personas emocional o socialmente vulnerables. En cambio, reconocer que nuestras pulsiones sexuales son manifestaciones biológicas normales y sanas, para después tomar una decisión consciente de actuar o no nuestros deseos sexuales *sobre la base de una ética personal en lugar de una moral represiva religiosa o social* favorece ciertamente la plenitud sexual. Además, en el marco de un proceso en el que la abstinencia sexual constituye un medio para realizar algunos objetivos, esto puede también permitir una sublimación positiva y libre de consecuencias nefastas tanto para nosotros mismos como para nuestro entorno.

---

163 La testosterona, hormona del deseo sexual presente tanto en hombres como en mujeres, tiene por función sostener el deseo de vivir, la motivación y la vitalidad (Champagne, 2002 @1999). Lo que nos indica que la función sexual, en el conjunto de sus manifestaciones, es un poco como el impulso que nos da el deseo de movernos, de hacer, de crear y de realizarnos.

La experiencia sexual y espiritual a nuestro alcance

La sexualidad espiritualizada es algo más que una exaltación del sentimiento amoroso, que expresiones de ternura y de intimidad emocional reservadas al elegido(a) por el corazón, o incluso que frenar los deseos genitales despertados por nuestro deseo de unirnos sexualmente al otro. Aunque este frenar los deseos genitales sea, según la creencia popular, la más bella prueba de la autenticidad del sentimiento de amor que cada uno pueda alimentar con respecto al otro.

De hecho, una sexualidad espiritualizada comprende tanto el amor como la "genitalidad". Volveremos más tarde al aspecto *amor*. Por otra parte, en lo que concierne a la genitalidad, recordemos que mientras estemos encarnados, la experiencia espiritual no puede más que implicar al cuerpo. Es, por lo tanto, desde una presencia *encarnada* en lo que vivimos, es decir a través de la inversión sin contención de nuestro sentir emocional pero también corporal y genital, que podemos plenamente sentirnos llevados por el éxtasis cuando se manifiesta.

El simple hecho de dejarnos ir totalmente en la ola de sensaciones y el placer sexual, de dejar nuestro cuerpo moverse y vivir plenamente lo que lo anima, permite callar temporalmente lo mental y, por consiguiente, la presunción de separación que nos aprisiona. Sobre todo porque, al mismo tiempo, como no bloqueamos nada ni de lo que sentimos ni de los movimientos o vocalizaciones buscando emerger, nos hacemos uno con la experiencia inmediata tal como se experimenta en el cuerpo.

Y, no operando, momentáneamente, ninguna separación entre las partes de nosotros que consideramos buenas y las que consideramos malas, conocemos un breve instante de Unidad interior. Ahora bien, esta experiencia preciosa de Unidad interior brota al exterior de nosotros y, abriéndonos al Otro, nos lleva a sentir un momento de total fusión con él. A veces, cuando se reúnen ciertas condiciones (de total entrega al instante presente, de receptividad y de apertura total), entramos en un espacio de felicidad y probamos brevemente el estado de Unidad con la Totalidad[164]. Así, aunque el sentimiento de Unidad sea de naturaleza emocional y espiritual, no puede realizarse más que a través de *la aceptación plena y total del propio cuerpo y de todas sus manifestaciones,* incluyendo las sexuales y genitales.

El yoga y el tantra, que es una rama especializada más espiritualista, tienen una explicación interesante de los procesos corporales que favorecen la apertura espiritual a partir de la apertura sexual. Estos observaron que existe un chakra sexual en la región del perineo y un chakra espiritual directamente por encima de la coronilla. Dos canales unen estos chakras: el canal *kundalínico,* ascendente, situado en la médula espinal; y el canal central, descendente, situado en el centro del cuerpo. Los chakras sexual y espiritual constituyen, por lo tanto, los puntos de unión y los dos polos de estos canales y, la apertura de uno corresponde inevitablemente a la apertura del otro, ya que la energía desarrollada en un polo, debido a su inversión, se comunica con el otro polo. Es así que al abrirnos a la experiencia sexual en su totalidad y aceptando el dejarnos ir totalmente en las sensaciones genitales, corporales y emocionales, que esta experiencia suscita, nosotros abrimos nuestro sexo y el chakra al que está ligado. De este modo, provocamos inevitablemente el despertar del polo espiritual y la experiencia extática de Unidad.

El amor, una expresión de Unidad

En última instancia, la realización espiritual pasa por el desarrollo de la certeza íntima de que a pesar de las apariencias asociadas a nuestra en-

---

164 La historia de *Nathalie,* una sexoservidora que vivió uno de estos momentos de felicidad durante un encuentro sexual con un cliente, es elocuente a este respecto, como lo veremos un poco más adelante.

carnación, somos todos la emanación de una Esencia perfecta y deica y por consiguiente, somos perfectos y no tenemos que renegar de ninguna parte de nuestro ser. Pero sobre todo, que *no estamos separados ni somos de ninguna manera diferentes a los demás*[165]. La sexualidad, nos ofrece la posibilidad de vivir momentos de unidad con el otro, procurándonos así un destello —aunque débil— del éxtasis que podríamos vivir si lográramos la plena realización de la Unidad de todas las cosas.

En cambio, a pesar de lo que afirman algunos discursos pro pareja, la expresión espiritual de la sexualidad no está reservada a la pareja amorosa, todo lo contrario. No hay que olvidar que la experiencia espiritual implica un sentimiento de Unidad y de fusión *con toda la vida*. La experiencia sexual amorosa en el marco de la pareja alcanza un límite aquí, aun cuando sea muy fusional. Porque un amor hecho de exclusividad amorosa, fusional y sexual, crea necesariamente una burbuja que excluye al resto de la humanidad y engendra así una percepción de separación, de diferencia entre un *Nosotros* y un *Ellos*.

De modo que, contrariamente a la creencia popular, la experiencia espiritual de Unidad no exige que las dos personas involucradas estén enamoradas una de la otra. De hecho, esta experiencia tan especial puede producirse durante una interacción sexual entre varias personas, e igual puede ser experimentada entre perfectos desconocidos. Por ejemplo, dejemos hablar a una mujer que vivió semejante experiencia, para ella inesperada, en el marco de un intercambio de servicios sexuales. Llamémosla *Nathalie*.

---

165 Pero, también que "todo está vacío, desprovisto de existencia inherente" (Shaw, 1994, p. 93), es decir que incluso si los detalles de nuestras vidas nos parecen absolutamente reales y fundados, no están más que apoyados en una percepción ilusoria de lo que somos y vivimos, así como de lo que son y viven los otros. Mientras que en el absoluto, cada uno de nosotros es de naturaleza Deica y completamente unido a cada "Otro", el cual es también de la misma naturaleza Deica. Todas las criaturas, humanas o no, son manifestaciones de la misma Conciencia perfecta, la cual se divierte en experimentar las diferentes facetas de la vida. Es así que "somos Uno".

Se trataba de un "servicio" a un hombre de 65-70 años; yo tenía 32 años en esa época. No era la primera vez que estaba con un hombre mayor, en general, me sentía cómoda con ellos. Sin embargo éste, aunque simpático, no parecía cuidarse mucho y habría horrorizado a más de una.

La casa era un desorden y no había sábanas sobre la cama. Pero lo más "perturbador" era la herida que tenía en la pierna izquierda y que supuraba. De pronto sentí que él tenía una enorme necesidad de ser recibido como persona, de ser reconocido, de sentirse aceptado. Lo cual provocó en mí un intenso deseo de darle lo que necesitaba. Mientras hacíamos el amor, me sentí en un estado de receptividad, de gran apertura hacia él, a lo que él era, más allá de todo juicio o asco. Queriendo recibirlo en su ser tan completamente como fuera posible, me abrí de tal forma a él que, sin darme cuenta, debo haber abolido toda frontera psicológica, psíquica, entre él y yo. Pero en ese momento, no tenía conciencia de ese proceso.

Lo que viví entonces, no es descriptible, la experiencia va más allá de las palabras. Durante un momento, me sentí una con el universo, con algo que me trascendía. No se trataba de la unidad con este hombre desconocido necesitado de amor, sino algo mucho más grande. Se trataba de un sentimiento de felicidad, de plenitud, de serenidad, de unidad, de fusión total con algo que nos trascendía, con la Vida. Las palabras pueden parecer exageradas pero, de hecho, son demasiado débiles para describir la intensidad de ese momento único de estado de gracia. Es que se trata de una experiencia tan intensa e inusual que las palabras no existen para describir la sensación. Salí de esta experiencia con una convicción espiritual renovada. El "Somos uno" enseñado en las filosofías esotéricas ya no era nada más una teoría para mí porque lo viví desde lo más profundo de mi ser, incluso si sólo fue por un breve instante.

De hecho, yo viví esta experiencia hace 15 años y jamás la he vuelto a tener. He disfrutado, muchas veces, bellas experiencias de fusión y de unidad durante encuentros sexuales con amantes, pero jamás de una envergadura similar a esta experiencia única. Con un amante, la experiencia de fusión se vive claramente entre él y yo. Es muy agradable y extremadamente enriquecedora. Con este desconocido, la experiencia de fusión trascendió a los dos individuos que éramos para tocar la esencia espiritual de lo que éramos. La unión se hizo más allá de nuestros egos, de nuestras personalidades, de nuestras envolturas corporales. Se hizo a nivel de lo que había de más puro, deico, en nosotros.

Por lo general, cuando se habla de amor en la sexualidad, uno se refiere al sentimiento amoroso que une a dos personas, argumentando que toda relación sexual no vivida en este marco "privilegiado" está necesariamente desprovisto de todo sentimiento, *a fortiori* cuando se trata de una relación con una prostituta. Ahora bien el amor es esencialmente un sentimiento de unión, de proximidad, de contacto, de cone-xión con el otro, el cual procura un bienestar y puede ser experimentado en una infinidad de circunstancias. El amor vivido en el marco de la pareja no es más que una de las muchas formas que puede tomar ese sentimiento, y es mediante una manifestación diferente pero igualmente real del amor, que *Nathalie* tuvo un momento tan mágico de Unidad con la Totalidad.

Revisemos algunas situaciones en las que sentimos amor, comenzando por los objetos para terminar con el ser humano, con el fin de definir mejor lo que es este sentimiento. Así, por ejemplo, cuando decimos que amamos nuestra casa, estamos indicando implícitamente que nos sentimos conectados con ese lugar. El cual refleja nuestra personalidad, ahí nos sentimos libres de ser nosotros mismos y sentimos algunas de nuestras necesidades cubiertas (de seguridad emocional, entre otras), nos sentimos bien ahí porque nos sentimos en armonía. Lo mismo con todas las cosas que decimos amar: si las amamos es porque nos hacen vibrar emocionalmente, o incluso porque nos permiten expresar una parte de lo que somos (que esa parte sea sana o neurótica no hace aquí ninguna diferencia). Nos sentimos ligados al objeto en cuestión aunque en realidad, este sea más bien un instrumento sobre el cual proyectamos un aspecto de nosotros mismos que valoramos. Este objeto simplemente nos regresa a nosotros mismos, de tal suerte que nos permite estar más cerca de nosotros mismos, y por consiguiente, crear un cierto sentimiento de Unidad interior —muy parcial pero momentáneamente tranquilizador— el cual es interpretado como un "amo este objeto".

Amar a un animal es algo similar, porque igualmente le proyectamos ciertos aspectos de nosotros. Al reenviarnos a nosotros mismos, el animal favorece la emergencia momentánea del sentimiento de Unidad interior. Sin embargo, a diferencia del objeto, el animal está vivo y entra en interacción con nosotros; de modo que la experiencia de Unidad se crea igualmente entre él y nosotros. Pero, además, como es un ser vivo, la relación nos ofrece también la posibilidad de sentirnos unidos *a la totalidad de la vida*. Es por ello que los momentos de intercambio afectivo que compartimos con él nos llenan de un sentimiento de bienestar y de amor.

Luego, cuando afirmamos amar a este o aquel amigo, estamos expresando nuestro placer y el bienestar que sentimos al compartir con él momentos de una proximidad física y una cierta intimidad intelectual, emocional o espiritual. Una parte de ese placer proviene de que nos reconocemos en el otro, después de la proyección que hacemos en él, de ciertos aspectos de nosotros que apreciamos. Así, él nos reenvía una imagen de nosotros que valoramos y nos ofrece la posibilidad de experimentar, temporalmente, un sentimiento de Unidad interior. Por otro lado, los momentos de actividad y de intimidad con este mismo amigo responden también a nuestras necesidades de reunirnos con el Otro (tomado en un sentido amplio), de abrirnos a este Otro, el cual nos parece separado de nosotros, y de sentirnos recibidos por él. Y, sintiéndonos momentáneamente en Unidad con nuestro amigo, nosotros nos sentimos, por extensión, en Unidad con el Otro, es decir con el mundo, con todos los seres vivos. Obviamente, mientras más intenso es el contacto, más fuerte es el sentimiento de Unidad y más amor experimentamos. Es importante señalar que este proceso sustenta también las relaciones familiares, aunque en este caso se trata de un vínculo privilegiado de apego que debe proporcionarnos una base estable de seguridad emocional.

Disfrutar un paisaje magnífico, unirse a una multitud que manifiesta emociones o sentimientos similares a los nuestros (durante un encuentro deportivo, una manifestación o un festival, por ejemplo), reunirse en una iglesia o un templo, son también situaciones que despiertan el amor en nosotros. Sin darnos cuenta conscientemente, vivimos, en esos momentos de alegría, un sentimiento de Unidad con algo más grande que nosotros —con nuestro entorno, la humanidad, el mundo espiritual— y es por eso que nos sentimos llevados por ese sentimiento de amor y de bienestar.

De hecho, sea cual sea la situación, el amor se vive siempre a través de un sentimiento de Unidad interior a nivel del Ser, y de un sentimiento de proximidad, de contacto, de acercamiento emocional con el Otro. Este amor es esencial para la vida, porque nos permite sentirnos en armonía con nosotros mismos y ser uno con nuestro medio ambiente, no sentirnos separados de él. Es también, eventualmente, lo que nos permite tomar conciencia del estado de Unidad que está en la base de toda existencia.

Es aquí que aparece la noción de amor universal. Cuando me encuentro con un desconocido necesitado, un niño lastimado, un paciente que me habla de sus dificultades, una vecina que acaba de dar a luz y viene radiante de felicidad, y esto me toca, me siento momentáneamente cercana a él o ella. Siento amor por este otro ser humano. Espontáneamente tengo el deseo de ayudar, de cuidar o de aplaudir, de favorecer y fomentar el bienestar del otro, sin esperar nada a cambio como sucedió en el caso de *Nathalie*. Reconozco a esta otra persona como digna del bienestar que yo le deseo. Sin siquiera darme cuenta conscientemente, la percibo entonces momentáneamente en su naturaleza de ser perfecto y siento por ella un amor que se ha convenido en calificar de universal. ¡De modo que el amor universal tan apreciado por todas las tradiciones religiosas o esotéricas es simplemente una expresión del sentimiento de Unidad!

Evidentemente, el amor no pertenece solo a los enamorados. Se puede vivir en cualquier circunstancia, y depende a la vez de nuestro grado de receptividad ante nosotros mismos y ante los demás, así como de nuestra capacidad de empatía y de compasión. ¡De hecho, la diferencia principal entre el amor entre dos personas y el amor universal no reside en la "sinceridad" del sentimiento entre los enamorados, como nos gusta creer, sino en la intensidad del apego que los une! Entre dos personas enamoradas una de la otra se vive una gran cantidad de apego y ellos se nutren de éste a través de las diferentes formas de intimidad disponibles (física, material, emocional, intelectual, espiritual y sexual). Lo cual ciertamente no es malo en sí, al contrario, porque el ser humano tiene necesidad de apego y encuentra en este placer y seguridad. Pero creer que éste es el "verdadero amor, el único verdadero", es equivocado.

Por consiguiente, una relación sexual entre dos desconocidos, o entre amantes no enamorados el uno del otro, pero satisfechos de estar juntos, no necesariamente está desprovista de sentimiento o de sinceridad. Porque el amor siendo un sentimiento de proximidad emocional y de comunión, puede totalmente estar en la cita. Vimos un bello ejemplo en la historia de *Nathalie*, la cual nos enseña que es en la apertura y la comunión total hacia el Otro, aceptándolo por completo en lo que él es, sin expectativas, que la experiencia reveladora de Unidad tiene más oportunidad de producirse.

La relación amorosa y la Unidad, obstáculos y posibilidades

La mayoría de los autores de libros que hablan de sexualidad espiritual afirman que sólo es posible alcanzar la plenitud espiritual, a través de la sexualidad, en el marco de la pareja amorosa. Ahora bien, la experiencia de *Nathalie* nos demuestra que esta afirmación es más bien producto de una corriente de pensamiento que una observación basada en la realidad. De hecho, aunque la pareja pueda ser a veces un lugar de experiencia de Unidad con la Totalidad, el apego y las expectativas propias a la pareja, hacen que el acceso a dicha experiencia sea mucho más difícil. En los raros casos en los que ésta se produce, será al principio de la relación, cuando las expectativas no se han desarrollado todavía. O incluso podría ser después de una experiencia espiritual muy especial, ocurrida poco antes del reencuentro sexual, y que nos dejó un feliz sentimiento de Unidad.

Veamos porqué. Cuando dos personas se enamoran[166] una de la otra, cada una proyecta primero en la otra todas sus fantasías de compañero ideal y se convence de estar por fin a punto de realizar todos sus sueños de amor y de felicidad. Porque el otro, sin duda alguna, posee evidentemente todas las cualidades deseables sin presentar ningún defecto digno de mención. Es más, él tiene exactamente los mismos proyectos de una vida en pareja que nosotros. Esta idealización del otro y de la relación amorosa en devenir crea temporalmente una apertura extraordinaria. Lo cual puede conducir a una maravillosa experiencia de felicidad y de Unidad que trasciende a la pareja, debido a que ambos se dejan totalmente ir en la experiencia sexual que comparten.

Sin embargo, cada uno comete el error de creer que el futuro de la pareja con el que sueñan necesariamente refleja la realidad por venir, y se convencen de que con un amor tan bello las cosas no pueden ser de otra forma. No obstante, la realidad no tarda en confrontar todos estos sueños de felicidad perfecta y obliga a reconsiderar dichos sueños. Una persona emocionalmente madura aceptaría simplemente el

---

166 Hay en la expresión francesa " *tomber en amour*" (literalmente "caer en amor", en español no la hay, se dice enamorarse) una noción de caída ciertamente significativa: el sentimiento amoroso que se desarrolla entre dos personas no es solo felicidad y la sabiduría popular lo reconoce a menudo como una fuente de futuros sufrimientos… Lo que la sabiduría popular no ha identificado, es como estos sufrimientos ocurren después de la felicidad primera.

revisar y adaptar el sueño imaginado a la realidad que se presenta. Pero, en la gran mayoría de los casos, cada uno se enojará y culpará al otro por no ser como se lo había imaginado, y al mismo tiempo vivirá en el miedo de perder "la felicidad prometida", y por lo tanto a el o la que se suponía se la iba a dar. Las diferentes ansiedades del inconsciente, temporalmente hechas a un lado en la fase más intensa de la idealización, regresan ahora rápidamente a la superficie y se mezclan de inmediato con el miedo de perder al otro y la felicidad.

Ahora bien, las ansiedades psicosexuales[167] y el miedo de perder al otro constituyen poderosos obstáculos para la experiencia espiritual de Unidad en la pareja. Así, en el momento del acto sexual, estas ansiedades se manifestarán a menudo, en nuestras sociedades, por la necesidad de ser buen amante en el caso del hombre y de no parecer una puta, en el de la mujer. Lo que significa que el hombre vigilará constantemente su manera de hacerlo, con el fin de dar placer a la mujer, mientras que la mujer retendrá la expresión de su placer y de su gozo. Cada uno mantendrá por consiguiente un control mental sobre lo que hace y siente. Como este control sostiene la sensación de separación —al interior de sí mismo y también entre uno y el otro— al mismo tiempo que bloquea la posibilidad de dejarse llevar por la sensación genital, corporal y emocional, es imposible así deslizarse libremente hacia la experiencia de Unidad.

De hecho, intentar mantener una burbuja amorosa con el fin de realizar un sueño fusional de un "Sólo Nosotros Dos" eterno, creyendo que así nosotros podremos por fin sentirnos felices y emocionalmente seguros, no favorece de ninguna manera la experiencia de Unidad entre dos personas. Porque este deseo de Unidad forzada no es más que

---

167 Un simple recordatorio: necesidad de fusión y de individuación, asociadas al miedo de perderse en el otro y/o de ser rechazado, abandonado; necesidad narcisista asociada con el miedo de no ser lo suficientemente valorado y amado; y, finalmente, necesidad de una identidad de género sólida e idealmente conforme al sexo biológico, asociada con el miedo de no ser suficientemente masculino o femenino.

la expresión de una ansiedad de verse solo, rechazado y abandonado y se deriva de una percepción que nosotros mantenemos de estar separado del otro (el amante) y del Otro (la Totalidad).

A partir del momento en que hay ansiedad, la relación sexual adquiere un tono defensivo[168], ya que intentamos entonces sentirnos seguros a través de esta última. Por desgracia, la emoción tranquilizante que nosotros intentamos encontrar ahí jamás estará en condiciones de disolver ninguna ansiedad puesto que ha sido forzada y, porque en el fondo, lo sabemos perfectamente. Entonces, la seguridad emocional basada en un "Sólo Nosotros Dos" eterno no puede ser obtenida mediante promesas de exclusividad afectiva, amorosa y sexual, porque la ansiedad y el sentimiento de separación que nos empuja a exigir tales promesas frustran la posibilidad misma de experimentar esta seguridad.

La única forma de llegar a saborear plenamente el lazo fusional, es identificar esas ansiedades, confrontarlas, manejarlas, y después disolverlas conscientemente. Debemos comprender que ninguna persona en el mundo puede realmente darnos seguridad ahí donde nosotros nos sentimos inseguros, aunque hiciera todo lo posible por lograrlo. En cambio, aprendiendo a asumir nuestras necesidades, lograremos construir y nutrir nuestro propio sentimiento de seguridad. Nuestro lazo con el mundo se vuelve entonces más sereno porque ya no tenemos que protegernos contra situaciones anteriormente percibidas como peligrosas: como pudiendo, por ejemplo, llevarnos a ser rechazados, a perder nuestra individualidad, a sentirnos no amados, o a sentirnos insuficientemente masculino o femenino. Lograremos entonces abrirnos al Otro y a establecer una relación con él más auténtica y más generadora de momentos favoreciendo la experiencia de Unidad. Como consecuencia, la actividad sexual compartida con el otro se vuelve realmente enriquecedora, porque se vive en la completitud y

---

168 Para un recordatorio de las nociones de sexualidad defensiva o completiva, favor de volver a la nota 135.

ya no de una manera defensiva. Entonces, lo que debemos retener de todo esto, es que ¡*la experiencia espiritual de Unidad con la Totalidad no exige una relación amorosa con el o la compañera, sino más bien una cierta madurez psicosexual y espiritual!*

Como hemos visto, las características proyectadas sobre el otro al principio de la relación son en realidad expectativas que rápidamente se vuelven obligaciones para el otro. Éstas constituyen un intento de asegurarnos, basado en la creencia de que solamente viviendo lo que deseamos vivir seremos felices. Es normal, al inicio de una relación proyectar nuestras expectativas en el otro, ya que no lo conocemos y sólo tenemos pedazos de información —deformados ya por nuestras expectativas— a este respecto. Es normal también, tener expectativas con respecto a una relación.

Normal y sano, porque las expectativas expresan nuestras preferencias en cuanto al desarrollo de la relación que estamos creando en complicidad con el otro, y éstas le dan una dirección. Además, estas preferencias son ellas mismas expresiones de nuestra individualidad, de nuestra personalidad, de nuestros campos de interés y de nuestras habilidades. Así que tomarlas en cuenta, es favorecer nuestro proceso de autorrealización.

De todas maneras, no podemos hacer otra cosa más que desarrollar expectativas hacia las personas con las que establecemos una relación, incluso si estamos convencidos de lo contrario. De modo que según el lenguaje común, cuando uno dice de alguien que tiene expectativas hacia el otro, uno significa implícitamente que él espera establecer una relación amorosa privilegiada y exclusiva con esta otra persona. Sin embargo, el que afirme no tener expectativas, en el mismo contexto, también las tiene. Simplemente son diferentes pero es probable que sus expectativas irán más bien hacia establecer una relación limitada a ciertas actividades comunes y sin apego amoroso.

El problema con las expectativas es el apego que nosotros creamos con respecto a ellas, a partir de una tenaz creencia de que la realidad tiene la obligación absoluta de conformarse a nuestras proyecciones, y que no podría ser de otra manera, si no la vida sería injusta. Esta creencia nos lleva a rechazar obstinadamente otro desarrollo de la relación distinto al que habíamos imaginado e, inevitablemente, llegamos a sentirnos decepcionados y traicionados por el otro y por la vida. De tal suerte que de inmediato nos cerramos y distanciamos del otro, haciéndolo responsable de que la relación no se desarrolle según el modelo proyectado.

El otro tiene obviamente todo el derecho de ser él mismo y de no corresponder a nuestras expectativas. Sobre todo no tiene ninguna obligación de calmar nuestras ansiedades, incluso si él nos ama mucho, porque los malestares que nosotros vivimos y los miedos que los engendran, son únicamente nuestra responsabilidad. Pero esto, generalmente no lo vemos y continuamos exigiendo, operando al mismo tiempo un distanciamiento con respecto al otro(a). Utilizamos inconscientemente la relación amorosa y/o las relaciones sexuales que tenemos con el otro, con el fin de sentirnos seguros en cuanto a nuestras necesidades de fusión y de amor en un contexto en el que nos sentimos separados del otro, sin darnos cuenta que es el hecho mismo de sentirnos separados lo que obstaculiza la experiencia de Unidad.

Evitar la decepción exige una gran dosis de sabiduría. Tenemos que hacer conciencia de que la realidad está llena de contingencias a menudo imprevisibles y que rara vez se conforma totalmente a nuestras expectativas. Así que, una vez que le hemos dado una dirección a la relación —o a un proyecto particular en el marco de esta relación— tenemos que ser flexibles con respecto al desarrollo de los acontecimientos.

Al hacerlo, estaremos en mejores condiciones de aprovechar las oportunidades reales de construir nuestra relación con el otro de manera positiva, en cambio al ser rígidos en cuanto a nuestras exigencias tenderemos a quedar atorados en las expectativas no cumplidas y haremos al otro (y a veces a nosotros mismos) culpable. Por lo tanto, volvemos muy difícil el vivir la experiencia de Unidad en un contexto amoroso. Debemos, por una parte ser capaces de sentirnos cómodos con la imagen que ofrecemos de nosotros al otro porque es únicamente con esta condición que podremos mostrarnos sin reservas y sin mantener una distancia entre nosotros. Pero también debemos ser lo suficientemente flexibles para no apegarnos a nuestras expectativas con respecto al otro y a la relación.

Otro obstáculo al que nos enfrentamos en esta búsqueda de la experiencia sexual-espiritual son las expectativas-obligaciones que alimentamos frente a la relación sexual en sí. Desear una experiencia agradable no solamente es totalmente legítimo; es necesario: Porque la anticipación positiva del placer por venir despierta el deseo y prepara el terreno para el encuentro sexual. Anticipar, es darle una forma a lo que queremos vivir, darle una oportunidad de realizarse. Sin embargo, una vez embarcados en el encuentro sexual, debemos soltar y relajar nuestras expectativas para vivir plenamente lo que se ofrece en el momento presente. Debemos imperiosamente evitar comparar la experiencia real con el sueño y, sobre todo evitar exigir que sea parecida a lo que nos habíamos imaginado. De otra forma, iremos directo hacia la decepción.

Pensemos, por ejemplo, en un momento en el que nos prometimos terminar el día con un intercambio amoroso y sexual super apasionado. Apenas y podíamos esperar, de tan cargados de deseo el uno por el otro. Pero, resulta que la cena con los amigos se prolongó hasta la madrugada y, una vez en la cama, estábamos tan agotados que apenas si podíamos sentir las caricias del otro…

¿Cómo vamos a reaccionar entonces? Quizá "decidimos" sentirnos decepcionados, enojados con el otro, o con uno mismo o los invitados, lo cual nos lleva a sentirnos separados uno del otro y, por lo tanto, lejos de la Unidad. O, quizá decidimos soltar y saborear el placer de las caricias y apreciar la excitación presente, aun cuando estamos muy cansados como para ir más lejos en la intensidad sexual, lo cual nos permite conservar el lazo fusional que nos une. Entonces, según la actitud de exigencia o de serenidad adoptada, habremos favorecido un distanciamiento o un acercamiento.

Además, "trabajar" para lograr la experiencia de Unidad espiritual, ya sea a partir de técnicas sexuales o a través de un intento de sentir "lo que debería sentirse", es por lo general el peor medio de lograrla. La técnica sexual conlleva necesariamente en ella un aspecto de desempeño que nos obliga a mantener un estado de vigilancia mental en cuanto a lo que estamos haciendo. En cuanto al intento de producir una experiencia específica, nos mantiene en una mentalización desconectada de la realidad de la experiencia. En ambos casos, nos alejamos inevitablemente de nuestra verdadera sensación corporal, sexual, emocional y espiritual, porque para lograr la tarea que nos hemos impuesto, debemos mantener un control mental contrario a dejarse llevar por las sensaciones y, por lo tanto, por nuestra experiencia real del momento presente. Es así que, alejados de nosotros mismos, nos apartamos de la experiencia misma que estamos tratando de provocar.

Es eminentemente difícil conocer un breve instante de Unidad con la Totalidad, es decir de sentirse uno con la totalidad de la vida. Afortunadamente, el sentimiento de Unidad puede también sentirse, en un marco más limitado, con otro ser vivo. El momento de gracia así vivido constituye totalmente una experiencia espiritual, parcial sin duda, pero como quiera que sea de naturaleza semejante. Recordemos que el amor —ya sea entre dos personas o de naturaleza llamada universal— está primero y ante todo constituido por un sentimiento de estar en comunión con el otro y que es por tanto, en sí, de naturaleza "espiritual". La relación amorosa nos ofrece por consiguiente la oportunidad de experimentar momentos de fusión que son pálidos pero interesantes y enriquecedores reflejos de lo que podríamos experimentar como plenitud si llegáramos a percibir el aspecto ilusorio del sentimiento de separación que nos habita de manera casi permanente.

Sin embargo, los momentos de fusión verdaderamente reveladores de unidad no se producen a voluntad. Para favorecerlos, es primordial que cada uno de los compañeros haya desarrollado suficiente sabiduría para mantener un amor relativamente libre de apego a las expectativas y, por otra parte, una madurez tal que le permita reconocerse

283

como una persona valiosa en sí y por consiguiente "merecedora" del interés que el otro le muestra. De esta forma, y para utilizar los conceptos espirituales, cada uno toma conciencia de la naturaleza perfecta de su ser interior y se vuelve capaz de ver que el otro posee, esta misma perfección. Se trata entonces, a una escala modesta, de una experiencia de apertura a la propia naturaleza espiritual, a la del otro, pero también a una fugaz realización de una no-dualidad, es decir, de una ausencia de verdadera diferencia o de verdadera separación entre el Otro y uno mismo. El amor no es entonces la creación de una burbuja para dar seguridad emocional a dos personas, sino simplemente un trampolín que nos permite experimentar la posibilidad de abrirnos y conectarnos a otra persona, *que no es diferente ni de nosotros ni de todos los seres que existen en el mundo.* Hacer plena conciencia de esto permite al acercamiento de fusión vivido en el momento del encuentro sexual transformarse a veces en una extraordinaria experiencia de Unidad con la Totalidad.

La experiencia sexual entre varios

La mayoría de las veces, en nuestras sociedades, cuando pensamos en sexualidad y experiencia de fusión, no la concebimos más que en el marco de una relación entre dos personas. Sin embargo, la experiencia fusional puede muy bien vivirse en otras circunstancias. Como esos momentos en los que uno se siente transportado por una intensa ola de comunión, amor y armonía al admirar la belleza salvaje de un paisaje de la naturaleza; o esos instantes mágicos en los que tenemos la impresión de ser uno con la multitud.

Del mismo modo, la experiencia de Unidad con la Totalidad puede surgir en el marco de un intercambio sexual involucrando a varias personas, siempre y cuando ciertas condiciones sean respetadas. Por un lado, es necesario que la experiencia ocurra en un contexto que nos permita conectar con nuestra sensación interior y dejarnos llevar plenamente por ella. Es decir, de centrarnos en la experiencia presente y no en una necesidad de hacerlo bien —la cual puede estar presente tanto en hombres como en mujeres— o incluso en preocupaciones en cuanto a las percepciones que los demás podrían tener de nosotros. Esta condición primera se refiere a la capacidad de dejarnos ir en la sensación genital, corporal y emocional.

Por otro lado, para que la experiencia sexual favorezca en efecto la experiencia de Unidad, es igualmente necesario no crear una separación entre el otro y nosotros mismos. Esto implica no alimentar ninguna preferencia hacia tal o cual compañero potencial, sino recibir a todos con la misma apertura, sea cual sea su apariencia o su personalidad, meditando y haciendo conciencia del hecho de que cada uno es de la misma naturaleza espiritualmente perfecta que todo ser humano, entre ellos nosotros mismos. Permitiendo así, el dejarnos ir totalmente en el éxtasis sexual con otra u otras personas en un verdadero movimiento de Unidad, sin apego, sin juicio, sin preferencias, sin fusionarnos sólo con la o las personas que tengan una identidad precisa, sino más bien con la totalidad de los seres.

Para la mayoría de nosotros, todavía apegados a las identidades y a las apariencias, semejante experimentación de la Unidad en un contexto sexual "de intercambio" se realiza más fácilmente con los ojos vendados, porque no ver incita la superación del sentimiento de la propia identidad, disminuye las expectativas con respecto a lo que debería pasar y con quien, y favorece el dejarse ir en la experiencia presente. La indiferenciación, el hacer a un lado la propia identidad y la impresión de estar separado del otro, así como la calma momentánea de lo mental ocasionada por el dejarse ir en las olas de excitación y de placer sexual que surgen y nos sumergen, estimulan la emergencia del sentimiento de fusión. Ahora bien, este sentimiento en sí de ser uno con el grupo favorece, por un breve instante, una experiencia reveladora de Unidad con la Totalidad.

La experiencia sexual fantasmática

Hemos visto como las fantasías sexuales expresan, en forma simbólica, una parte de nuestra percepción de nosotros mismos y del mundo. También descubrimos que tomarnos el tiempo para reconocer nuestras fantasías sexuales y reflexionar sobre su significado, para después revisar esta primera percepción y encontrar las soluciones más adecuadas a nuestras necesidades, contribuye a nuestro progreso hacia una mayor madurez psicosexual y, por consiguiente, hacia la actualización de nosotros mismos o autorrealización.

Pero, nunca es esencial actuar nuestras fantasías sexuales con un fin de evolución espiritual, mucho menos cuando poner en escena algunas de ellas podría atentar seriamente contra nuestra propia integridad física o psicológica o la de los demás. Sin embargo, existen muchos escenarios fantasmáticos desprovistos de este alcance destructivo, pero sí plenos de prohibiciones sociales resultantes de una moral obsoleta. Poner estas fantasías en escena puede permitirnos explorar lo que sentimos, un poco como en la terapia Gestalt, y esta vía de exploración puede ser muy reveladora para alguien capaz de autoanálisis.

Semejante proceso nos abre la posibilidad de disolver ciertos tabús, y de constatar que la verdadera ética no se arraiga en una moral socialmente impuesta, sino que se construye a través de una comprensión personal reflexiva de ausencia de absoluto en materia de bien y mal. La cual nos puede ayudar a entender que, por ejemplo, si para una persona no tiene ningún interés el ser amarrada y golpeada con un látigo, para otra, esto puede ser una vía de superación indiscutible. Nos referiremos aquí una vez más, a la escala de desarrollo moral de Kohlberg[169], que estipula que los estadios convencionales (de los niveles 3 y 4), en los cuales las personas evalúan lo que es moral o no sobre la base de convenciones sociales, deben ser superados por

---

169 Para la escala de Kohlberg, ver la nota 159.

los estadios humanitarios siguientes (5 y 6) que desarrollan una ética basada en principios universales de justicia y, por último, por el estadio 7 en el que el ser humano comprende que el bien y el mal no existen jamás de manera absoluta, sino que dependen esencialmente de lo que está en juego en una situación precisa.

Entonces, actuar una fantasía considerada como inaceptable por la sociedad incluso si no perjudica a nadie, favorece totalmente la superación de los estadios convencionales y hasta puede, en ciertos casos, abrirnos a las primeras comprensiones éticas del orden del estadio 7.

Por otra parte, para lograr una mayor madurez psicosexual a través del juego fantasmático no basta con actuar nuestras fantasías, lejos de esto ¡y muchas personas corren el riesgo de engañarse aquí! De hecho, para llegar a esta mayor madurez, prueba de autorrealización, sigue siendo necesario reconocer que el escenario fantasmático es simplemente una manifestación de nuestra percepción de nosotros mismos y del mundo. Pero también que al involucrarnos física, emocional y sexualmente en ésta, actuamos nuestras propias percepciones de nosotros mismos y del mundo, lo cual nos da la ocasión de reconocerlas y posteriormente superarlas. Una vez más, actuar nuestras fantasías sexuales no es esencial para realizar la toma de conciencia necesaria. No obstante, el proceso es excitante y en extremo gratificante. Entonces, si no perjudica a nadie, ¿por qué considerarlo de manera diferente —y negativa— a algún otro entretenimiento susceptible de enriquecer nuestra experiencia y nuestra reflexión del mundo (como algunas lecturas y ciertas películas, por ejemplo)?

Además, actuar la fantasía con toda facilidad no debe conducir a desarrollar un sentimiento de superioridad, como el que podemos observar, a menudo, en algunos grupos fetichistas, BDSM o incluso homosexuales. Una actitud semejante es necesariamente portadora de juicios de valor: "Nosotros los fetichistas, somos mejores que ellos porque somos más abiertos y más auténticos, tenemos el valor de ser nosotros mismos a pesar de las prohibiciones morales sociales..." Para empezar esta actitud es defensiva y tiene por objetivo hacernos sentir mejor sobre nuestras elecciones "desviadas" con respecto a las normas sociales restrictivas. Pero implica que mantenemos una duda en cuanto a nuestro valor, que no estamos seguros de ser válidos (en términos sexo analíticos) y que, por consiguiente, no somos conscientes de la perfección de nuestra naturaleza profunda (para utilizar los términos espirituales).

Además, esta actitud conduce a la persona a una identificación tal con la fantasía (pues considera que la "verdad" está ahí), que ya no puede discernir lo que es importante y darse cuenta que la fantasía no expresa *lo que ella es*, sino más bien *la percepción que ella tiene de ella misma y del mundo*; tampoco puede darse cuenta que profundizar en esta percepción podría conducir a interesantes tomas de conciencia portadoras de madurez psicosexual y de autorrealización. Desde el punto de vista de la evolución espiritual, es esencial comprender que *yo* no soy mi personaje fantasmático preferido; que a nivel del Ser, de mi naturaleza profunda, yo soy mucho más que un personaje. Una vez más, actuar la fantasía puede ofrecer una intensa gratificación. Pero para hacerla un trampolín de orden espiritual, el juego debe hacerse con el fin de superar los sentidos, para comprender que también soy capaz de vivir y de expresar otra cosa. Lo cual es extremadamente liberador a nivel del ego.

Por último, creernos mejor que los demás, crea una ilusión de diferencia, de separación entre nosotros y los otros. Por un lado, no llegamos a aceptarnos verdaderamente tal como somos en nuestra encarnación, porque tenemos duda en cuanto a nuestro valor e intento de hacernos sentir mejor con ayuda de una falsa concepción —fantasmática— de nosotros mismos. Lo cual nos impide unirnos a nuestro ser profundo, pues estamos tan apegados a nuestro mundo fantasmático que consideramos nos hace sentir mejor sobre nuestro ilusorio valor. Por otro lado, no logramos tampoco, aceptar al otro tal como es, porque siendo diferente a nosotros, "no puede ser ni correcto ni válido". Esta distancia que ponemos entre el ser y el Ser y el ser y el Otro disuelve las condiciones necesarias para el nacimiento de la experiencia de Unidad.

Entonces, actuar nuestras fantasías sexuales puede convertirse en un instrumento extraordinario de realización espiritual, cuando el proceso nos permite conocernos mejor, aceptarnos más allá de la apariencia de lo que somos y desarrollar más profundamente nuestro verdadero potencial humano. Lo es más aún cuando nos lleva a comprender que sean cual sean nuestras fantasías sexuales más "secretas", nuestra personalidad y nuestra dinámica personal entera, no tenemos que juzgarnos sino comprendernos y que, al hacerlo, llegaremos a realizar (como una experiencia) la Unidad en nosotros mismos.

Habiéndolo comprendido, nos volvemos más predispuestos a desarrollar un verdadero amor (en el sentido de sentimiento de proximidad, de reconocimiento del otro como bueno, válido) por todos los seres humanos y, por extensión por toda la vida. Evidentemente, la exploración de las fantasías sexuales no es más que una de las muchas vías posibles de realización espiritual y, claro, que no es obligatoria. Sin embargo, es necesario reconocerla como una vía válida, contrariamente a lo que afirman las religiones y la moral sexual represiva.

Los tantras sexuales

Cuando los occidentales descubrieron las prácticas sexuales tántricas de la India del Norte, ellos vieron más que nada técnicas destinadas a alcanzar el éxtasis y, proviniendo de una cultura victoriana, condenaron estas prácticas tan contrarias a su moral. Pero a pesar de todo, algunos eruditos lograron captar el aspecto espiritual de estas prácticas y publicaron lo que comprendieron[170]. Pasaron los años, vino la revo-

---

170 Entre la gente de la primera época, Woodroffe (alias Arthur Avalon) de Gran Bretaña, el norteamericano Walter Yeeling Evans-Wentz y el italiano Julius Evola. En los años 1970, Chögyam Trungpa (Rinpoche), un maestro budista tibetano, y Osho, un maestro espiritual hindú, contribuyeron ampliamente a popularizar la filosofía y

lución sexual animando la búsqueda de nuevas formas de placer y la idea del tantra como un conjunto de medios interesantes para lograr el éxtasis sexual resurgió. Se publicaron entonces numerosos libros sobre el tema, la mayoría consagrados a la pareja. En general, se exaltaba el amor fusional y se ofrecían algunas técnicas denominadas tántricas, las cuales se suponía aportarían felicidad y éxtasis entre dos personas enamoradas.

Ahora bien, los tantras sexuales derivan de prácticas yógicas meditativas muy avanzadas y muy pocos occidentales tienen este entrenamiento, el cual exige un compromiso firme de años de ejercicios rigurosos. Aunque los antiguos orígenes de los tantras sexuales los ubican como precursores de las diferentes prácticas, creencias y filosofías tántricas actuales, estos tantras no forman ahora más que una muy pequeña parte de la totalidad de las prácticas tántricas. En esencia, el objetivo de los tantras consiste en alcanzar la iluminación en esta vida para poder después guiar a los demás hacia el camino de la liberación. En este contexto, la iluminación es la realización permanente de la Unidad de todas las cosas, y el hecho de que todo es vacío de existencia inherente: lo que yo percibo como real no es más que una percepción de la realidad y, en el absoluto, esta realidad no existe. En un marco filosófico tal, la sexualidad constituye simplemente, entre una multitud de posibilidades, un medio ideal para lograr este objetivo.

El tantra hindú pretende también, mediante sus prácticas meditativas, utilizar la vivencia sexual de hecho ya propicia para la experiencia de Unidad con el fin de favorecer la experiencia espiritual. En el curso de la meditación que enmarca el encuentro sexual, cada compañero es invitado a personificarse como deidad —por lo tanto a perci-

---

la práctica del tantra en su sentido más amplio, incluido en algunas de sus prácticas sexuales. Mencionemos también a Lati Rinpoche, otro maestro espiritual tibetano, renombrado en Occidente por su enseñanza muy tradicional de la práctica y de la filosofía tántrica tibetana.

birse como un ser perfecto— y a percibir al otro[171] como siendo él también de naturaleza deica. Sólo una disciplina rigurosa de práctica da fuerza a la meditación, favoreciendo el acceso a ciertos estados. La idea es interesante pero son raros los occidentales capaces de un proceso tan demandante. Este tipo de tantra fue difundido, entre otros, por el célebre maestro Osho.

El tantra del Himalaya (Vajrayana), por su parte, tiende a utilizar la sola visualización de uno mismo y del o de la compañera como deidad, en lugar de realizar el encuentro sexual durante la meditación. La unión entre la deidad masculina y la deidad femenina simboliza la unión del conocimiento, de la sabiduría o de la compasión con el método, los cuales son vías a seguir con el fin de alcanzar la iluminación, para después, liberar a los demás del sufrimiento. Chögyam Trungpa, más que ningún otro, contribuyó a la difusión de esta vía tántrica en Occidente.

Aunque los tantras sexuales pueden constituir una vía interesante de desarrollo espiritual, lo cierto es que son muy diferentes de lo que se describe en las obras populares románticas y eróticas difundidas en las librerías. ¡Es importante considerar el hecho de que los verdaderos tantras no son en absoluto un estímulo al apego amoroso, hecho de "hermosa" exclusividad emocional y sexual, contrariamente a lo que subyace en esas publicaciones! Tampoco son los tantras, una excusa para las orgías. Proporcionan un marco ritual de meditación en el cual la intimidad sexual de dos o de un grupo se convierte en un trampolín hacia una realización vivencial del sentimiento de Unidad con la Totalidad.

En última instancia para la mayoría de nosotros, el camino más seguro hacia el surgimiento de la experiencia espiritual a partir del sexo, reside en el desarrollo de una madurez emocional y sexual y en el

---

171 Puede tratarse de una o de varias personas, la práctica no se limita al encuentro de dos compañeros, pero también se puede realizar en el marco de círculos de meditación.

desarrollo de una ética sexual libre de tabús. En ese sentido, los tantras nos estimulan además a hacer conciencia de que somos perfectos a nivel del Ser y a aceptarnos en nuestra totalidad. Pero también a comprender que el Otro —cada uno de los otros, y no solamente nuestro cónyuge —posee esta misma naturaleza perfecta.

Sexo y compasión: la leyenda maya de Xtabay

Una hermosa leyenda maya[172], probablemente milenaria, ilustra de manera admirable la tesis sostenida a lo largo de este libro. Tomemos el tiempo de descubrirla, saborearla, meditarla y aprender la enseñanza que nos ofrece.

> Dos mujeres vivían en la misma aldea. Una era conocida por los residentes como Xteban, palabra que más o menos significa la que goza o la pecadora. La otra era una Uxcolles, término que designaba al mismo tiempo, la virtud, el rigor y aquellos que los practican.
>
> Xteban, la pecadora, era muy bella y pasaba la mayor parte de su tiempo en diversas actividades sensuales. Por esta razón, era socialmente despreciada y a menuda la aldea entera se aliaba con el fin de expulsarla. Sin embargo, siempre terminaban por concluir que había que tolerarla, porque debía haber alguien a quien despreciar (quizá también los hombres casados tenían alguna razón más oscura para protegerla).
>
> Esta pecadora, además de ser lo que era, manifestaba una gran compasión. Ayudaba a los mendigos y a todos aquellos a los que se encontraban necesitados; curaba a los enfermos, los pobres y los abandonados.

---

172 La leyenda de Xtabay está inscrita, en los idiomas español y maya, en las pinturas expuestas permanentemente en el Centro Cultural Maya y Africano, en la ciudad de Felipe Carrillo Puerto, del Estado de Quintana Roo, al sur de México. El extracto que aparece aquí es una traducción de la versión original.

Además, daba asilo a los animales errantes. Nunca hablaba mal de nadie, tenía humildad en su corazón y sufría con indignación pero en silencio las injurias de las que era objeto.

La otra mujer, Uxcolles, era virtuosa, rígida, austera y tan deseable como la primera. Como ella no había conocido nunca la sensualidad, era valorada por todos y la consultaban a menudo. Sin embargo, a pesar de toda la virtud de su cuerpo, era extremadamente rígida y dura de carácter. Sus sentimientos eran profundamente egoístas; no les daba jamás nada a los mendigos que se le acercaban y los trataba con desprecio. Huía de los pobres, a los que consideraba inferiores.

Sostenía además que la compasión aumenta el parasitismo. Se consideraba virtuosa y comprendía bien que los demás la percibían del mismo modo; sin embargo, su corazón era frío como la piel de las serpientes.

Llegó una mañana en la que no se vio a la pecadora salir como de costumbre de su casa. Varios días más tarde, seguía sin haber regresado. Se sospechaba que Xteban se había perdido en alguna parte en sus placeres sensuales. Varias personas la buscaron en las huellas del viento; por todas partes, excepto en el lugar donde ella no permanecía nunca mucho tiempo, es decir en su casa.

Por fin, cansados de buscar, entran en su casa buscando algún indicio que señalara su paradero y, es con gran sorpresa, que descubren su cadáver abandonado por los humanos. Sin embargo, sus animales domésticos la cuidaban, lamiéndola y alejando a las moscas. Lo que les causa más sorpresa es el perfume que emanaba de su cuerpo y que saturaba a la aldea entera de olores agradables.

Todo el día, hablan sobre este fenómeno olfativo e intentan explicar lo que parecía constituir, según los códigos morales regionales, una anomalía. Tal impresión causó que la información llegó a oídos de la virtuosa Uxcolles. Primero, se rió despectivamente, no otorgándole ningún crédito a la noticia y afirmando que el cuerpo de semejante pecadora debería oler a carne podrida pues así había sido su vida.

Sin embargo, como tenía curiosidad quiso verificar por ella misma. Al llegar y observar el fenómeno se vio obligada a constatar que el perfume en efecto emanaba del cadáver. Sin ocultar ni su sorpresa ni su desprecio, afirma: "Debe tratarse de una manifestación de espíritus negativos para engañar y atrapar a los hombres". Si el cadáver de esta mujer perdida huele tan bien, el mío, cuando muera, perfumará todo el país.

Al entierro de la pecadora, sólo asistieron los pobres y aquellos a quienes ella había ayudado durante su vida. Sin duda, algunos nobles también la lloraron pero su dolor, tomando en cuenta las circunstancias, no fue expresado. En cada lugar donde pasaba el cortejo se extendía un dulce perfume. A la mañana siguiente, los mendigos vuelven a su sepultura y la encuentran cubierta de flores silvestres que nadie sabe de donde salieron. A pesar de estas manifestaciones de los sentidos, toda la aldea, incluyendo a sus ex-amantes, acepta la versión oficial según la cual cada uno de esos prodigios era prueba de una obra demoníaca.

Poco tiempo después muere la mujer virtuosa, llorada por todas las buenas conciencias del lugar. Muere virgen y nadie duda jamás de la calidad del viaje de conciencia que ella emprendía en ese momento. Sin embargo, contrariamente, a la expectativa popular, el cadáver desprende muy pronto un insoportable olor a carne podrida. Las buenas conciencias acuden de todos modos a su entierro. La sigue un cortejo con grandes ramos de flores que depositan en su sepultura. Al día siguiente, observaron como todo el arreglo floral había sido destruido por los varios demonios del lugar.

Después de mucho hablar y de acuerdo con la experiencia de la gente, llegaron a comprender que la pecadora se daba por amor sin hacer mal a nadie y que de esta forma, ella había estado más disponible al instinto compasivo y por lo tanto había sido más moral. Sin embargo, la virtuosa, a pesar de su virginidad física, era mala, porque su corazón había ignorado siempre esta compasión.

Estos hechos fueron validados cuando la pecadora se empezó a aparecer a varias personas de corazón puro en forma de una pequeña flor de nombre xtabentún. Esta flor es dulce, simple, fragante y tan humilde, que sintiéndose indefensa, ella surge apoyada en algún sustrato disponible, como la pecadora lo hizo tan frecuentemente durante su vida. Todavía hoy en día, una bebida a base de miel de la flor de xtabentún embriaga sutilmente como lo hacía antaño la pasión de esta mujer (existe un licor tradicional maya que lleva el nombre de xtabentún).

En cambio, la mujer virtuosa, después de su muerte, se manifestó en forma de la flor de tzacam, un cactus nativo rígido como se cree normalmente que debe ser la virtud. Cuando este cactus florece, lo cual es raro, la flor es muy bella, pero sin ninguna fragancia. Sin embargo, cuando uno la toca, se impregna de un mal olor y es común salir herido con sus espinas.

Oculto entre las asperezas de esta flor agresiva, el espíritu de la mujer virtuosa reflexiona en la extrañeza de su destino y el de su rival pecadora. Llega a la conclusión de que sin duda los actos de la pecadora habían sido guiados por el amor y no eran faltas porque su muerte había sido tan bella. Entonces se le hizo evidente que volcarse ella misma en la sensualidad, cambiaría su destino.

No obstante, ella no había comprendido aún la dimensión compasiva que debe acompañar esta pulsión y los comportamientos que se derivan de ésta. No se daba cuenta de la manera altruista mediante la cual su rival se había entregado al amor. Si las actitudes proyectadas eran adecuadas, las razones y objetivos de la ex mujer virtuosa seguían siendo perversos.

Siendo incapaz de modificar su punto de vista sobre la vida en general y la suya en particular, ella llama a los espíritus en su ayuda sin darse cuenta de que existen varias tendencias y que no teniendo compasión, ella se dirigía a quienes se le asemejaban. Es así que ella obtiene el don de remanifestarse en el mundo como seductora para que los hombres se enamoraran de ella. Sin embargo, este amor era devorador, nefasto y finalmente mortal, porque la dureza de su corazón no le permitía ningún otro rol. Ella se convierte entonces, sin haberlo querido jamás, en un monstruo nocturno conocido como la mujer Xtabay.

Todavía hoy, hay personas que afirman haber visto a este monstruo como una mujer morena en algún camino blanco serpenteando a través de la selva. Entre ellos se encuentran principalmente los viejos recolectores de chicle o de goma de acacia, que son los únicos seres humanos lo suficientemente aventureros para caminar solos en la noche por la selva. De acuerdo a su descripción, Xtabay es una mujer espléndida según los criterios de encanto y de belleza de esta cultura tan sensual, cuando ella está al acecho, seduce fácilmente a los transeúntes masculinos, los arrastra a chozas desconocidas de la selva más profunda y, mediante su pasión devoradora, consume primero la voluntad y luego la vida de sus presas.

La sabiduría amerindia nativa ilustra admirablemente bien, a través de esta historia, como una sexualidad libremente manifestada puede serlo en el respeto total de la vida y del otro, y no necesariamente oponerse a éstos. Pero sobre todo, nos enseña que una sexualidad de promiscuidad inscrita en una actitud de amor universal, es infinitamente más virtuosa y digna de felicidad que una abstinencia sexual realizada en un intento de afirmar una falsa superioridad. De hecho, esta leyenda incluso sugiere, a partir del detalle de los milagros alrededor del cuerpo sin vida de Xteban, que su sexualidad era no solamente más admirable que la de Uxcolles ¡sino también que la del resto de los aldeanos! Esta leyenda nos recuerda igualmente que no basta con hacer el amor para amar y sentirse amado, para ser feliz y hacer felices a los demás: debemos primero ser capaces de amar. Por consiguiente, *no es el acto lo que importa, sino más bien la motivación subyacente.* Por último, pero más sutilmente, la sabiduría maya nos advierte contra los juegos del ego que juzgan y separan en lugar de unir y compartir.

Independientemente de los lugares y las épocas, hombres y mujeres han presentado y afirmado el valor espiritual de una sexualidad vivida libremente y sin apego, siempre y cuando sea alimentada por un sentimiento de amor universal y por lo tanto de Unidad. En el momento de concluir esta obra, impregnémonos de las ricas enseñanzas de esta inspiradora leyenda.

Bibliografía

Introducción

REICH, Wilhelm (1972). *L'irruption de la morale sexuelle. Étude des origines du caractère compulsif de la morale sexuelle,* traducido del alemán por Pierre Kamnitzer. Paris, Petite Bibliothèque Payot, n° 236, 237 pp. Título original: (1932) *Der Einbruch der Sexualmoral: Zur Geschichte der sexuellen Ökonomie.*

Capítulo 1

ASHER-GREVE, Julia M. (1997). The Essential Body: Mesopotamian Conceptions of the Gendered Body. *Gender & History.* 9(3): pp. 432-461,

BAUDOUIN, Bernard (2000). *Le catholicisme.* Paris, De Vecchi, 143 pp.

BERGER, Peter Ludwig et Thomas Luckmann (1986). *La construction sociale de la réalité,* traducido del inglés por Pierre Taminiaux, prefacio de Michel Maffesoli. Paris, Méridiens Klincksieck, iv-288 pp.

BETTELHEIM, Bruno (1954). *Les blessures symboliques. Essai d'interprétation des rites d'initiation.* Paris, Gallimard (Connaissance de l'inconscient), 256 pp.

BULLOUGH, Eric Vern L. y Bonnie Bullough (1990). "Greeks: Sexual Customs of the Ancient Greeks", en Erwin J. HAEBERLE (dir.). *Human Sexuality: An Encyclopedia,* New York *et* Londres, Garland Publishing (Garland reference library of social science, vol. 685). [Al morir los dos, los Bullough fueron los editores originales de la enciclopedia bajo la dirección de E. J. Haeberle desde 2006.]

CAUVIN, Jacques (1985). "La question du "matriarcat préhistorique" et le rôle de la femme dans la préhistoire", en Claude VIAL, Laurence DARMEZIN y Anne-Marie Vérilhac. *La femme dans le monde méditerranéen* 1, Lyon, Maison de l'Orient méditerranéen (Travaux de la Maison de l'Orient, n° 10), p. 7-18.

CHÉLINI, Jean y Blandine Chélini (1993). *Histoire de l'Église: nos racines pour comprendre notre présent.* Paris, Centurion, 448 pp.

DARAKI, Maria (1994). *Dionysos et la Déesse Terre.* Paris, Flammarion (Champs) [Paris, Arthaud, 1985], 288 pp. Título original: *Dionysos and the Goddess-Mother.*

DESJARDINS, Jean-Yves (2003). *Formation à l'approche sexocorporelle. Notas del curso.* Montréal, Institut Sexocorporel International.

DUFOUR, Manon B. (2003). *La magie de la femme celte.* Boucherville, Éditions de Mortagne, 204 pp.

DUBY, Georges (1988). *Mâle Moyen Âge: de l'amour et autres essais.* Paris, Flammarion (Champs), 270 pp. [última edición, 2010.]

ECHÈNE, Agnès (2004). "Quelle alternative au patriarcat?", en *L'En Dehors*, periódico anarquista, juillet; *Antipatriarcat*, agosto; y *Sisyphe*, septiembre. "Quelle alternative au patriarcat? Valoriser un modèle social non conjugal", en *Sisyphe.org*, Un regard féministe sur le monde, viernes 15 octubre: *http://sisyphe.org/article.php3?id_article=1324.* Fuente original: *http://ladivecie.free.fr/article.php3?id_article=68*

GATIER, Pierre-Louis (1985). "Aspects de la vie religieuse des femmes dans l'Orient paléochrétien, ascétisme et monachisme", en Claude VIAL, Laurence DARMEZIN y Anne-Marie VÉRILHAC. *La femme dans le monde méditerranéen* 1, Lyon, Maison de l'Orient méditerranéen (Travaux de la Maison de l'Orient, n° 10), p. 165-183.

JEANMAIRE, Henri (1951). *Dionysos. Histoire du culte de Bacchus*, 5ᵉ éd. Paris, Payot (Bibliothèque historique Payot), 509 pp.

KRADITOR, Aileen S. (1965). *The Ideas of the Woman Suffrage Movement, 1890-1920*. New York, W. W. Norton & Company Inc., 313 pp.

LAQUEUR, Thomas Walter (1992). *La fabrique du sexe: essai sur le corps et le genre en Occident*. Paris, Gallimard (NRF essais), 355 pp.

LAQUEUR, Thomas Walter (2003). *Solitary Sex: A Cultural History of Masturbation*. New York, Zone Books, 501 pp.

LELEU, Gérard (2004) *Sexualité: la voie sacrée*. Paris, Albin Michel, 358 pp.

LÉVY, Joseph Josy, Claude Crépault et Maria Baruffaldi (1991) *La sexualité humaine, perspectives phylogénétiques et culturelles*. Montréal. Éditions du Méridien (Collections: Vision globale). 296 pp.

LORAUX, Nicole (1989). *Les expériences de Tirésias: le féminin et l'homme grec*. Paris, Gallimard, 397 pp.

MARKALE, JEAN (1972). *La femme celte. Mythe et sociologie*. Paris, Payot (Le Regard de l'histoire), 412 pp.

ONFRAY, Michel (2005). *Traité d'athéologie*. Paris, Grasset y Fasquelle, 282 pp.

PIVAR, David J. (1973). *Purity Crusade, Sexual Morality and Social Control, 1868-1900*. Westport (Conn.) et Londres, Greenwood Press (Contributions in American history, n° 23), 308 pp.

QUEZADA, Noemi (1996) *Sexualidad, Amor y Erotismo. México prehispánico y México Colonial*. México, Plaza Valdez *et* UNAM. 303 pp.

SAÏD, Suzanne (1985). "Usages de femmes et sauvagerie dans l'ethnographie grecque d'Hérodote à Diodore et Strabon", en Claude VIAL, Laurence DARMEZIN y Anne-Marie VÉRILHAC. *La femme dans le monde méditerranéen* 1, Lyon, Maison de l'Orient méditerranéen (Travaux de la Maison de l'Orient, n° 10), p. 137-150.

SHAW, Miranda Eberle (1994). *Passionate Enlightenment. Women in Tantric Buddhism*. Princeton, New Jersey, Princeton University Press, 291 pp.

SOMMERS, Christina Hoff (1995). *Who Stole Feminism? How Women Have Betrayed Women*. New York, Simon and Schuster, 320 pp.

SOMMERS, Christina Hoff (2000). *The War Against Boys: How Misguided Feminism is Harming Our Young Men*. New York, Simon and Schuster, 256 pp.

TANNAHILL, Reay (1982). *Sex in History. A Shatteringly Wide-Ranging Survey* Sunday Times. New York, Stein and Day. 480 pp.

VALENSIN, (1983*) Les Juifs et le sexe; la vie sexuelle juive*. Paris, J. Grancher. 284 pp.

VAN LYSEBETH, André (1988). *Tantra, le culte de la féminité (l'autre regard sur la vie et le sexe)*. Paris, Flammarion, 346 pp.

VAN RENTERGHEM, Tony (1996). *La fabuleuse histoire du père Noël: origines, légendes et traditions*. Monaco, Éditions du Rocher, 206 pp.

VARENNE, Jean (1997). *Le tantrisme. Mythes, rites, métaphysique*. Paris, Albin Michel (Spiritualités vivantes), 261 pp.

VÉRILHAC, Anne-Marie (1985). "L'image de la femme dans les épigrammes funéraires grecques", en Claude VIAL, Laurence DARMEZIN y Anne-Marie VÉRILHAC. *La femme dans le monde méditerranéen* 1, Lyon, Maison de l'Orient méditerranéen (Travaux de la Maison de l'Orient, n° 10), p. 85-112.

VIAL, Claude (1985). "La femme athénienne vue par les orateurs", en Claude VIAL, Laurence DARMEZIN y Anne-Marie VÉRILHAC. *La femme dans le monde méditerranéen* 1, Lyon, Maison de l'Orient méditerranéen (Travaux de la Maison de l'Orient, n° 10), p. 47-60.

VIAU, Roland (2000). *Femmes de personne: sexes, genres et pouvoirs en Iroquoisie ancienne*. Montréal, Les Éditions du Boréal (diff. Seuil), 323 pp.

WALLACE, C. (2004). *La magie Wicca. Histoire, rites, cérémonies: les secrets des plantes*. Paris, De Vecchi, 189 pp.

Capítulo 2

BADINTER, Élisabeth (1992). *XY, de l'identité masculine.* Paris, Odile Jacob, 314 pp.

BADINTER, Élisabeth (2003). *Fausse route. Réflexions sur 30 années de féminisme.* Paris, Odile Jacob, 221 pp.

BARILLON, Jacques et Paul BENSUSSAN (2004). *Le désir criminel. Essai sur la sexualité et la loi,* Paris, Odile Jacob, 316 pp.

BELL, Shannon (1995). *Whore Carnival.* New York, Autonomedia (New Autonomy Series), 288 pp.

BOURDIEU, Pierre (2001). *Science de la science et réflexivité. Cours du Collège de France 2000-2001.* Paris, Éditions Raisons d'Agir (Cours et travaux), 240 pp.

CHAMPAGNE, Marie-Andrée (1999). *L'hormone du désir: une hormone pour le désir et d'autres pour le plaisir.* Montréal, Libre Expression, 384 pp.

CHAUMONT, Jean-Michel et Anne-Laure WIBRIN (2007). "Traite des Noirs, traite des Blanches: même combat?", *Cahiers de recherche sociologique* (UQÀM, Faculté des sciences humaines), n° 43, enero, p. 121-132.

COMTE, Jacqueline (2007). "Le vécu sexuel de travailleuses du sexe choisissant le métier pour le plaisir ou par désir d'exploration sexuelle", presentación realizada en el ACFAS (Association francophone pour le savoir).

COMTE, Jacqueline (2009) *Prostitution et travail du sexe, état de la recherche.* Revista de literatura en el marco de una tesis doctoral en la Universidad Laval. Québec. www.jcomtesexo.ca

COMTE, Jacqueline (2010) Stigmatisation du travail du sexe et identité des travailleurs et travailleuses du sexe. *Déviance et Société.* Vol. 34, n° 3, p. 425-446.

CRÉPAULT, Claude (1997). *La sexoanalyse. À la recherche de l'inconscient sexuel.* Paris, Payot & Rivages, 418 p. [Dernière édition, 2007, Collection Petite Bibliothèque Payot, n° 642.]

CRÉPAULT, Claude (2007). *Les fantasmes, l'érotisme et la sexualité*. Paris, Odile Jacob, 240 pp.

DELACOSTE, Frédérique et Priscilla ALEXANDER (1987) *Sex Work. Writings by Women in the Sex Industry*. 2ᵉ édition. San Francisco, Cleis Press, 369 pp.

DORAIS, Michel (1986). *Les lendemains de la révolution sexuelle: le sexe a-t-il remplacé l'amour?* Montréal, Éditions Prétexte, 271 pp.

DORAIS, Michel (1997). *Ça arrive aussi aux garçons: l'abus sexuel au masculin*. Montréal, Typo, 2008; Montréal, VLB éditeur (Romans et autres fictions), 1997, 320 p. Traducido al inglés (2002). *Don't Tell. The Sexual Abuse of Boys*, Montréal y Kingston, McGill-Queen's University Press.

DORAIS, Michel (2003). *Travailleurs du sexe*. Montréal, VLB éditeur (Des hommes et des femmes en changement), 112 pp.

DORAIS, Michel avec la collaboration de Patrice CORRIVEAU (2006). *Jeunes filles sous influence. Prostitution juvénile et gangs de rue*. Montréal, VLB éditeur (Des hommes et des femmes en changement), 120 pp.

DUPUIS-DÉRI, Francis (2005). "Féminisme et réaction masculiniste au Québec", en Maria Nengeh MENSAH (dir.). *Dialogues sur la troisième vague féministe*, Montréal, Les Éditions du Remue-Ménage, 247 pp.

FREUD, Sigmund (1912). "Sur le plus général des rabaissements de la vie amoureuse", en *La vie sexuelle*, Paris, Presses Universitaires de France, p. 55-65.

GIDDENS, Anthony (1991). *Modernity and Self-Identity. Self and Society in the Late Modern Age*. Stanford, CA, Stanford University Press, 264 pp.

GIDDENS, Anthony (2004). *La transformation de l'intimité: sexualité, amour et érotisme dans les sociétés modernes*, traducido del inglés por Jean Mouchard, Paris, Hachette Littératures (Pluriel Sociologie), 265 pp.; Título original: (1992). *The Transformation of*

Intimacy. Sexuality, Love and Eroticism in Modern Societies. Cambridge y Oxford, Polity Press y Blackwell, 212 pp.

Goffman, Erving (1963). *Stigma: Notes on the Management of Spoiled Identity*, New York, Touchstone Books, 168 p. 1re éd.: New York y Londres, Prentice-Hall, 174 pp.

Guillot, Patrick (2004). *La cause des hommes. Pour la paix des sexes*. Québec, Les Éditions Option Santé, 165 p.

Hartwick, Cailey, Serge Desmarais y Karl Hennig (2007). "Characteristics of Male and Female Victims of Sexual Coercion", *The Canadian Journal of Human Sexuality*, vol. 16, n° 1-2, p. 31-44.

Iacub, Marcela (2002). *Qu'avez-vous fait de la révolution sexuelle?* Paris, Flammarion, 160 pp.

Knibiehler, Yvonne (2002). *La sexualité et l'histoire*. Paris, Odile Jacob, 267 pp.

Laroche, Denis (2005). "Prévalence et conséquences de la violence conjugale envers les hommes et les femmes", presentación en el Congreso internacional "Paroles d'hommes", Montréal, 23 abril, 31 pp. Disponible: *http://www.stat.gouv.qc.ca/publications/conditions/pdf/ViolenceConjugale.pdf*

Lobel, Kerry (dir.) (1986). *Naming the Violence: Speaking out about Lesbian Battering*. Seattle, WA, Seal et National Coalition Against Domestic Violence Lesbian Task Force, 233 pp.

Marcuse, Herbert (1963). *Éros et civilisation: contribution à Freud*, traducido del inglés por Jean-Guy Nény y Boris Fraenkel, prólogo y epílogo:"Critique du révisionnisme néo-freudien". Paris, Les Éditions de Minuit (Arguments), 244 pp.

Mensah, Maria Nengeh y Cynthia Lee (2006). *Travail du sexe: Tout ce que vous avez toujours voulu savoir et n'avez jamais osé demander! Guide d'accompagnement à la formation*. Montréal, Stella et École de travail social, Service aux collectivités de l'UQÀM.

Parent, Colette y Chris Bruckert (2005). "Le travail du sexe dans les établissements de services érotiques: une forme de travail marginalisé", *Déviance et Société*, vol. 29, n°1, p. 33-53.

PHETERSON, Gail (1987). "The Social Consequences of Unchastity", en Frédérique DELACOSTE y Priscilla ALEXANDER (dir.). *Sex Work. Writings by Women in the Sex Industry*. San Francisco, Cleis Press, p. 231-246. [380 pp.]

PROTHROW-STITH, Deborah y Howard R. SPIVAK (2005). *Sugar And Spice and No Longer Nice: How we Can Stop Girls' Violence*, prefacio de Janet Reno. San Francisco, CA, Jossey-Bass, xiv-183 pp.

QUEEN, Carol (1997) *Real Live Nude Girl; Chronicles of Sex-Positive Culture*. San Francisco, Cleis Press, 200 pp.

REICH, Wilhelm (1982). *La révolution sexuelle. Pour une autonomie caractérielle de l'homme*, traducido del inglés (1945. *The Sexual Revolution. Toward a self-governing character structure*) por Constantin Sinelnikoff, revisado y corregido por el Wilhelm Reich Infant Trust Fund. Paris, Christian Bourgeois éditeur (Choix-Essais), 384 pp. Reedición de versiones anteriores (1970. Paris, Plon, *et* 1968. Paris, Union générale d'éditions [10-18, n° 481]). Título original: (1936). *Die Sexualität im Kulturkampf: Zur sozialistischen Umstrukturierung des Menschen*.

RÉSEAU JURIDIQUE CANADIEN VIH/SIDA (2005). "Sexe, travail, droits: réformer les lois pénales du Canada sur la prostitution", 10 f.; *http://www.aidslaw.ca/publications/publicationsdocFR. php?ref=200*.

ROBERT, Jocelyne (2005). *Le sexe en mal d'amour. De la révolution sexuelle à la régression érotique*, essai, Montréal, Éditions de l'Homme, 226 pp.

SERVAN-SCHREIBER, David (2003). *Guérir le stress, l'anxiété et la dépression sans médicaments ni psychanalyse*. Paris, Robert Laffont, 302 pp.

SHAVER, Frances M. (2005). "Sex Work Research: Methodological and Ethical Challenges", *Journal of Interpersonal Violence*, vol. 20, n° 3, p. 296-319.

SOMMERS, Christina Hoff (1995). *Who Stole Feminism? How Women Have Betrayed Women.* New York, Simon and Schuster, 320 pp.

SOMMERS, Christina Hoff (2000). *The War Against Boys: How Misguided Feminism Is Harming Our Young Men.* New York, Simon and Schuster, 256 pp.

STOLLER, Robert J. (1989). *L'imagination érotique telle qu'on l'observe,* traducido del inglés por Colette Chiland e Yvonne Noizet, Paris, Presses Universitaires de France (Le fil rouge), 288 pp. Título original: (1985). *Observing the Erotic Imagination.* New Haven, Yale University Press, 228 pp.

STRAUS, Murray A. (1996). "Physical Assaults by Women Partners: A Major Social Problem", en Mary Roth WALSH (dir.), *Women, Men and Gender: Ongoing Debates.* New Haven, Yale University Press, p. 210-221. [472 pp.]

STRAUS, Murray A. (1999). "The Controversy Over Domestic Violence by Women. A Methodological, Theoretical, and Sociology of Science Analysis", dans Ximena B. ARRIAGA et Stuart OSKAMP (dir.). *Violence in Intimate Relationships.* Thousand Oaks, CA, Sage Publications, p. 17-44. Disponible: *http://pubpages.unh. edu/~mas2/CTS21.pdf*

STRAUS, Murray A. (2001). "Prevalence of Violence Against Dating Partners by Male and Female University Students Worldwide", *Violence against Women,* vol. 10, n° 7, p. 790-811.

THOMAS, David (1993). *Not Guilty: The Case in Defense of Men.* New York, William Morrow and Company, 255 pp.

TIEFER, Leonore (1995). *Sex is Not a Natural Act and Other Essays.* Boulder, CO, Westview Press, 232 pp.

TOUPIN, Louise (2006) "Analyser autrement la 'prostitution' et la 'traite des femmes'", *Recherches féministes,* vol. 19, n° 1, p. 153-176.

UNITED STATES OF AMERICA, DEPARTMENT OF STATE (2006). *Trafficking in Persons Report: Global Patterns,* informe estadístico, Washington, DC, avril, 240 pp. Revisado junio 2007.

Vanwesenbeeck, Ine (2001) Another Decade of Social Scientific Work on Sex Work: A Review of Research 1990-2000. *Annual Review of Sex Research.* 12:242-289.

Weitzer, Ronald (2005a) "Flawed Theory and Method in Studies of Prostitution", *Violence Against Women*, vol. 11, n° 7, p. 934-949.

Weitzer, Ronald (2005b). "Rehashing Tired Claims About Prostitution. A Response to Farley and Raphael and Shapiro", *Violence Against Women*, vol. 11, n° 7, p. 971-977.

Capítulo 3

Chatton, Dominique, Jean-Yves Desjardins, Lise Desjardins y Mélanie Tremblay (2005). "La sexologie clinique basée sur un modèle de santé sexuelle", *Psychothérapies*, vol. 25, n° 1, p. 3-19.

Colapinto, John (2001). *As Nature Made Him: The Boy Who Was Raised as a Girl.* Toronto, Harper Perennial, 320 pp.

Crépault, Claude (1997). *La sexoanalyse. À la recherche de l'inconscient sexuel.* Paris, Payot, 418 pp. [última edición, 2007, Collection Petite Bibliothèque Payot, no 642.]

Desjardins, Jean-Yves (2003). *Formation à l'approche sexocorporelle.* Notas del curso. Montréal, UQÀM, para el Institut Sexocorporel International Jean-Yves Desjardins (Albi, France).

Diamond, Milton y H. Keith Sigmundson (1997). "Sex Reassignment at Birth: A Long Term Review and Clinical Implications", *Archives of Pediatric and Adolescent Medicine*, vol. 151, n° 3, marzo, pp.298-304.

Dorais, Michel (1997). *Ça arrive aussi aux garçons: l'abus sexuel au masculin.* Montréal, Typo, 2008; Montréal, VLB éditeur (Romans et autres fictions), 1997, 320 pp. Traducido al inglés: (2002). *Don't Tell. The Sexual Abuse of Boys*, Montréal y Kingston, McGill-Queen's University Press.

Dorais, Michel, con la colaboración de Simon Louis Lajeunesse (2000). *Mort ou vif: la face cachée du suicide chez les garçons.*

Montréal, VLB éditeur, 110 p. Traducido al inglés: (2004). Dead Boys Can't Dance, Montréal y Kingston, McGill-Queen's University Press; también traducido al búlgaro.

DURAND, Monique y Lisa Marie NOËL (2005). "Hypersexualisation des filles. Échec du féminisme?", *La Gazette des femmes*, vol. 27, nº 2, septiembre-octubre, p. 15-26.

HENDRICKS, Melissa (2000). "Into the Hands of Babes", *John Hopkins Magazine*, septiembre; *http://www.jhu.edu/jhumag/0900web/ babes.html*

IACUB, Marcela (2002). *Qu'avez-vous fait de la révolution sexuelle? Conte sociologique*. Paris, Flammarion, 160 pp.

KINSEY, Alfred C., Wardell B. POMEROY et Clyde E. MARTIN (1948). *Sexual Behavior in the Human Male*. Philadelphie, W. B. Saunders, xv-804 pp.

KINSEY, Alfred C., Wardell B. POMEROY, Clyde E. MARTIN y Paul H. GEBHARD (1954). *Le comportement sexuel de la femme*, por los dirigentes del Instituto de Investigaciones Sexuales de la Universidad de Indiana, traducido del inglés por Pierre Jacquemart, Paris, Amiot Dumont (Toute la ville en parle), 764 p. Título en inglés: (1953). *Sexual Behavior in the Human Female*, Philadelphie, W. B. Saunders, 842 pp.

KLEEMAN , James A. (1965) A Boy Discovers his Penis. The Psychoanalytic Study of the Child, 20:239-266.

LAVOIE, Francine, Marie-Claude LARRIVÉE, Marie-Hélène GAGNÉ y Martine HÉBERT (2008). "Les activités sociales sexualisées (ASS): une forme de violence sexuelle? Contexte et conséquences chez les adolescents-es", Documents du CRIPCAS, 38 p. Presentación realizada en el ACFAS, Québec, mayo. Disponible: *http://www.cripcas.umontreal.ca/documents/ASS_ Lavoie__ACFASSmai08.pdf*

MONEY, John William y Anke A. EHRHARDT (1972) *Man and Woman, Boy and Girl: The Differentiation and Dimorphism of Gender*

Identity from Conception to Maturity. Baltimore. Johns Hopkins University Press. 311 pp.

MONTAGU, Ashley (1979). *La peau et le toucher. Un premier langage*, prefacio de Frédérick Leboyer, Paris, Éditions du Seuil, 224 pp.

NERLI, Rajendra Babusaheb, Shailesh M. KAMAT *et* Indupur R. RA-VISH (2006). "Female-Assigned Genetic Males With Severe Hypospadias: Psychosocial Changes and Psychosexual Treatment", *Indian Journal of Urology*, vol. 22, n° 1, p. 42-45.

PLUMMER, David (1999). *One of the Boys: Masculinity, Homophobia, and Modern Manhood*. New York, Harrington Park Press, ix-364 pp.

REICH, Wilhelm (1952). *La fonction de l'orgasme*, traduit de l'américain (1942. *The Function of the Orgasm*), Paris, L'Arche (Psyché), 299 pp. Título original: (1927). *Die Funktion des Orgasmus: Zur Psychopathologie und zur Soziologie des Geschlechtslebens.*

SERVAN-SCHREIBER, David (2003). *Guérir le stress, l'anxiété et la dé-pression sans médicaments ni psychanalyse*. Paris, Robert Laffont, 302 pp.

Capítulo 4

ALLEN, Mariette Pathy (1989). *Transformations: Crossdressers and Those Who Love Them*. New York, E. P. Dutton, 160 pp.

AUGER, Lucien (1974). *S'aider soi-même. Une psychothérapie par la raison*, préface d'Isabelle Nazare-Aga, Montréal, Éditions de l'Homme, 186 pp.

AUGER, Lucien (1997). *21 jours pour apprendre à réduire votre dépendance et vos besoins amoureux*, curso de psicoterapia emotivo-racional, Mont-Saint-Hilaire, Centre Interdisciplinaire de Montréal.

AUGER, Lucien (2001). *Savoir vivre: faire soi-même sa thérapie. Le dernier Auger!* Brossard, Éditions Un monde différent (Collection motivation et épanouissement personnel), 208 pp.

COMTE, Jacqueline (2001). " L'échangisme", *Femme Plus*, vol. 14, n° 1.

CRÉPAULT, Claude (1997). *La sexoanalyse. À la recherche de l'inconscient sexuel*. Paris, Payot, 418 pp.

CRÉPAULT, Claude (2007). *Les fantasmes, l'érotisme et la sexualité*. París, Odile Jacob, 240 pp.

DALLAIRE, Yvon (2005). "L'échangisme ou le fantasme du harem", Ledevoir.com, 29 diciembre; http://www.ledevoir.com/non-classe/98570/l-echangisme-ou-le-fantasme-du-harem. Versión revisada: "L'échangisme. Objet: Réaction au jugement de la Cour suprême du Canada sur la légalité des Clubs échangistes"; *http://www.psycho-ressources.com/bibli/echangisme.htm*

PLUMMER, David (1999). *One of the Boys: Masculinity, Homophobia, and Modern Manhood*. New York, Harrington Park Press, ix-364 pp.

STOLLER, Robert J. (2000). *L'excitation sexuelle: dynamique de la vie érotique*, traducido del inglés por Hélène Couturier, Paris, Payot (Science de l'Homme), 342 pp. Título original: (1979). *Sexual Excitement: Dynamics of Erotic Life*. New York, Pantheon, 281 pp.

STOLLER, Robert J. (1989). *L'imagination érotiqueelle qu'on l'observe*, traducido del inglés por Colette Chiland e Yvonne Noizet, Paris, Presses Universitaires de France (Le fil rouge), 288 p. Título original: (1985). *Observing the Erotic Imagination*. New Haven, Yale University Press, 228 pp.

Capítulo 5

BÉDARD, Pierre (2014). *Los Tres Pilares del Tantra*. México, Grial Selections, 176 pp.

BÉDARD, Pierre (2005). *Tantra et mythologie. Les sources tantriques des mythes fondateurs occidentaux*. Saint-Zénon (Québec), Louise Courteau éditrice, 268 pp.

BÉDARD, Pierre (2006). *Tantra y Sensualidad*. México, Editorial Yug, 155 pp.

CRÉPAULT, Claude (1997). *La sexoanalyse. À la recherche de l'inconscient sexuel.* Paris, Payot, 418 pp.

CHAMPAGNE, Marie-Andrée (1999). *L'hormone du désir et celles de notre plaisir.* Montréal, Libre Expression, 384 pp.

KOHLBERG, Lawrence (1981). *Essays on Moral Development, vol. 1: The Philosophy of Moral Development: Moral Stages and the Idea of Justice.* San Francisco, CA, Harper and Row, xxxv-441 pp.

KOHLBERG, Lawrence (1984). *Essays on Moral Development, vol. 2: The Psychology of Moral Development: the Nature and Validity of Moral Stages.* San Francisco, CA, Harper and Row, 768 pp.

MASLOW, Abraham (1954). *L'accomplissement de soi. De la motivation à la plénitude.* Paris, Eyrolles, 208 pp.

MASLOW, Abraham (1971). *Être humain: la nature humaine et sa plénitude,* traducido por Agnès Prégent y Laurence Nicolaieff, prefacio de Bertha Maslow, introducción de Henry Geiger, Paris, Eyrolles, 432 p. Título original: (1971). *The Farther Reaches of Human Nature.*

MASLOW, Abraham (1956). *Devenir le meilleur de soi-même: besoins fondamentaux, motivation et personnalité,* traducido del inglés por Laurence Nicolaieff, Paris, Eyrolles, 384 pp. Título original: (1954). *Motivation and Personality,* New York, Harper and Row.

SHAW, Miranda Eberle (1994). *Passionate Enlightenment. Women in Tantric Buddhism.* New Jersey, Princeton University Press, 291 pp.

WIKIPÉDIA (2007). "La vie de sainte Thérèse de Jésus (1515-1582), une mystique cloîtrée, carmélite déchaussée, réformatrice et religieuse" (1622).

Índice

Por una verdadera libertad sexual, de Jacqueline Comte,
fue impreso y terminado en enero de 2015
en Encuadernaciones Maguntis, Iztapalapa,
México, D. F. Teléfono: 5640 9062.

Interiores: Angélica Irene Carmona Bistráin

www.ingramcontent.com/pod-product-compliance
Lightning Source LLC
Chambersburg PA
CBHW070629290526
45790CB00001B/47